PETRA ORZECH
ANTI-STRESS-YOGA

systemed

Impressum:

© 2013 systemed Verlag, Lünen. Alle Rechte vorbehalten. Nachdruck, auch auszugsweise,sowie Verbreitung durch Film, Funk und Fernsehen, durch fotomechanische Wiedergabe,Tonträger und Datenverarbeitungssysteme jeglicher Art nur mit schriftlicher Genehmigung des Verlages.

ISBN: 978-3-942772-46-4
Druck: Druckerei Himmer AG, Augsburg
Covergestaltung: Hauptmann & Kompanie Werbeagentur, Zürich
Satz und Umschlaggestaltung: Guter Punkt, München
nach einem Layout von Hauptmann & Kompanie Werbeagentur, Zürich
Fotoproduktion (Cover und Übungen): Johannes Rodach, München
Fotografie Rezepte: Studio L'Eveque, München
Illustration Seite 12: Markus Weber, München

PETRA ORZECH

ANTI-STRESS-YOGA

**Mit Yoga
und Ernährung
zurück in die
Life-Work-Balance**

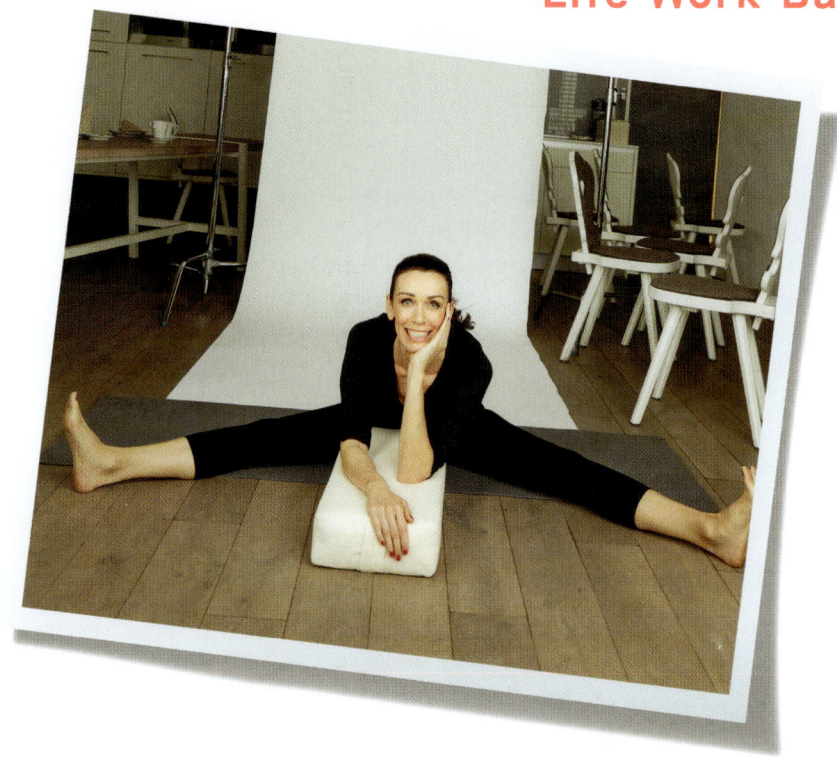

Für Rainer und meine Eltern

VORWORT

Stress – keiner will ihn, fast jeder empfindet ihn. Die Weltgesundheitsorganisation (WHO) hat Stress zu einer der größten Gesundheitsgefahren des 21. Jahrhunderts erklärt. Dennoch wird er von vielen Menschen unterschätzt – sie tun Stress als etwas ab, das als unangenehm empfunden wird, aber irgendwie »dazugehört«. Doch in Wahrheit nehmen wir beträchtlichen Schaden, wenn wir unser Stresssystem kontinuierlich überlasten und nichts dagegen unternehmen. (Dauer-) Stress gepaart mit Bewegungsarmut, einer den Stoffwechsel schädigenden Ernährung und einer von den natürlichen Biorhythmen entfernten Lebensweise wirft Körper und Geist dann endgültig aus seiner Balance.

Doch keine Panik, ob die Belastungen des Alltags uns krank machen, haben wir zu einem großen Teil selbst in der Hand. Wir können etwas tun, indem wir unsere Einstellung gegenüber Stress ändern und unseren Lebensstil bewusst anpassen. Solche Veränderung brauchen Wissen, Klarheit und leicht umsetzbare Konzepte, bei denen wir spüren, dass sie uns helfen und gut tun. In diesem Buch finden Sie alles, was Sie brauchen, damit Stress nicht länger Ihre Nerven strapaziert und Sie zu allem Überfluss auch noch dick macht. Modernste Yogaprogramme für Körper und Geist, Tipps aus Ernährungswissenschaft und -psychologie sowie Rezepte für ein genussreiches Essen: All diese Werkzeuge greifen wie Zahnräder ineinander und arbeiten an dem Gesamtprojekt, den Einfluss der Stresshormone zu verringern und Ihre Stressresistenz zu erhöhen.

Ich möchte Sie mit diesem Buch dazu bewegen, mit Freude etwas Gesundes für sich selbst zu tun – auch wenn Sie noch so im Stress sind. Denn wie sagte schon Erich Kästner »Es gibt nichts Gutes: außer man tut es.« In diesem Sinne wünsche ich Ihnen einen erfolgreichen und entspannten Weg beim Meistern Ihrer alltäglichen Herausforderungen.

Viel Freude mit dem Buch und bleiben Sie gesund,

Ihre Petra Orzech

INHALTSVERZEICHNIS

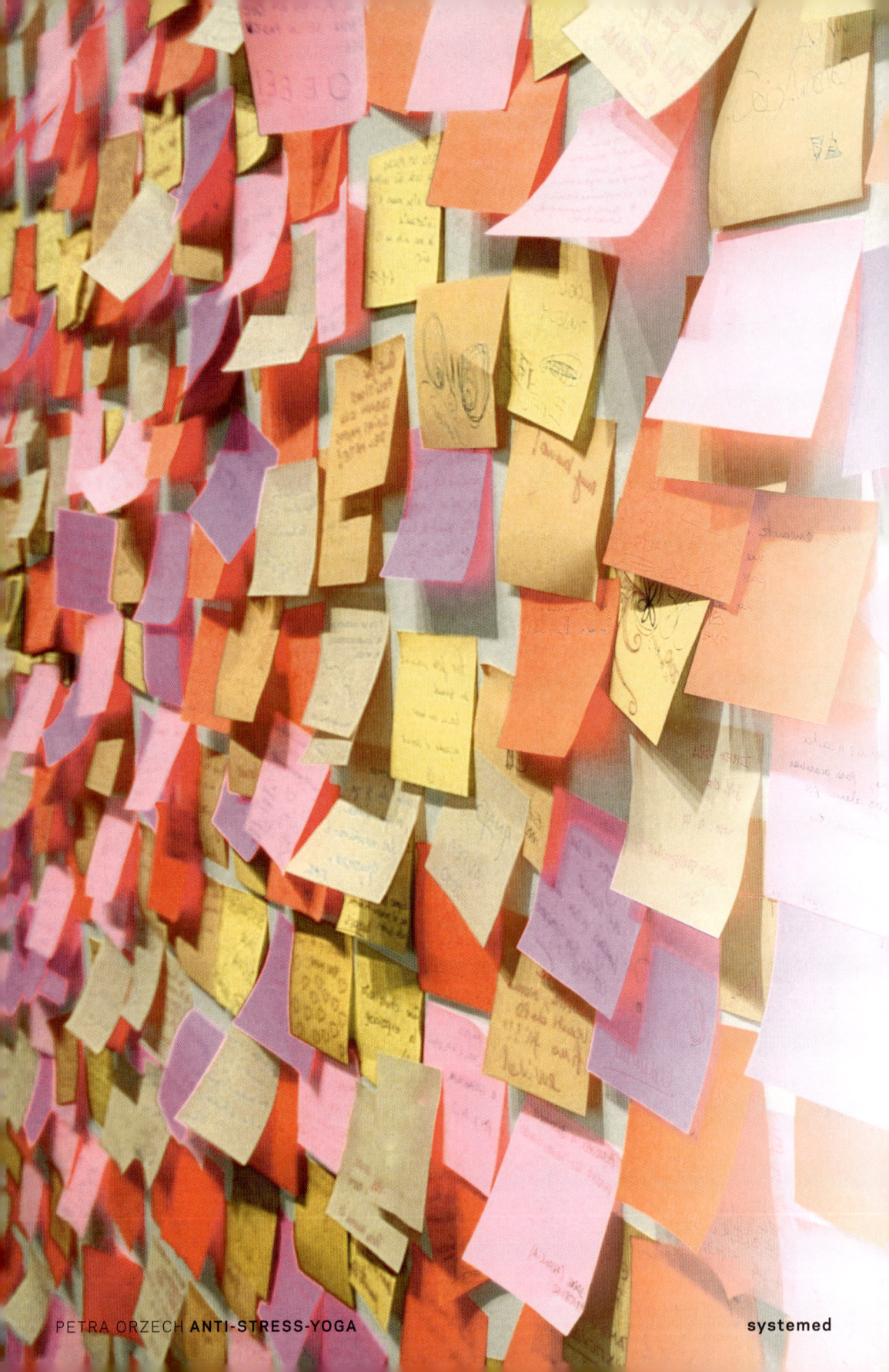

PETRA ORZECH **ANTI-STRESS-YOGA**

systemed

1 WAS SIE ÜBER STRESS WISSEN SOLLTEN

Wir haben mehr Freizeit und eine deutlich längere Lebensspanne als jede Generation vor uns. Trotzdem können viele Menschen ihre Lebenszeit nicht entspannt genießen, da sie sich permanent unter Druck fühlen. Kein Wunder, in unserer modernen Welt herrscht ein rasantes Tempo, mit dem es mitzuhalten gilt: 80 Prozent der Westeuropäer empfinden ihr Leben als stressig, jeder Dritte klagt über Dauerstress in Job, Haushalt, Ausbildung oder in der Freizeit. Doch das muss nicht sein - lernen Sie hier effektive Anti-Stress-Strategien kennen, mit denen Sie zukünftig Herausforderungen erfolgreich meistern und Sie mit einem leichten Lächeln im Gesicht durch das Leben gehen können.

WAS IST EIGENTLICH STRESS?

Leistungsdruck, Zeitnot, ständig wachsende Anforderungen im Beruf und im Privatleben – Stress ist allgegenwärtig, kann krank machen und wird meist negativ bewertet. Dabei ist das eigentlich unbegründet: Gäbe es keinen Stress, hätten wir uns nicht weiterentwickelt und wären längst ausgestorben. Im Grunde ist die Stressreaktion ein Geschenk der Natur. Erst unter Stress läuft unser Organismus zur Höchstform auf. So weckt ein kleiner Adrenalinschub von Zeit zu Zeit die Lebensgeister und macht fit für den Moment. Wir sind von der Natur sehr gut ausgestattet, um mit Stress umzugehen, sodass Belastungen sogar zu einer besseren Funktionsfähigkeit beitragen: die Muskeln wachsen, die Knochen werden fester und auch das Gehirn profitiert von geistiger Herausforderung. Aber wie bei so vielen Dingen im Leben, macht auch hier die Dosis das Gift: Nimmt der Stress kein Ende und wird chronisch, hat das gesundheitliche Folgen.

→ STRESSOREN – EINIGE BEISPIELE

Termin- und Zeitdruck
Konflikte am Arbeitsplatz
(Ärger mit dem Chef, den Kollegen oder den Kunden)
Mobbing, Kündigung
Neue Verantwortung
Multitasking
Informationsüberflutung
Lärm (dauerndes Telefonklingeln, Autolärm)
Menschenansammlungen
Einsamkeit
Schuldgefühle
Neid, Missgunst
Zu hohe eigene Ansprüche
Versagensängste
Angst, nicht geliebt zu werden
Finanzielle Sorgen
Ärztliche Untersuchungen
Familiäre Probleme (Konflikte mit Kindern,
Trennung vom Partner, Krankheitsfall in der Familie)
Alkoholkonsum, Rauchen
Übermäßige Kalorienzufuhr
Unzufriedenheit mit dem Aussehen

Die Beziehung zwischen einer Belastung und der daraus folgenden körperlichen Reaktion stellte erstmals der österreichische Mediziner Hans Selye fest und gab ihr 1936 den Namen »Stress«. Das ursprünglich aus der Mechanik stammende Wort – was so viel wie Beanspruchung, Zug, Druck eines Materials bedeutet – lässt uns seit diesem Zeitpunkt keine Ruhe mehr. Heutzutage wird »Stress« allerdings viel differenzierter betrachtet, da Forschungsarbeiten immer wieder neue Stressaspekte zeigen. So ist Stress nicht gleich Stress. Zudem versteht jeder Mensch unter Stress etwas anderes – was für den einen eine Quelle für Erfolgserlebnisse, Vitalität, Glücksempfinden und Zufriedenheit ist, stellt für den anderen eine enorme Belastung dar. Denken Sie mal an Bungee-Jumping: »Adrenalin-Kick« oder Panikattacke – was löst allein der Gedanke bei Ihnen aus? Stress ist also auch eine individuelle Angelegenheit.

Es müssen aber nicht immer extreme oder lebensbedrohliche Situationen sein, die uns in höchste Anspannung versetzen. Unser moderner Alltag bietet reichlich Herausforderungen, die es zu meistern gilt: Ständiger Termindruck, das Stehen im Stau, Konflikte am Arbeitsplatz, der tägliche Spagat zwischen Beruf und Familie, aber auch Freizeitstress kann dazu führen, dass wir ständig unter dem Einfluss von Stresshormonen stehen. Ausgelöst wird die Stresssituation durch innere und äußere Anforderungen, die sogenannten Stressoren. Wobei der Organismus die auf ihn einwirkenden Reize in positive und negative einteilt, sodass Fachleute in diesem Zusammenhang gerne von positivem Stress (Eustress) und negativem Stress (Distress) sprechen. Alles, was nützlich oder angenehm ist, wird positiv, alles was bedrohlich oder überfordernd ist, wird als negativ eingeordnet.

Auffällig ist, dass psychosoziale Stressoren in den letzten Jahren massiv zugenommen haben – so können schlechte Stimmung oder Intrigen am Arbeitsplatz sowie der Streit um das Sorgerecht als chronischer Stress enden. Da die Stressbewertung in Abhängigkeit von der persönlichen Erfahrung, der Konstitution und der Verfügbarkeit von Bewältigungsstrategien stark variiert, werden ganz unterschiedliche Belastungen als Stressoren erlebt.

DIE AKUTE UND CHRONISCHE STRESSREAKTION

Seit Urzeiten ist der Mensch für sein Überleben in einer eher feindlichen und unwirtschaftlichen Umwelt mit dem Stresssystem bestens ausgerüstet. Blitzartig und ganz automatisch reagiert unser Körper – damals wie heute – in kritischen Situationen mit einer Gesamtmobilmachung des Organismus. Der entscheidende Unterschied: In der Steinzeit ging es fast ausschließlich um Leben oder Tod, was mit körperlichem Einsatz in Form von Kampf oder Flucht zu einer Lösung führte. Dabei baute der Körper die aufgestauten Stresshormone wieder ab. Heute würde uns diese Reaktion meistens zu keiner Lösung führen, da unser technischer Fortschritt dafür gesorgt hat, dass wir zunehmend mehr geistige und emotionale Fähigkeiten zur Alltagsbewältigung brauchen als körperliche. In der Regel können wir weder zuschlagen noch davonlaufen und bleiben folglich auf unseren erhöhten Stresswerten sitzen. Die Evolution hat unser Überlebensprogramm diesbezüglich leider noch nicht angepasst.

AKUTER STRESS: »Fight or Flight«-Reaktion

Kampf oder Flucht sind die grundlegenden Reaktionsmuster, die tief in unseren Genen verwurzelt sind. Damit wir dafür bereit sind, wird über eine kurze, heftige Reaktion der Organismus in höchste Alarmbereitschaft versetzt: Die Stressreaktion beginnt mit der Wahrnehmung und der Bewertung des Stressreizes über das Nervensystem. Hierbei kommt einem Netzwerk aus Nervenzentren, dem sogenannten limbischen System, eine besondere Bedeutung zu. Es ist die zentrale Schaltstelle für unsere Emotionen und deren körperliche und geistige Auswirkungen. Von hier können Atmung, Herzschlag, Darmtätigkeit und vieles mehr gesteuert sowie Angstgefühle ausgelöst werden. Mit Stress verknüpfte Reize bleiben – oft zu unserem Leidwesen – in den Gedächtniszentren des Gehirns gespeichert.

Neben dem Nervensystem ist, als zweite Signalkette, unser Hormonsystem an der Stress-situation beteiligt. Über das Nebennierenmark werden die Hormone Adrenalin und Noradrenalin ausge-schüttet und wirken unter anderem auf Herz, Kreislauf, Atmung und Fettgewebe. Der Hormon-spiegel kann bei Belastung extrem hoch ansteigen, sodass bei Dauerbelastung eine Erschöpfung des Nebennierenmarks eintreten kann. Gleichzeitig wird in der Nebennierenrinde das Stresshormon Cortisol freigesetzt, was ebenfalls zahlreiche Symptome auslöst.

➜ EINIGE WIRKUNGEN VON ADRENALIN UND NORADRENALIN
Erweiterung der Bronchien
Erhöhung der Herzfrequenz
Freisetzung von Zucker und Fetten
Pupillenerweiterung
Reduzierung der Verdauung
Schweißproduktion

➜ EINIGE WIRKUNGEN VON CORTISOL
Blutzuckeranstieg
Fettsäureanstieg im Blut
Verringerung der Immunabwehr
Hemmung des Knochen- und Bindegewebsaufbaus

Alles, was im Kampf nicht unbedingt die Überlebenschancen erhöht, wird derweil unterdrückt: Sexualtrieb, Müdigkeit, Hungergefühl, Verdauung und die Immunabwehr. Blase und Darm erhalten das Signal, sich schnell zu entleeren. Das Stresssystem sorgt auch für den Fall vor, falls etwas schief geht: Das Nebennierenmark schüttet Endorphine aus, die die Schmerzempfindlichkeit ver-mindern. In dieser »Fight or Flight«-Reaktion ist unser Körper so stark mit eigenen Substanzen »gedopt«, dass wir über uns hinauswachsen können. Ist der akute Stress vorbei, werden die Stress-hormone abgebaut und der Körper hat Zeit, sich zu regenerieren.

CHRONISCHER STRESS: Frustration oder Aggression?

Diese biologischen Mechanismen waren nicht nur für unsere Vorfahren überlebenswichtig, sie sind es auch für uns, wenn wir beispielsweise blitzschnell einem Auto ausweichen müssen. Das Stresssystem wird aber auch aktiviert, wenn Flucht oder Kampf nicht infrage kommen, wie etwa beim Streit mit dem Chef. Das Problem dabei: Wir verbrauchen die vom Körper bereitgestellte Energie nicht, außer wir reagieren uns durch körperliche Aktivität ab. Aus diesem Grund hilft Sport auch beim Stressabbau, weil er physiologisch gesehen den beiden Ur-Reaktionen gleicht. Meist halten wir die alltäglichen Stresssituationen aus, verharren auf dem Bürostuhl und ballen höchstens die Hand in der Hosentasche zur Faust. Der Cortisolspiegel bleibt erhöht und lässt den Körper in der Annahme, er müsse ständig Stressenergie bereithalten, sodass er sich ein Depot an schnell verfügbarer Energie anlegt. Schlauerweise in der Nähe der Stoffwechselzentrale, der Leber. Mit der Zeit wächst das Bauchfett an und entwickelt sich nicht selten zu einem »Schwimmring«. Zur doppelten Absicherung verstärkt der erhöhte Cortisolspiegel den Appetit, damit für ausreichend Energienachschub gesorgt ist.

Gönnen wir uns keine Erholungsphasen, wird unsere Haut sozusagen immer dünner, sodass bald schon schwächste Stressreize ausreichen, um die Alarmphase auszulösen. Wir sind nicht mehr in der Lage, zwischen harmlosen und gefährlichen Reizen zu unterscheiden. Das Klingeln des Telefons kann bereits ausreichen, dass uns der Schweiß ausbricht, die Hände zittern oder uns das Herz bis zum Hals schlägt. Sind die Belastungsgrenzen des Körpers überschritten, bricht er zusammen. Die Nebennierenrinde gibt den Kampf schließlich auf, wodurch Blutdruck und Cortisolspiegel drastisch abfallen, mit dem Ergebnis: totale Erschöpfung.

WAS SIND DIE GESUNDHEITLICHEN FOLGEN?

Zu starker oder lang anhaltender Stress erhöht das Risiko vieler Erkrankungen. Es kann beispielsweise zu Blutzuckererhöhung bis hin zum Diabetes mellitus, Blutdruckerhöhung, Muskelschwund, Infektanfälligkeit, Verminderung des guten Cholesterins (HDL-Cholesterin), Schlafstörungen, Impotenz, Zyklusstörungen, Übererregbarkeit und Gedächtnisstörungen kommen. Geklärt ist allerdings noch nicht, warum bei verschiedenen Menschen in ähnlichen Stresssituationen unterschiedliche Organfunktionen betroffen sind. Anscheinend hat jeder Mensch eine bestimmte Anfälligkeit für Krankheiten – sozusagen eine stressbedingte »Achillesferse«.

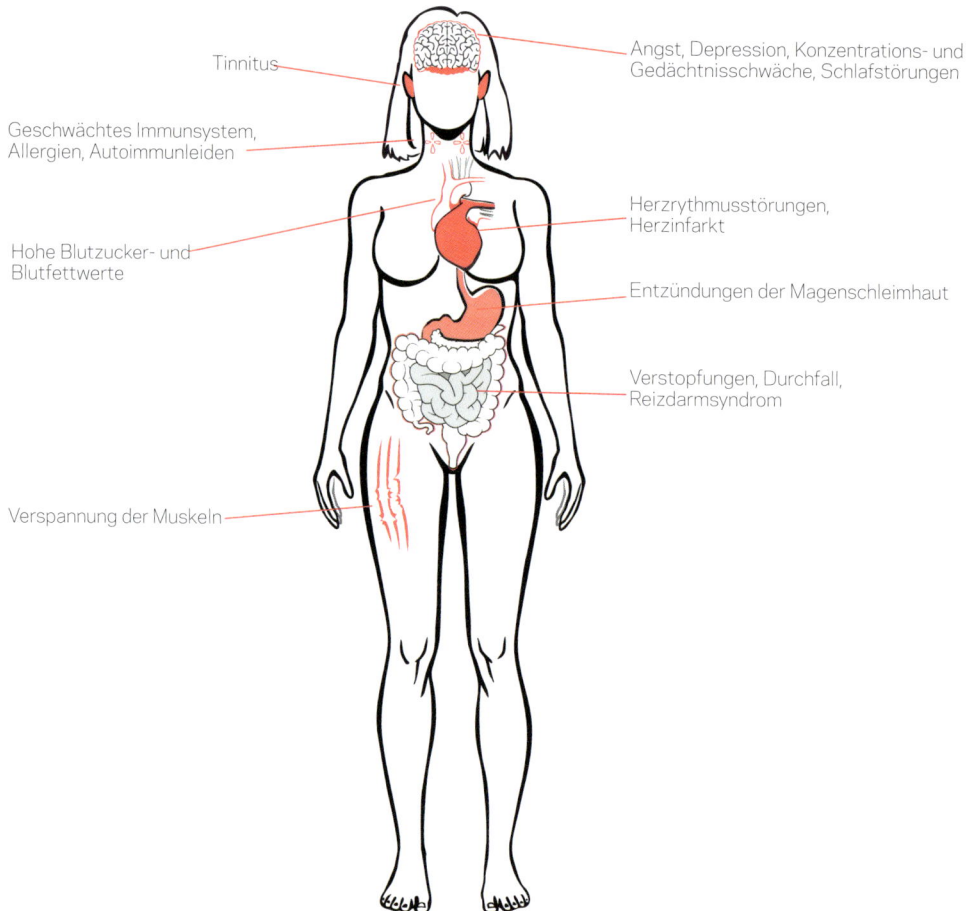

Tinnitus

Geschwächtes Immunsystem, Allergien, Autoimmunleiden

Hohe Blutzucker- und Blutfettwerte

Verspannung der Muskeln

Angst, Depression, Konzentrations- und Gedächtnisschwäche, Schlafstörungen

Herzrythmusstörungen, Herzinfarkt

Entzündungen der Magenschleimhaut

Verstopfungen, Durchfall, Reizdarmsyndrom

In den letzten Jahren ist auch der sogenannte oxidative Stress mehr in den Fokus der Forschung geraten. Oxidativer Stress ist ein Synonym für einen bedrohlichen Gesundheitszustand unseres Körpers. Er wird hervorgerufen durch psychische und physische Belastungen sowie durch eine schlechte Ernährungsweise, Alkohol- und Nikotinkonsum und verschiedene Umwelteinflüsse, durch die dann freie Radikale entstehen. Diese aggressiven Stoffwechselprodukte sind Sauerstoffmoleküle, denen Elektronen fehlen, die sie bei anderen Molekülen räubern. Dadurch können sie gesunde Zellen angreifen, zerstören und sogar Schäden im Erbgut anrichten. Oxidativer Stress lässt den Körper schneller altern und gilt als ein Auslöser für Krebs.

Die Wissenschaft geht auch davon aus, dass Dauerstress zu hartnäckigen Gewichtsproblemen führt. Inzwischen gilt es als erwiesen, dass das Stresshormon Cortisol die Fettspeicherung um die Körpermitte herum steigert, was man dann auch bei ansonsten schlanken Menschen sehen kann. Zudem neigen viele Menschen in stressigen Situationen dazu, deutlich mehr zu essen. Dafür machen Wissenschaftler, unter anderem, das vermehrt ausgeschüttete Hormon Ghrelin verantwortlich, was einerseits Depressionen und Ängste in Schach hält, andererseits aber ein Hungergefühl auslöst. Hinzu kommt, dass Ghrelin vermehrt bei Schlafmangel (häufig eine Folge von Stress) produziert wird, während gleichzeitig der Leptingehalt sinkt. Leptin ist ein Hormon, das durch die Fettzellen produziert wird und dem Körper signalisiert, dass man satt ist. Ist der Leptinspiegel niedrig, dann funktioniert dieser Rückkopplungsmechanismus nicht mehr richtig und man hat Hunger. Dieser Teufelskreis lässt sich allerdings durch Crashdiäten nicht durchbrechen, sondern verstärkt ihn nur noch. Drastische Kalorienreduktionen sind einfach nur zusätzlicher Stress für den Organismus. Damit eine Gewichtsabnahme überhaupt möglich wird, gilt es, den Stoffwechsel von der Dauerbelastung der Stresshormone zu befreien.

WAS HILFT BEI STRESS?

Dass Yoga stressmindernd wirkt, haben Sie sicher schon gehört. Und dass eine gesunde Ernährung auch dazu beiträgt, ist verständlich. Doch bevor es in den nächsten Kapiteln ausführlich darum geht, welche Yogaübungen Ihnen helfen können und wie Sie durch das richtige Essverhalten stressresistenter werden, lernen Sie zunächst noch zwei weitere Möglichkeiten zur effektiven Stressbewältigung kennen.

1 STRESSMANAGEMENT

Im Stress machen viele Menschen immer wieder den selben Fehler: Probleme werden aufgeschoben, um sie dann impulsiv und wenig durchdacht schnell zu lösen. Es lohnt sich aber, sich in einer entspannten Stimmung der eigenen Schwachstellen bewusst zu werden, da die Ursachen für Stressbelastungen bei jedem Menschen sehr individuell sind. So erfordert ein wirksames Stressmanagement zunächst eine genaue Analyse des eigenen Stressverhaltens, um dann gezielt neue Handlungsmuster aufzubauen. Durch systematisches Überlegen und Planen lassen sich im nächsten Schritt effektive Lösungen für Stressoren individuell erarbeiten, sodass man auf zukünftige Belastungen vorbereitet ist und damit deren unangenehme Wirkungen abschwächt oder sogar verhindern kann. Sie werden sehen, Ihre Mühe wird sich schnell in Form von mehr Lebensfreude und Leistungsfähigkeit auszahlen.

SCHRITT 1: MEINE STRESSKARTE

Schreiben Sie auf ein großes Blatt Papier in die Mitte das Wort »Stress«. Notieren Sie nun um dieses Wort herum alles, was an Ihren Nerven zehrt – Situationen, Tätigkeiten, Personen, Umweltfaktoren – und fassen Sie auch kurz in Worte, wodurch der Stress genau entsteht. Dabei ist es wichtig, dass Sie alles das, was Sie am stärksten stresst, nah am Wort »Stress« platzieren und alles, was nicht so sehr ins Gewicht fällt, eher am Rand notieren. Lassen Sie sich für das Erstellen Ihrer persönlichen Stresskarte ausreichend Zeit.

SCHRITT 2: MEIN ANTI-STRESS-PLAN

Suchen Sie sich von Ihrer Stresskarte einen Stressauslöser aus der Mitte und einen vom Rand aus – also einen starken und schwachen Stressor. Lassen Sie der Fantasie freien Lauf und schreiben Sie alles auf, was eine Lösung für die zwei ausgewählten Stressoren darstellen könnte. Beziehen Sie auch das Verhalten anderer Menschen in ähnlichen Situationen mit ein oder fragen Sie Familie und Freunde um Rat.

Im nächsten Schritt treffen Sie eine Auswahl aus den Lösungsvorschlägen, die für Sie passend und Erfolg versprechend sind. Überprüfen Sie einzelne Lösungsvorschläge auf ihre Konsequenzen. Interessant sind hier auch kurz- und langfristige Folgen für einen selbst und Beteiligte. Denken und entwickeln Sie hier Ihre »angenehme« Zukunft.

Weiter geht es mit der Entwicklung eines konkreten Handlungsplans: Legen Sie Zeit, Ort, Lösung und dessen systematische Umsetzung genau fest. Überprüfen Sie, ob Sie die geplanten Schritte so durchführen können. Wichtig: Benutzen Sie eine »positive« Sprache.

Mein Anti-Stress-Plan

Stressauslöser	Zeit	Ort	Lösung
Bus verspätet	Morgens und abends	Arbeitsweg	Lesestoff oder Hörbuch einpacken, um Zeit sinnvoll zu überbrücken
Schnarchen des Partners	Nachts	Schlafzimmer	Ohrstöpsel besorgen und benutzen

SCHRITT 3: JETZT GEHT'S LOS

Erproben Sie in den kommenden zwei Wochen Ihren Anti-Stress-Plan in einer Belastungssituation. Am besten starten Sie mit dem geringeren Stressor, um dann im nächsten Schritt das größere Problem anzugehen. Überprüfen Sie abschließend, ob sich Ihr Anti-Stress-Plan in der Praxis bewährt hat. Erhalten Sie keine befriedigenden Ergebnisse, suchen Sie nach neuen Lösungen. Falls Sie erfolgreich waren, nehmen Sie sich die nächsten zwei Stressoren Ihrer Stresskarte vor. Wichtig: Nehmen Sie sich nicht zu viel auf einmal vor. Machen Sie einen Schritt nach dem anderen.

2 POSITIVES BEWERTUNGSMANAGEMENT

Es gibt in dem Buch »Anleitung zum Unglücklichsein« von Paul Watzlawik eine kleine, geniale Geschichte mit einem Hammer. Sie geht so: Ein Mann will ein Bild aufhängen. Er hat aber keinen Hammer. Also will er einen vom Nachbarn borgen. Doch ihm kommen Zweifel: Was ist, wenn der Nachbar mir den Hammer nicht leihen will? Gestern grüßte er mich nur so flüchtig. Vielleicht war er in Eile. Aber vielleicht war die Eile nur vorgeschützt und er hat etwas gegen mich. Und was? Ich habe ihm nichts angetan; der bildet sich etwas ein. Wenn jemand von mir ein Werkzeug borgen wollte, ich gäbe es ihm sofort. Und warum tut er das nicht? Wie kann man einem Mitmenschen so einen einfachen Gefallen abschlagen? Leute wie dieser Kerl vergiften einem das Leben. Und dann bildet er sich auch noch ein, ich sei auf ihn angewiesen. Bloß weil er einen Hammer hat. Jetzt reicht es mir aber wirklich. Und so stürmt er hinüber, läutet und schreit ihn an: »Behalten Sie Ihren Hammer, Sie Rüpel!«

Hier wird auf ironische Weise deutlich, dass die Ursachen für Stress oft in uns selbst liegen: Unsere Gedanken, Erwartungen und Einstellungen beeinflussen uns in der Bewertung von Situationen. Hinterfragt man die Bewertung von Stresssituationen, dringt man zu den zugrunde liegenden Einstellungen. Leider ist es eine Tatsache, dass unser Bewertungsmuster uns häufig an der Bewältigung einer Situation hemmt oder sogar die Ursache für Stress ist.

Oft sind es auch negative Glaubenssätze, die die selbstschädigende Einstellung deutlich machen. Wenn man etwa glaubt, dass man einer Anforderung nicht gewachsen ist, obwohl objektiv gesehen durchaus Bewältigungsstrategien vorhanden sind, wird man es erst gar nicht versuchen. Dadurch nimmt man sich die Möglichkeit, vom Gegenteil überzeugt zu werden und lernt Hilflosigkeit. Man kann aber auch selbst dafür sorgen, dass sich negative Prophezeiungen erfüllen. Nehmen Sie an, Sie müssen einen Vortrag halten und haben die Befürchtung, dass Sie ein schlechter Redner sind und sich Ihre Zuhörer langweilen werden. Sobald Sie sehen, wie sich zwei Teilnehmer unterhalten, fühlen Sie sich sofort bestätigt in Ihrer Annahme, verkrampfen und werden noch unsicherer, was letztendlich auch das Publikum zu spüren beginnt. Dabei hatten sich die beiden Teilnehmer nur über Ihre gute Bühnenpräsenz ausgetauscht. Oft werden Herausforderungen auch als übersteigert unangenehm gesehen – »das ist das Fürchterlichste, was mir je im Leben passiert ist« – und verlieren jeglichen Bezug zur Realität. Ein typisches Merkmal für stresserzeugende und stressaufrechterhaltende Einstellungen ist die Schwarz-Weiß-Malerei: Nie klappt etwas, immer muss ich Überstunden machen, alle verdienen mehr Geld als ich, niemand kann mich verstehen, sicher komme ich wieder in den Stau. Ändern Sie hier die Worte, nehmen Sie die Welt um Sie herum gleich ganz anders wahr; sie wird Ihnen viel freundlicher erscheinen. Was vorher »nie geklappt hat« wird durch eine andere Wortwahl zu: Das hat jetzt zwar gerade nicht geklappt, aber ich werde weitere Lösungsansätze entwickeln und einsetzen, um zu einem erfolgreichen Abschluss zu kommen.

STRESSOREN NEU WAHRNEHMEN

Denken Sie nun einmal an Ihre eigenen Stressoren. Stoßen Sie auf eine Reihe von Belastungssituationen, die Sie im Moment nicht ändern können oder auch nicht ändern wollen? Aber wie Sie jetzt wissen, können Sie die Art und Weise ändern, wie Sie Ihren Stress wahrnehmen und bewerten und somit Ihre Reaktion auf den Stressauslöser verändern. Nutzen Sie dieses geniale Werkzeug zur Einstellung gegenüber Ihrem Stress. Dadurch wird sich sowohl Ihr Selbstbild als auch Ihre Ausstrahlung auf andere positiv verändern. Es hängt eben sehr viel, wenn nicht sogar alles, von unserer inneren Einstellung ab.

Ein interessantes Thema in Bezug auf Stress ist die Einstellung zur Arbeit. Wie sieht Ihre bezüglich Arbeit aus? Die buddhistische Nonne Pema Chödrön sagt: »Wir können unsere eigene Situation als Himmel oder Hölle betrachten. Alles hängt von unserer Wahrnehmung ab.« Und wenn es um Arbeit geht, gucken viele Menschen anscheinend gerne in die Hölle. Das ist für die Seele extrem belastend. Unbestritten ist zwar, dass sich in der Arbeitswelt einiges zum Schlechteren verändert hat, aber es lohnt sich dennoch, den Blick auf die Dinge zu verändern. Wie wäre es, wenn Sie jeder Arbeit einen Sinn geben, auch wenn sie noch so eintönig ist? Ein schönes Beispiel dazu ist folgende Geschichte: Drei Steinmetze arbeiten an einer Baustelle. Ein Passant fragt sie danach, was sie tun. Der erste Steinmetz antwortet: »Ich verdiene meinen Lebensunterhalt.« Der zweite Steinmetz sagt: »Ich liefere die beste Steinmetzarbeit weit und breit.« Der dritte Steinmetz antwortet mit glänzenden Augen: »Ich baue eine Kathedrale.«

→ **MEIN TIPP**

Wie sieht Ihr Glaubenssatz zum Thema Urlaub aus? Glauben Sie, dass Urlaub lang sein muss, damit Sie sich richtig erholen? Da irren Sie sich. Studien zufolge spielt für die Erholung die Länge des Urlaubs eine untergeordnete Rolle. Selbst nach drei Wochen Urlaub fühlen sich die meisten Menschen nach drei bis vier Wochen Arbeit wieder genauso müde und ausgebrannt wie vorher. Das ist die schlechte Nachricht. Die gute: Drehen Sie den Spieß um und gönnen Sie sich so oft es geht im Alltag Erholung. Je öfter Sie das Abschalten üben, umso routinierter werden Sie darin und umso weniger anstrengend erscheint Ihnen der Alltag. Perfekt für eine kleine Auszeit sind die folgenden zehn Anti-Stress-Yoga-Programme. Starten Sie jetzt: Schon nach kurzer Zeit werden Sie sich entspannter und energievoller fühlen.

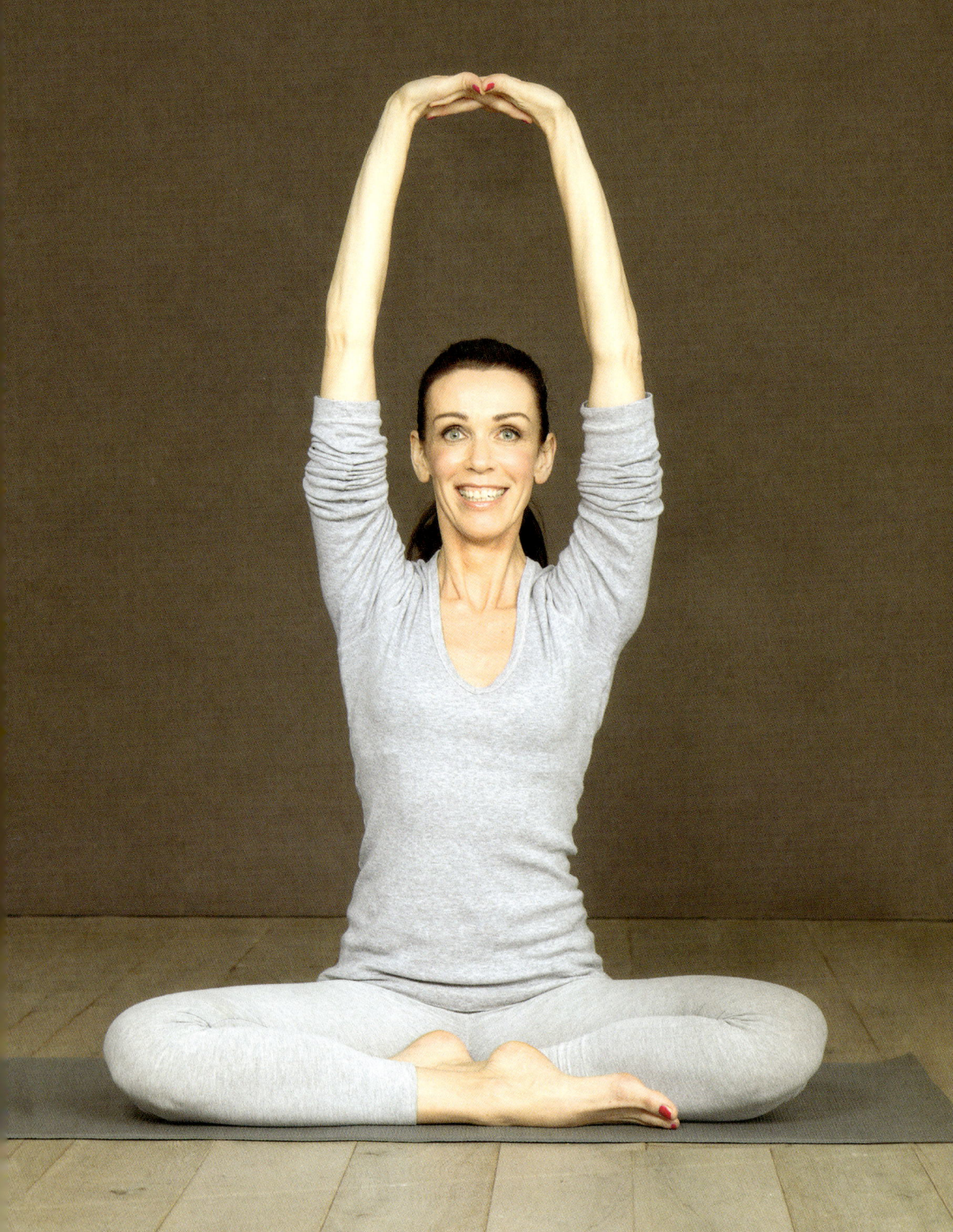

PETRA ORZECH **ANTI-STRESS-YOGA**

systemed

2 ANTI-STRESS-YOGA

Warum Ihnen Anti-Stress-Yoga helfen kann? Ganz einfach: Erstens erhöht eine regelmäßige Yogapraxis erwiesenermaßen die Stressresistenz. Zweitens schult Yoga die Körperwahrnehmung – wir spüren wieder was uns guttut und was nicht. Drittens löst Yoga Verspannungen – Energie kann wieder frei durch den Körper fließen. Und viertens hebt Yoga unsere Stimmung und holt uns aus dem dick machenden Stressmodus. Hört sich gut an, oder? Probieren Sie es aus: Mit den folgenden Anti-Stress-Programmen arbeiten Sie gezielt an Ihren Schwachpunkten und finden so zurück in Ihre Balance. Yoga wirkt bei Stress wie Medizin – nur ganz ohne Nebenwirkungen.

ANTI-STRESS-YOGA WIRKT

Sie müssen nicht Jahre auf der Yogamatte verbringen, bevor Sie positive Effekte erzielen. Yoga wirkt schon kurzfristig – und zwar auf unsere Körperhaltung. Ist Ihnen schon mal aufgefallen, dass man gestressten Menschen die Belastung an Ihrer Haltung ansehen kann? Stehen wir etwa mit hochgezogenen Schultern, ängstlichem Blick und einer eingeengten Brust da, signalisieren wir nach außen und innen das Gefühl der Überforderung. Entspannen wir dagegen die Schultern, richten uns auf und weiten den Brustkorb, wird unsere Atmung nicht länger durch einen gekrümmten Rücken gedrosselt und Energie kann wieder durch unseren ganzen Körper fließen. Die Körperhaltung beeinflusst unsere Stimmung blitzschnell, da Rezeptoren in Muskeln und Sehnen das Gehirn jederzeit über die aktuellen Spannungszustände im Körper informieren. Wenn Sie Stress entspannt auf Augenhöhe begegnen wollen, gibt Ihnen Yoga eine Reihe von Übungen an die Hand, mit denen Sie eine aufrechte Haltung schnell in die Praxis umsetzen können.

Mittelfristig hat Yoga auch Einfluss auf unsere Körperwahrnehmung. Chronischer Stress bedeutet Druck, den wir aushalten wollen oder müssen, der uns aber eigentlich überfordert. Würden wir in diesem Moment in uns hineinhören, würden wir rechtzeitig »Stopp« sagen, bevor die körperlichen Ressourcen gegen Null laufen. Nervosität, Angst oder negative Gedanken verspannen eben nicht nur unsere Muskeln, sondern schränken auch unsere Körperwahrnehmung stark ein. Statt bis zur totalen Verausgabung zu gehen, hilft eine regelmäßige Yogapraxis unseren Körper wieder zu spüren, ihn bewusst wahrzunehmen – ein entscheidendes Werkzeug für den Umgang mit Stress und übrigens auch für die schlanke Linie. Man spricht hier von »somatischer Intelligenz« – die Intelligenz des Körpers, die genau weiß, was gut für uns ist und was nicht.

Dieses Gespür zu haben, ist heutzutage extrem wichtig. Denn obwohl es im alten Testament heißt: »Sechs Tage sollst du arbeiten, am siebten Tag sollst du ruhen«, hält unsere heutige Arbeitswelt solche Rituale für uns nicht mehr parat. Wir erledigen Arbeiten nacheinander weg, ohne Pause und oft bis kurz vorm Umfallen. Es kostet Überwindung und fordert Disziplin in dieser flexiblen Welt mal loszulassen und aktiv die Entspannung zu suchen. Wer lernt, das biologische und psychologische Gesetz von Anspannung und Entspannung in Eigenregie in seinen Alltag zu integrieren, hat den Stress gut im Griff. Und genau das können Sie langfristig durch Yoga erreichen: Das bewusste An- und Entspannen der Muskulatur während der Übungspraxis wirkt sich positiv auf das vegetative Nervensystem und den Geist aus – und lässt uns flexibler auf äußere Einflüsse reagieren. Wir lernen mehr Abstand zu Situationen zu gewinnen, die wir als bedrohlich empfinden. In Belastungssituationen treibt der Cortisolspiegel nicht so schnell in die Höhe und wir bleiben entspannter. Mit der Zeit entwickelt sich eine innere Haltung zu mehr Gelassenheit, Entscheidungsfreudigkeit und Selbstbewusstsein. Ein Gefühl von innerer Ruhe kann sich entwickeln.

SO KLAPPT ES MIT DER YOGAPRAXIS

Vielleicht denken Sie, dass Sie für Yoga nicht beweglich genug oder zu dick sind. Doch da liegen Sie falsch. Für Yoga braucht es absolut keine Voraussetzungen, wie etwa Gelenkigkeit, Idealgewicht oder spirituelles Wissen. Yoga ist vielmehr ein Allroundwerkzeug, das viel zu bieten hat, nur wenig fordert und einfach umzusetzen ist. Die einzige Bedingung, damit Anti-Stress-Yoga auch bei Ihnen wirken kann, ist: Sie müssen es tun.

Fünf Tipps für einen guten Start:

1 Vereinbaren Sie mit sich selbst eine Probezeit von zwei Wochen, anstatt sich ein Versprechen für immer und ewig abzuverlangen. So müssen Sie nicht jeden Tag überlegen, ob das Ganze Sinn macht. Prüfen Sie dann, ob die Übungen gut für Sie sind oder vielleicht ein anderes Anti-Stress-Yoga-Programm zum jetzigen Zeitpunkt besser für Sie passt, und starten Sie dann mit einer weiteren Probezeit. Wichtig: Geben Sie sich insgesamt acht Wochen Zeit. Die ist nötig, um die Wirksamkeit spüren zu können.

2 Finden Sie ein Zeitfenster, das Ihnen erlaubt, Ihr Yogaprogramm regelmäßig umzusetzen. Planen Sie dafür mindestens dreimal wöchentlich etwa 20 Minuten Zeit ein. Ob Sie morgens, mittags oder abends üben, ist für den Erfolg nicht ausschlaggebend.

3 Mit vollem Bauch übt es sich schlecht. Nehmen Sie daher Ihre letzte Mahlzeit ein bis zwei Stunden vorher ein. So gehen Sie sicher, dass Ihr Körper die Nahrung zum größten Teil verdaut hat. Falls Sie das Gefühl haben, vor dem Yoga noch etwas essen zu müssen, greifen Sie zu Studentenfutter oder Obst.

4 Fordern Sie sich heraus, aber überfordern Sie sich nicht. Und wenn Übungen auf Anhieb nicht perfekt funktionieren oder sich ungewohnt anfühlen, seien Sie geduldig mit sich. Mit der Zeit wird der Körper die Haltungen erlernen und Sie werden die Vorteile Ihrer Yogapraxis spüren.

5 Wichtig: Üben Sie nicht, falls Sie an einer akuten Infektion leiden, Asthma oder sonstige starke körperliche Schmerzen haben. Wenn Sie unsicher sind, ob Yoga gut für Sie ist, holen Sie sich Rat bei Ihrem Arzt.

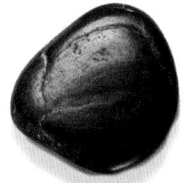

PROGRAMME FÜR DEN KÖRPER

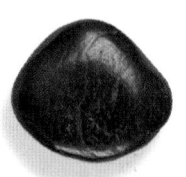

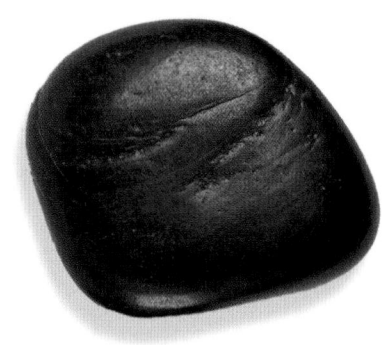

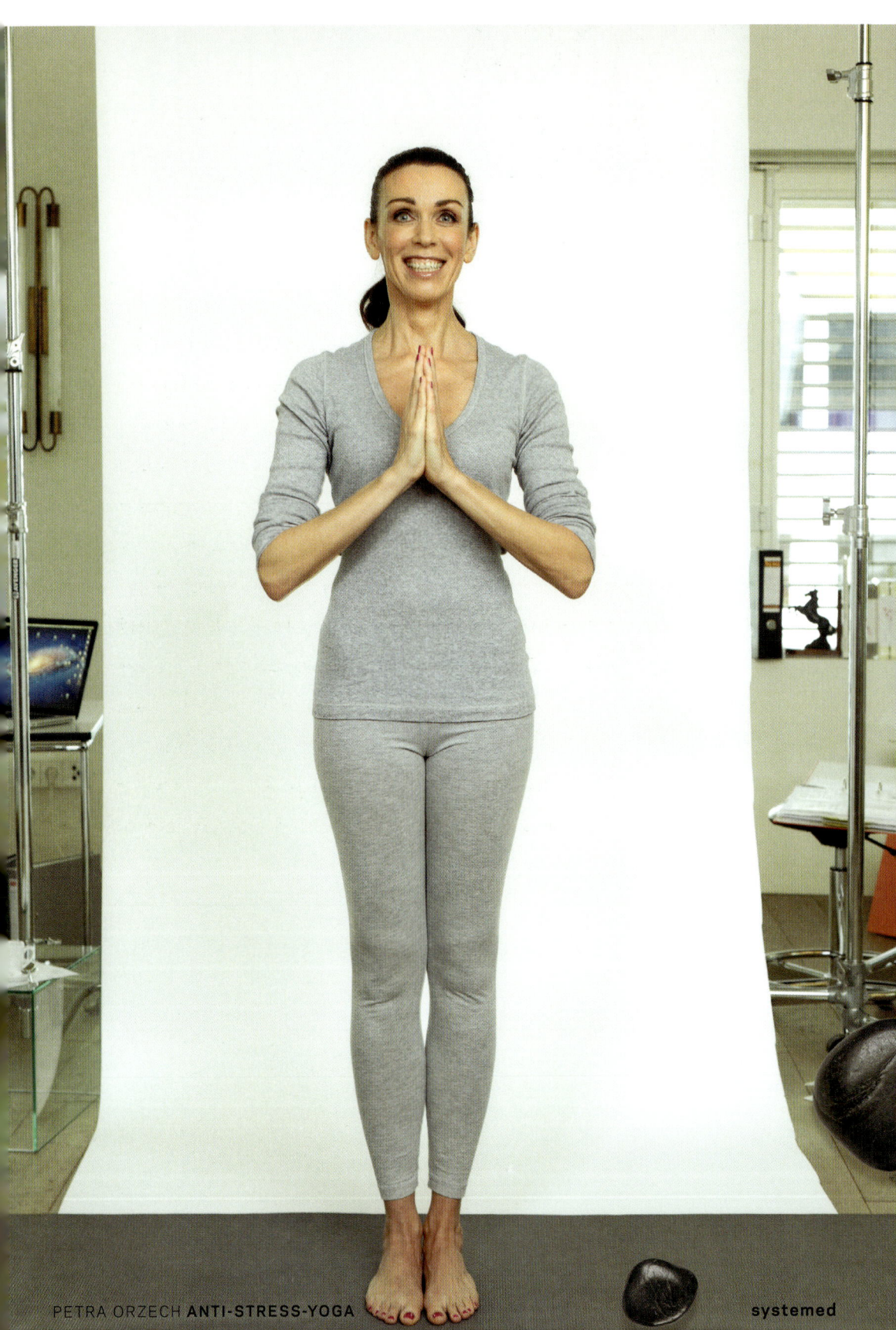

SOS-YOGA
WIRKT BEI AKUTEM STRESS

Alarmstufe Rot? Sie stecken in der Stressfalle und brauchen ein Ventil, um Ihre aufgestauten Stresshormone loszuwerden? Dann hilft die volle Yogapower: Bauen Sie rasant und effektiv mit SOS-Yoga Ihren erhöhten Stresslevel ab. Sie werden nach den Übungen relaxt Ihre Yogamatte zusammenrollen und entspannt an neue Herausforderungen herangehen. Damit das SOS-Yogaprogramm seine volle Wirkung entfalten kann, sollten Sie mindestens 15 Minuten lang üben. Starten Sie die Sequenz mit der rechten Körperhälfte und danach üben Sie mit der anderen Seite. Auch wenn das Programm herausfordernd ist, hetzen Sie nicht durch die einzelnen Übungen – beim Yoga geht es nicht um Schnelligkeit. Gehen Sie fließend von einer Position in die nächste über und verbinden Sie dabei Ihre Atmung mit den Bewegungen. So entkommen Sie dem Stress und finden Ihre Balance wieder.

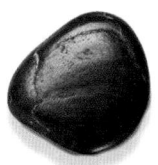

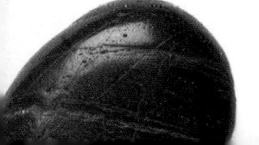

BERGHALTUNG

WIRKUNG **Schafft innere Klarheit, stärkt das Standvermögen, fördert das Selbstbewusstsein und kräftigt die rumpfaufrichtende Muskulatur.**

In drei Schritten durch die Übung

1. Kommen Sie an das vordere Mattenende Ihrer Yogamatte und stellen Sie die Füße dicht nebeneinander, sodass sich die großen Zehen berühren. Die Arme sind seitlich am Körper. Pressen Sie die Fußsohlen fest in den Boden und ziehen Sie Ihr Steißbein nach unten, um ein Hohlkreuz zu vermeiden. Lassen Sie den Scheitel nach oben zur Decke streben.

2. Bringen Sie einatmend die Hände in Gebetshaltung vor dem Herzen zusammen. Ziehen Sie ausatmend den Bauchnabel Richtung Wirbelsäule und die Schulterblätter Richtung Po **1**. Atmen Sie tief und gleichmäßig.

3. Spüren Sie die angenehme Verwurzelung der Füße und die stabile Aufrichtung des Beckens und des Rumpfes. Halten Sie die Position für drei Atemzüge. Wechseln Sie dann direkt zur nächsten Übung in den »Stuhl-Flow«.

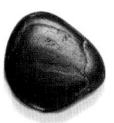
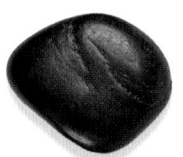

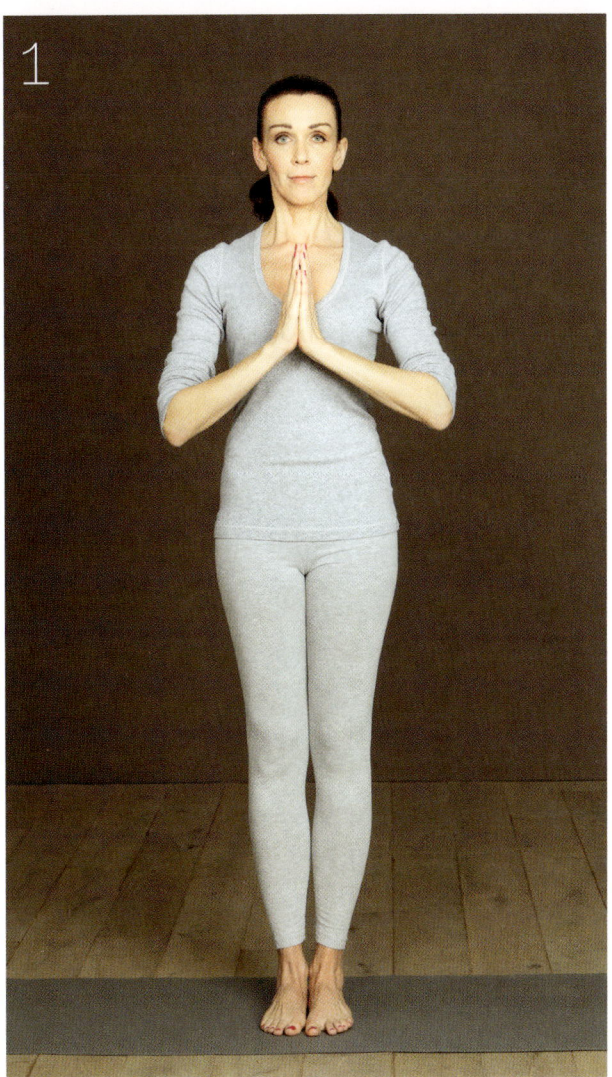

→ MEIN TIPP

Die Berghaltung ist Ausdruck, wie wir mit beiden Beinen fest im Boden stehen. Die Basis für unsere Standfestigkeit liegt in den Füßen: Spreizen Sie daher während der Übung die Zehen, heben Sie das Fußgewölbe und drücken Sie die großen Fußballen sowie Fersen in den Boden.

STUHL-FLOW

WIRKUNG **Stärkt das Durchhaltevermögen, gibt Kraft, regt den Stoffwechsel an und verbessert die Körperhaltung.**

In drei Schritten durch die Übung

1   Bringen Sie ausatmend die Hände neben den Körper. Strecken Sie einatmend die Arme über die Seite nach oben. Die Handflächen zeigen zueinander. Ziehen Sie Ihr Steißbein nach unten, um ein Hohlkreuz zu vermeiden.

2   Beugen Sie ausatmend die Knie, schieben Sie den Po nach hinten und setzen Sie sich auf einen imaginären Stuhl. Ziehen Sie gleichzeitig den Bauchnabel Richtung Wirbelsäule und die Schultern Richtung Po. Die Knie zeigen geradeaus nach vorne – der Stuhl **2**. Halten Sie drei Atemzüge.

3   Strecken Sie einatmend die Beine und bringen Sie die Hände in Gebetshaltung vor dem Herzen zusammen. Ziehen Sie ausatmend den Bauchnabel Richtung Wirbelsäule. Kommen Sie einatmend auf Ihre Zehenspitzen **3**. Halten Sie ein bis drei Atemzüge. Gehen Sie ausatmend wieder in den Stuhl. Wiederholen Sie den Stuhl-Flow insgesamt fünfmal. Kommen Sie zum Schluss zum Stehen mit den Armen an der Seite und wechseln Sie dann direkt zur nächsten Übung in die »Vorbeuge«.

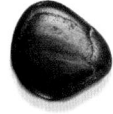

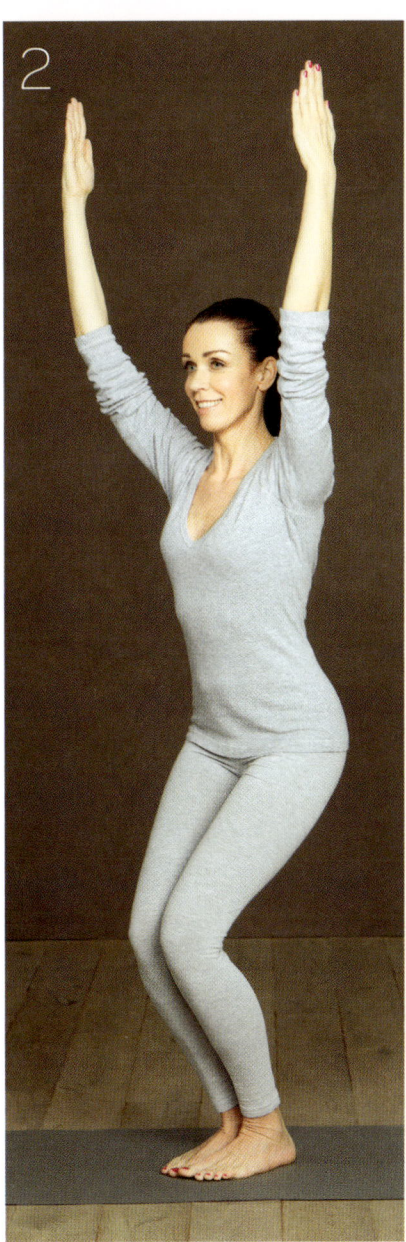

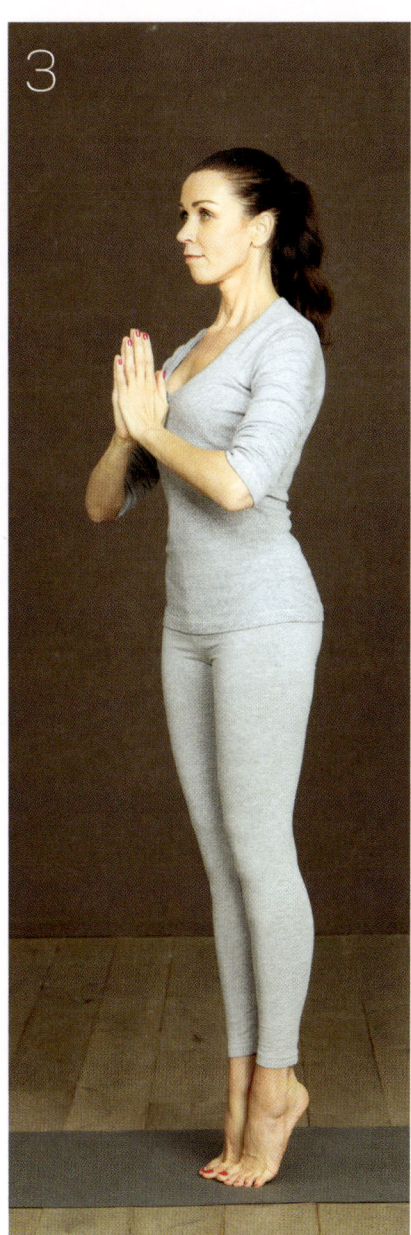

→ MEIN TIPP

Beugen Sie Ihre Knie in der Stuhlhaltung so stark, dass es Sie herausfordert. Dadurch wird die Kraft in den großen Beinmuskeln gefordert und gefördert. Diese Kraft ist schnell spürbar, gleichzeitig sehr ausdauernd und belastbar. Nehmen Sie das erzeugte Kraftgefühl mit in den Alltag. Es hilft Ihnen, schwierigen Situationen besser standzuhalten.

VORBEUGE

WIRKUNG **Steigert die Konzentration, kurbelt den Stoffwechsel an, gibt frische Energie und regt die spinalen Nerven an.**

In drei Schritten durch die Übung

1   Ziehen Sie im Stehen Ihr Steißbein nach unten, um ein Hohlkreuz zu vermeiden. Strecken Sie die Finger. Heben Sie einatmend die gestreckten Arme über die Seiten nach oben an. Die Handflächen zeigen zueinander.

2   Ziehen Sie ausatmend den Bauchnabel Richtung Wirbelsäule und bringen Sie gleichzeitig die Hände über die Seiten zum Boden. Beugen Sie sich dabei aus den Hüften vor. Versuchen Sie, mit den Handflächen den Boden zu berühren. Fingerspitzen und Zehen bilden eine Linie **4**. Wenn Sie die Hände nicht an den Boden bekommen, beugen Sie leicht die Knie. Halten Sie drei Atemzüge.

3   Längen Sie einatmend den Rücken und bringen Sie die Hände an die Schienbeine. Der Blick geht Richtung Boden, sodass sich der Nacken in Verlängerung der Wirbelsäule befindet **5**. Halten Sie drei Atemzüge. Wechseln Sie dann direkt zur nächsten Übung in das »Brett«.

4

5

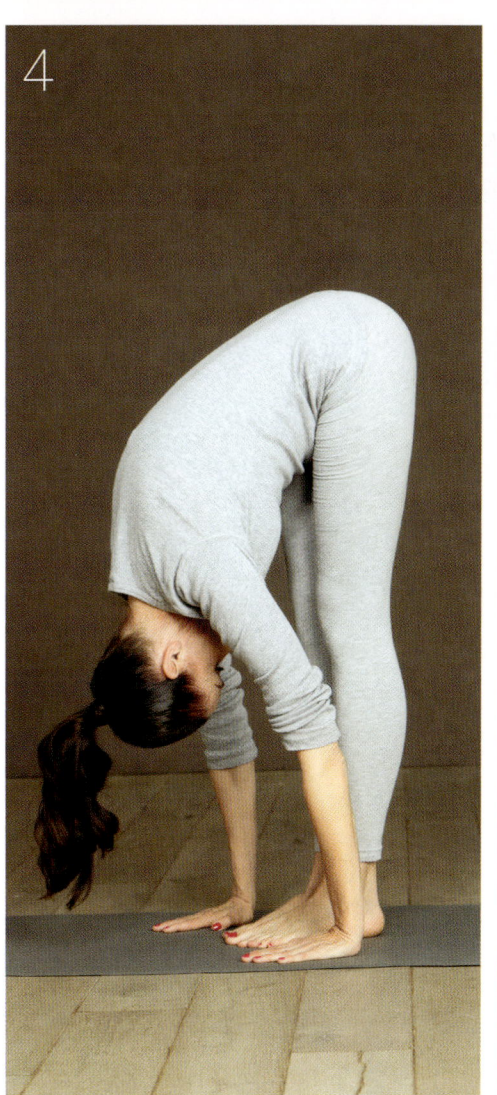

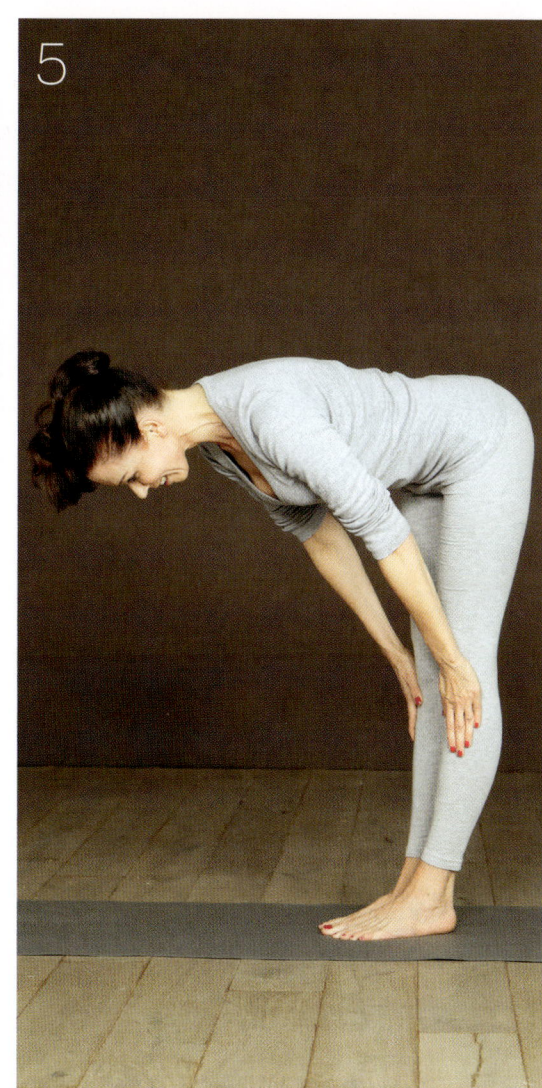

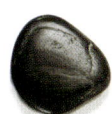

→ **MEIN TIPP**

Stress hat oft Verdauungsprobleme zur Folge. Mit
dieser Übung regen Sie die Verdauung an, sodass
sich Verstopfungen lösen können. Um die Wirkung
zu verstärken, spannen Sie ausatmend die Bauch-
muskeln kräftig an und lassen Sie sie einatmend
wieder los. Das aktiviert die Durchblutung in den
Bauchorganen.

BRETT

WIRKUNG **Kräftigt die gesamte Muskulatur, stärkt das Durchhalte-vermögen, regt die Fettverbrennung an und vertieft die Atmung.**

In drei Schritten durch die Übung

1 Stellen Sie ausatmend die Hände schulterbreit am Boden auf und machen Sie erst mit dem einen und dann mit dem anderen Bein einen weiten Schritt nach hinten, sodass Sie in eine Liegestützposition kommen.

2 Der Körper bildet von Kopf bis zu den Fersen eine Linie. Spreizen Sie die Finger und pressen Sie die Fersen nach hinten, während die Kopfkrone nach vorne strebt. Der Nacken ist in Verlängerung der Wirbelsäule **6**.

3 Ziehen Sie ausatmend den Bauchnabel Richtung Wirbelsäule und die Schulterblätter Richtung Po. Entspannen Sie Ihr Gesicht. Halten Sie drei tiefe Atemzüge. Wechseln Sie dann direkt zur nächsten Übung in die »Knie-Brust-Kinn«-Haltung.

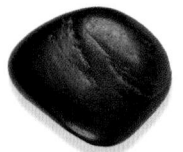

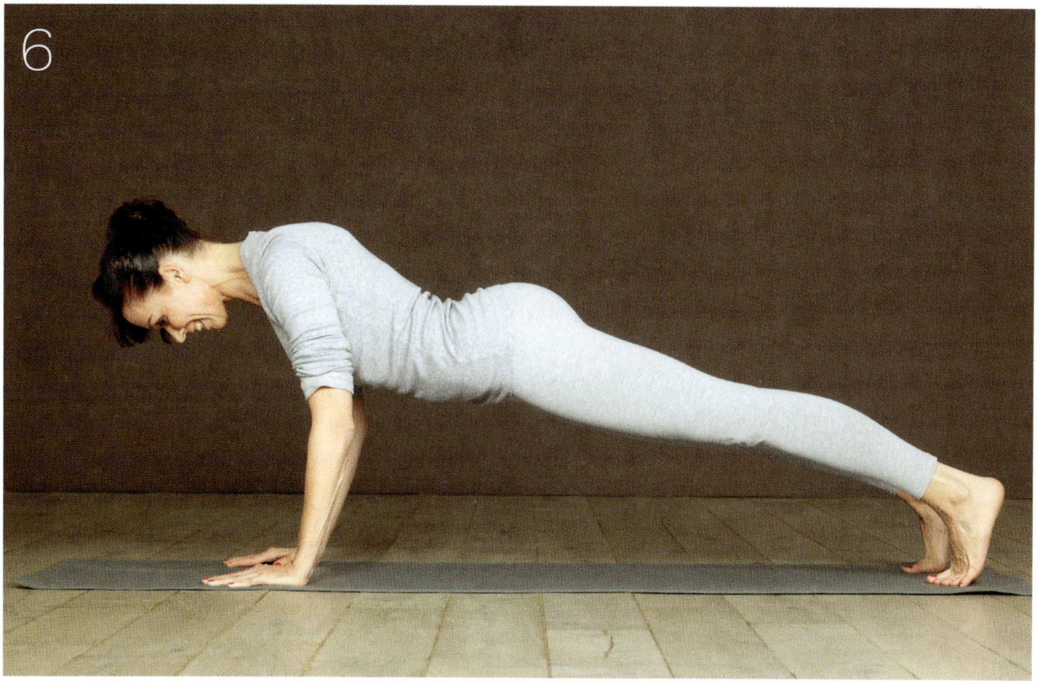

6

→ **MEIN TIPP**

Das Brett erfordert starke Handgelenke. Wenn
Ihre noch etwas schwächer sind, nutzen Sie diese
Zusatzübung: Spreizen Sie die Finger und ballen Sie
dann die Hände zu Fäusten – wechseln Sie schnell
hin und her. Halten Sie 30 Sekunden durch. Schütteln Sie dann die Hände aus.

KNIE-BRUST-KINN

WIRKUNG Verbessert die Flexibilität der ganzen Wirbelsäule, weitet den Brustraum, stärkt die Schultern und lehrt Demut.

In drei Schritten durch die Übung

1   Setzen Sie ausatmend die Knie am Boden ab. Die Zehen bleiben aufgestellt.

2   Beugen Sie immer noch ausatmend die Ellenbogen und legen Sie die Brust auf der Matte ab. Achten Sie darauf, dass die Ellenbogen dicht am Oberkörper sind. Strecken Sie den Po hoch in die Luft und ziehen Sie die Schulterblätter Richtung Po **7**.

3   Bringen Sie dann das Kinn auf die Matte. Halten Sie ein bis drei Atemzüge. Legen Sie ausatmend Becken und Beine ab. Der Blick geht Richtung Boden. Wechseln Sie direkt zur nächsten Übung in die »Kobra«.

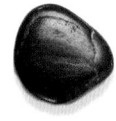
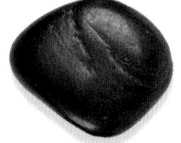

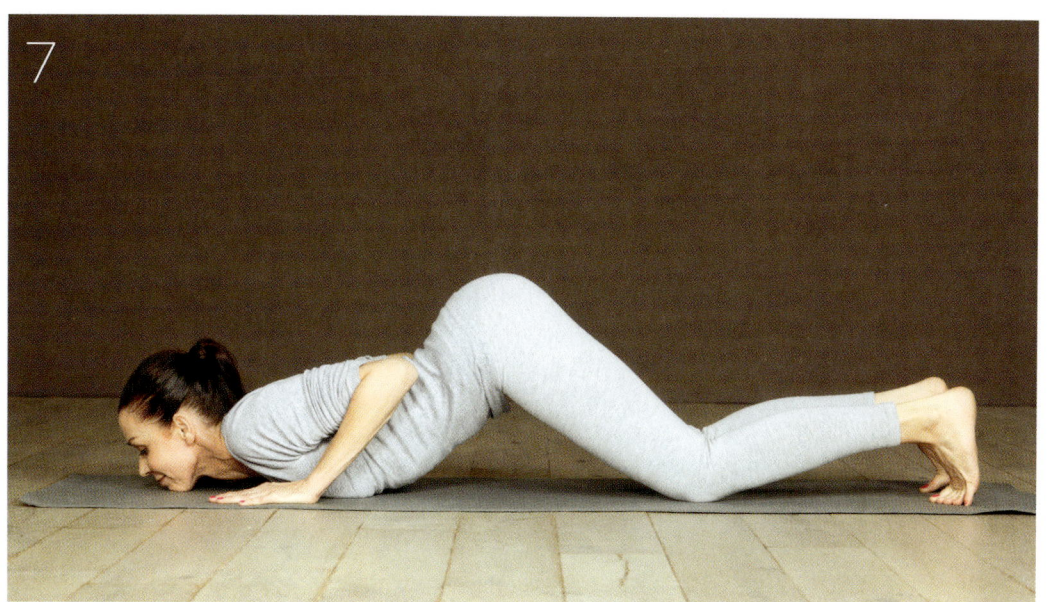

7

➜ **MEIN TIPP**

Diese Übung ist hilfreich, wenn Sie viel am Schreibtisch sitzen und leicht in einen Rundrücken mit nach innen gerollten Schultern verfallen. Falls Sie noch tiefer in die Übung gehen möchten, lösen Sie die Hände vom Boden sobald Sie das Kinn auf der Matte abgelegt haben und verschränken Sie sie hinter dem Rücken. Das öffnet herrlich den Brustraum.

KOBRA

WIRKUNG **Vertieft die Atmung, löst Nackenverspannungen, dehnt die Brustmuskulatur und steigert das Durchhaltevermögen.**

In drei Schritten durch die Übung

1 Legen Sie die Stirn zum Boden. Die Beine liegen nebeneinander, sodass sich die Fußballen berühren. Pressen Sie Füße und Knie in die Yogamatte. Stellen Sie die Hände unter die Schultern, ziehen Sie die Ellenbogen dicht an den Brustkorb und spreizen Sie die Finger.

2 Richten Sie einatmend den Oberkörper mit Kraft der Rückenmuskulatur – nicht aus den Armen – auf. Das Brustbein strebt nach vorn und oben, während die Schulterblätter Richtung Po ziehen. Achten Sie darauf, dass Ihr Nacken lang bleibt.

3 Atmen Sie tief bis zu den Schlüsselbeinen ein. Halten Sie drei bis fünf Atemzüge **8**. Senken Sie ausatmend den Oberkörper mit langem Rücken wieder auf der Matte ab. Wechseln Sie dann direkt zur nächsten Übung in das »Kind mit gestreckten Armen«.

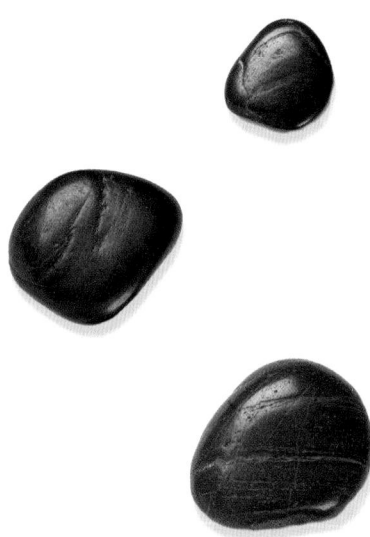

SOS-YOGA

PROGRAMME FÜR DEN KÖRPER

ANTI-STRESS-YOGA

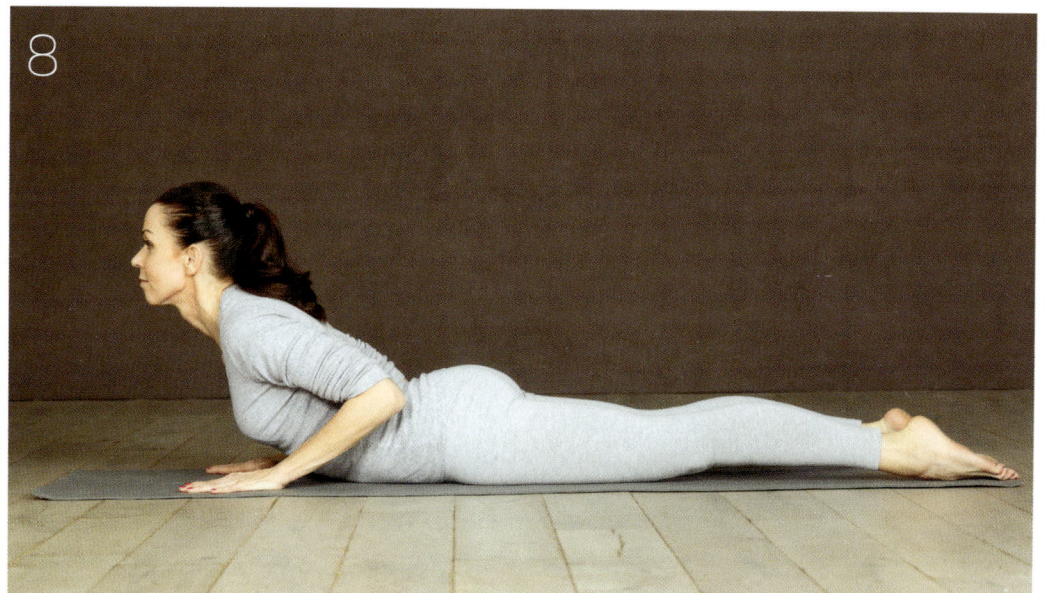

→ **MEIN TIPP**

Bei Stress rutscht der Kopf oft nach vorne. Die Nackenmuskulatur
muss jetzt das Gewicht des Kopfes in einem ungünstigen Winkel
tragen, während die vordere Halsmuskulatur schlaff wird. Mit der
Kobra können Sie das muskuläre Ungleichgewicht beheben.

KIND MIT GESTRECKTEN ARMEN

WIRKUNG **Stabilisiert den Geist, weitet den Atemraum, beruhigt das Nervensystem und verschafft Klarheit.**

In drei Schritten durch die Übung

1   Stellen Sie die Zehen auf. Die Hände befinden sich unter den Schultern. Drücken Sie einatmend die gespreizten Finger in den Boden und heben Sie Oberkörper und Oberschenkel an.

2   Führen Sie ausatmend den Po Richtung Fersen und die Stirn Richtung Boden **9**. Wandern Sie einatmend mit den Fingerkuppen etwas weiter nach vorne, während das Steißbein nach hinten zieht. Schaffen Sie so Länge im Oberkörper.

3   Ziehen Sie ausatmend die Schulterblätter in die Breite und Richtung Po. Entspannen Sie Gesichts- und Halsmuskulatur. Halten Sie insgesamt fünf Atemzüge. Wechseln Sie dann direkt zur nächsten Übung in den »herabschauenden Hund«.

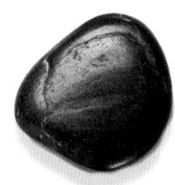

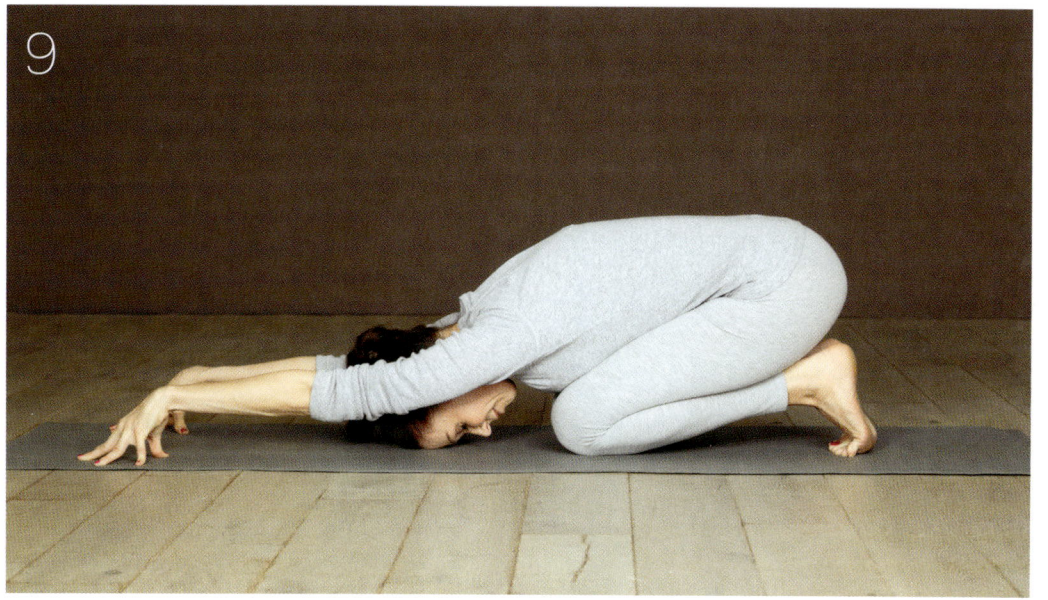

➔ MEIN TIPP

Atmen Sie tief über die Nase ein und mit einem »Ha« über den leicht geöffneten Mund aus. Stellen Sie sich dabei vor, wie Sie mit jeder Ausatmung Anspannung und Hektik loslassen und sich mit jeder Einatmung Gelassenheit in Ihrem Körper breitmacht.

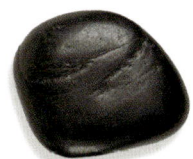
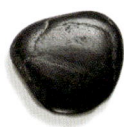

HERABSCHAUENDER HUND

WIRKUNG **Stärkt das Selbstbewusstsein, löst Verspannungen, verhilft zu innerer Klarheit und sorgt für ein inneres sowie äußeres Gleichgewicht.**

In drei Schritten durch die Übung

1   Strecken Sie ausatmend die Beine und schieben Sie den Po nach hinten oben. Spreizen Sie die Finger und pressen Sie die schulterbreit geöffneten Hände in den Boden. Schieben Sie die Fersen Richtung Boden.

2   Der Kopf hängt entspannt, der Blick geht zu den Füße. Atmen Sie ein. Ziehen Sie die Schulterblätter Richtung Po und den Bauchnabel Richtung Wirbelsäule. Die Kniescheiben zeigen nach vorne **10**.

3   Schieben Sie einatmend Ihren Oberkörper von den Armen her weiter nach hinten, sodass unter Ihren Achselhöhlen mehr Raum entsteht. Drehen Sie ausatmend die Ellenbogen von außen nach innen. Halten Sie weitere fünf Atemzüge. Wechseln Sie dann direkt zur nächsten Übung in den »Krieger 1«.

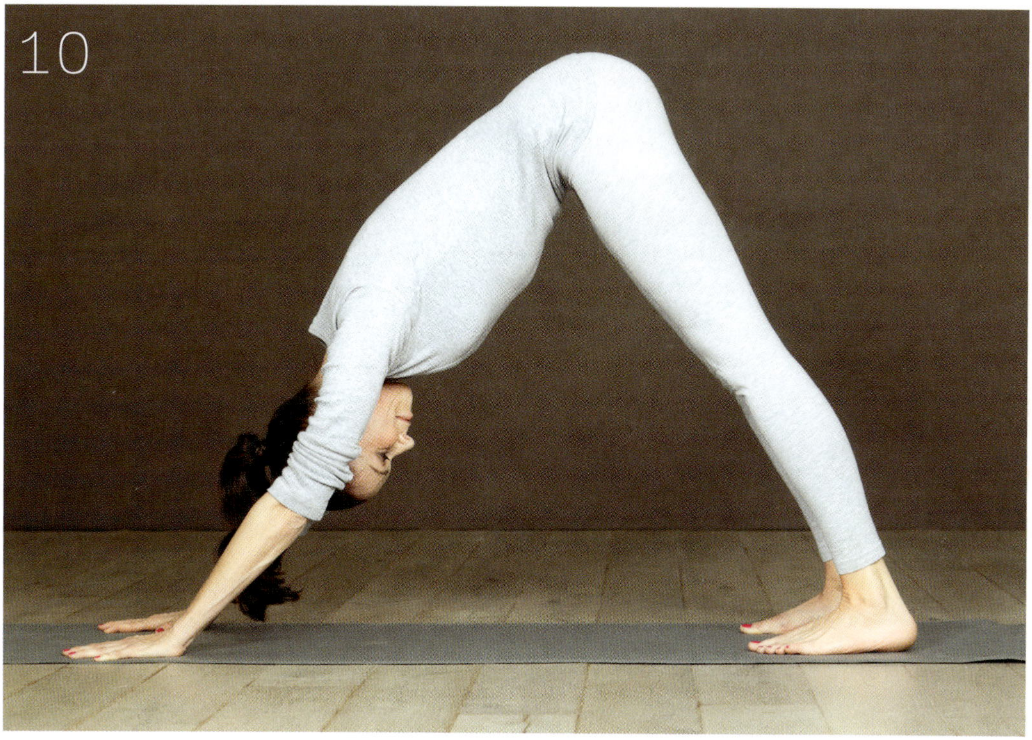

10

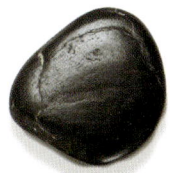

→ **MEIN TIPP**

Falls Ihnen anfangs diese Haltung schwer fällt,
üben Sie beharrlich weiter. Mit der Zeit werden Sie
ein Gespür dafür entwickeln, wie Sie sich im Hund
»einrichten« müssen, damit sich durch Stress
ausgelöste Spannungen in Körper und Geist
auflösen können.

KRIEGER 1

WIRKUNG **Stärkt das Durchhaltevermögen, verleiht Zuversicht, schafft innere Stabilität und kräftigt die Beinmuskulatur.**

In drei Schritten durch die Übung

1   Heben Sie einatmend das rechte Bein an und stellen Sie ausatmend den rechten Fuß zwischen Ihren Händen ab. Aktivieren Sie Ihre Rumpfmuskulatur.

2   Richten Sie einatmend den Oberkörper auf und heben Sie gleichzeitig die Arme über die Seite nach oben an. Die Handflächen zeigen zueinander. Ziehen Sie ausatmend den Bauchnabel Richtung Wirbelsäule und die Schulterblätter Richtung Po.

3   Strecken Sie das linke Bein und ziehen Sie die Ferse nach hinten. Das Becken ist parallel nach vorne ausgerichtet und das Steißbein zieht nach unten. Der Blick geht in Augenhöhe nach vorne **11**. Halten Sie weitere drei bis fünf Atemzüge. Wechseln Sie dann direkt zur nächsten Übung in den »Krieger-2-Flow«.

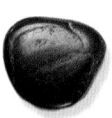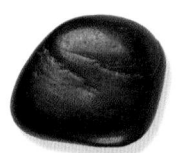

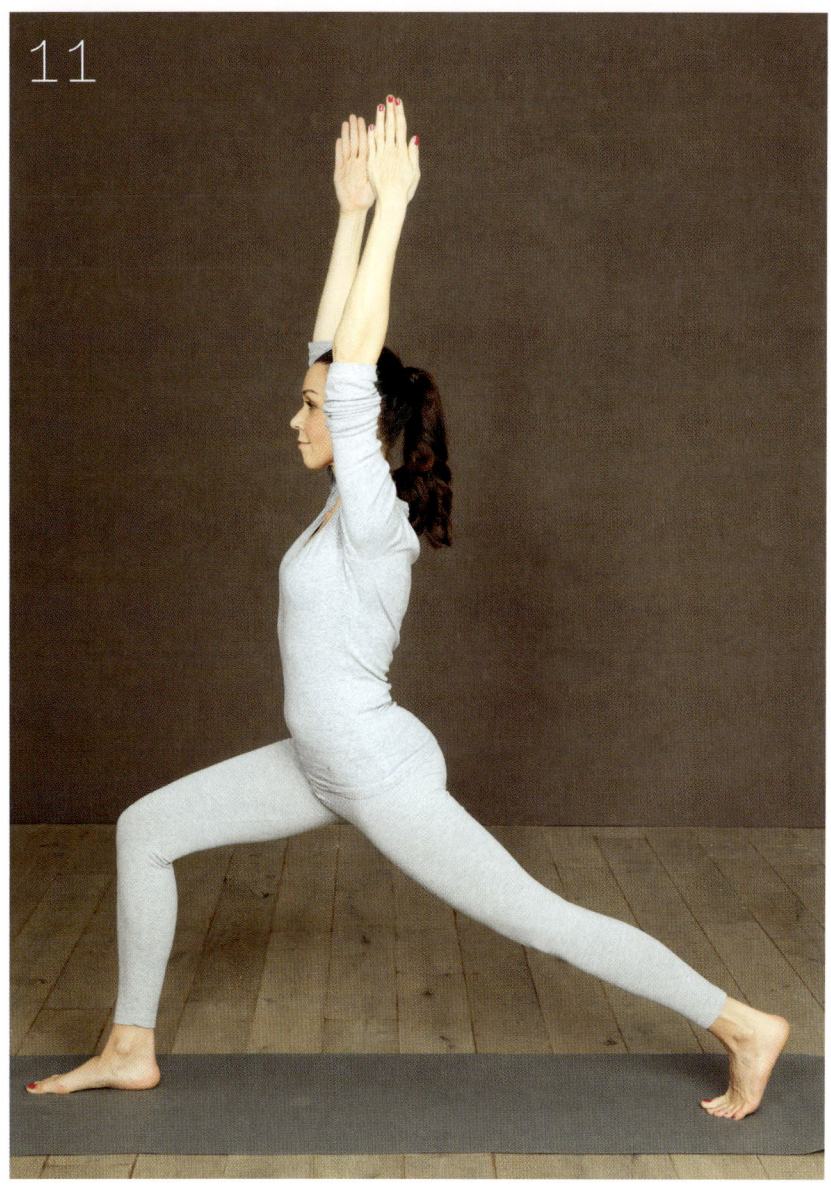

11

→ MEIN TIPP

Können Sie Ihre Knie im Alltag nur schwer gerade
ausgerichtet strecken oder beugen? Dann achten
Sie in dieser Übung darauf, dass Ihr Kniegelenk
etwa zum zweiten und dritten Zeh ausgerichtet ist.
Das ist eine Wohltat für Ihre Knie.

KRIEGER-2-FLOW

WIRKUNG **Regt den Stoffwechsel an, kräftigt die Muskulatur der Füße, Beine und des Beckenbodens, verbessert die Muskelpumpe in den Beinen und stärkt das Selbstbewusstsein.**

In drei Schritten durch die Übung

1 Drehen Sie ausatmend den Oberkörper zur linken Seite und bringen Sie gleichzeitig die Arme seitlich auf Schulterhöhe. Stellen Sie die linke Ferse am Boden ab, sodass der linke Fuß parallel zum hinteren Mattenrand steht und drehen Sie ihn dann circa 15 Grad einwärts. Beugen Sie das rechte Knie, bis es sich über dem Fußgelenk befindet. Der Blick geht über die rechte Hand nach vorne. Ziehen Sie die Schultern weg von den Ohren – der Krieger 2 **12**.

2 Strecken Sie einatmend das rechte Bein und heben Sie die rechten Zehen an, sodass Sie auf der rechten Ferse stehen. Strecken Sie gleichzeitig die Arme nach oben. Die Handflächen zeigen zueinander und die Schultern ziehen weg von den Ohren. Der Blick geht zur linken Seite **13**.

3 Beugen Sie ausatmend wieder das rechte Knie und kommen Sie zurück in den Krieger 2. Wiederholen Sie den Flow in Ihrem Atemrhythmus insgesamt fünfmal. Kommen Sie zum Schluss in den Krieger 2 und wechseln Sie direkt zur nächsten Übung in den »Krieger 3«.

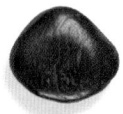

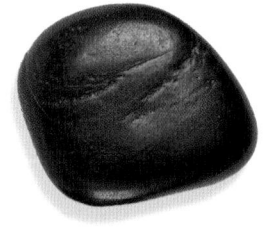

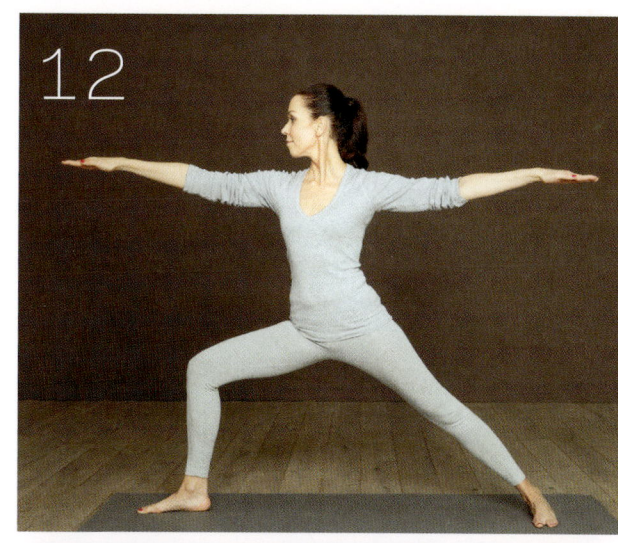

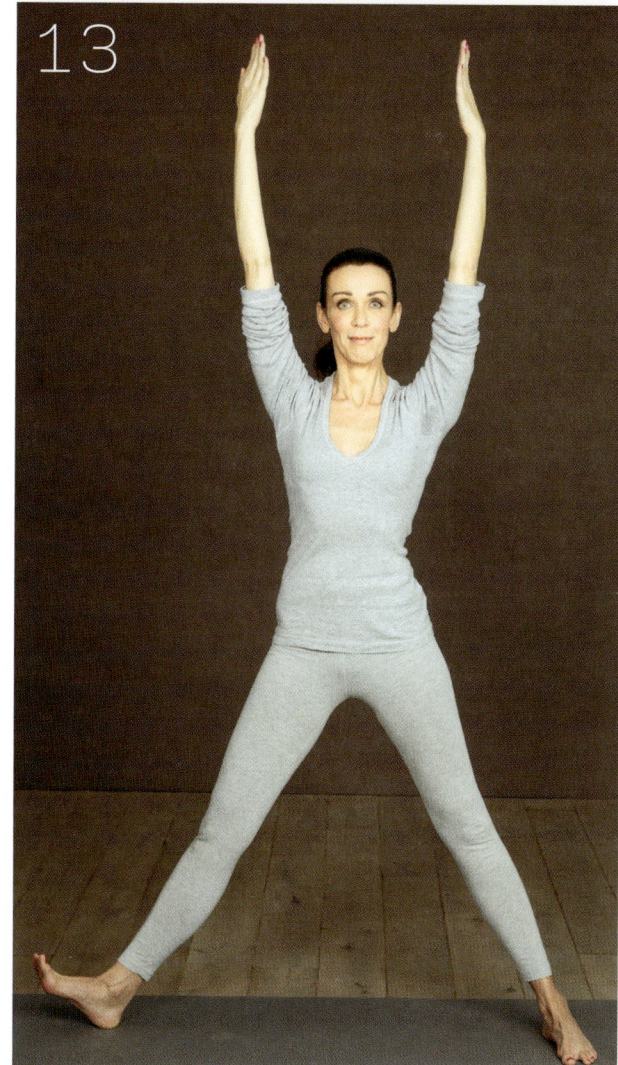

➔ **MEIN TIPP**
  Achten Sie bei Knick-Senkfuß
  darauf, dass Sie die Außenkante
  des hinteren Fußes belasten und
  fest in den Boden drücken.

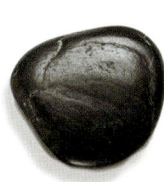

KRIEGER 3

WIRKUNG **Kräftigt die Bein- und Pomuskulatur und fördert die Balance.**

In drei Schritten durch die Übung

1 Verlagern Sie das Gewicht auf den rechten Fuß, drehen Sie Oberkörper und linkes Bein nach vorne, sodass Sie auf dem linken Fußballen stehen. Die Arme befinden sich seitlich in Schulterhöhe.

2 Heben Sie einatmend mit etwas Schwung das linke Bein nach hinten an und neigen Sie gleichzeitig den Oberkörper nach vorne. Flexen Sie den linken Fuß, sodass die Zehen nach unten zeigen. Strecken Sie die Arme seitlich in Schulterhöhe aus – der Krieger 3 **14**. Wenn Sie mehr Herausforderung möchten, führen Sie die Arme nach vorne.

3 Ziehen Sie ausatmend den Bauchnabel Richtung Wirbelsäule. Der Nacken befindet sich in Verlängerung der Wirbelsäule. Richten Sie Ihren Blick auf einen festen Punkt am Boden – das sorgt für Balance. Halten Sie weitere drei bis fünf Atemzüge. Senken sie ausatmend das Bein und stellen Sie den linken Fuß neben den rechten. Starten Sie von vorne mit der Berghaltung auf der linken Körperseite.

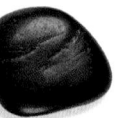

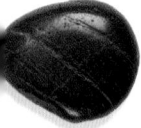

14

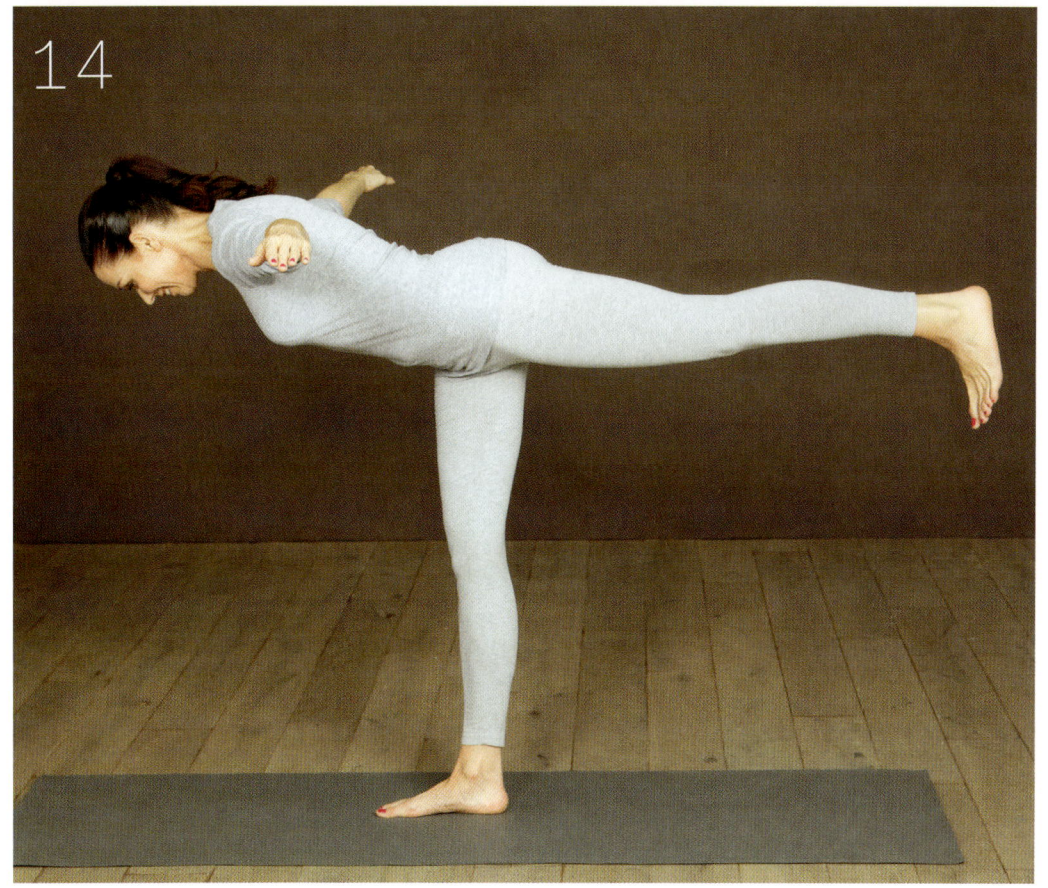

→ MEIN TIPP

**Ein Ziel dieser Übung ist es, dass sich beide Hüften
parallel auf einer Höhe befinden. Das erreichen Sie,
indem Sie die Hüfte absenken und den Oberschenkel
des Standbeines nach innen drehen.**

ZUM ABSCHLUSS

Beenden Sie das SOS-Yogaprogramm mit der Atemlenkung (Seite 206)
aus dem Breath-Yogaprogramm.

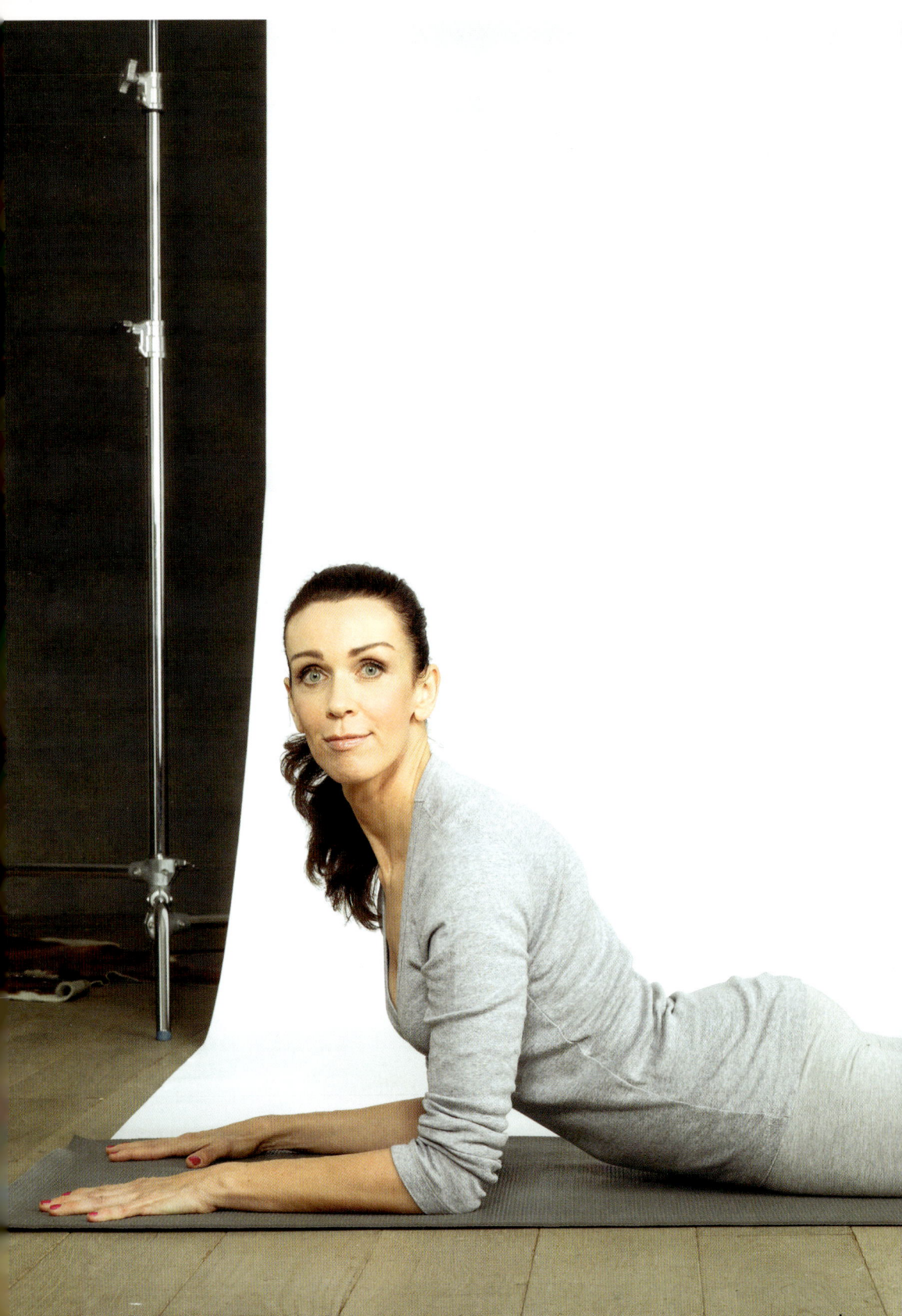

RELAX-YOGA
LÖST VERSPANNUNGEN IM RÜCKEN UND NACKEN

Häufig haben Rückenschmerzen nicht nur körperliche Ursachen, sondern meist spielt auch die psychische Verfassung eine große Rolle. Rücken und Seele gehören zusammen. Der Volksmund weiß das schon lange: Wir sollen Rückgrat beweisen und uns nicht hängen lassen. Doch wer ständig unter Stress und Leistungsdruck steht, häufig unzufrieden ist oder Sorgen hat, der verspannt oft seinen Rücken und Nacken. Dauerhafte Anspannung führt zu Schmerzen – ein Teufelskreis aus Schmerzen, Schonhaltung und zunehmender Schmerzverstärkung startet. Lebensqualität und Beweglichkeit sind enorm eingeschränkt. Jetzt gilt erst recht: Bloß nicht stillhalten! Verspannte Rücken- und Nackenmuskeln brauchen reichlich Bewegung, um gut durchblutet zu werden, und verlangen ebenso nach Kräftigungsübungen. Mit dem Relax-Yogaprogramm durchbrechen Sie den quälenden Teufelskreis: Sie werden mit einer entspannten, gut gekräftigten Rücken- und Nackenmuskulatur schmerzfrei und leistungsfähig Ihren Alltag meistern.

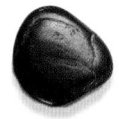

SCHULTERBRÜCKEN-FLOW

WIRKUNG Entspannt die Schultermuskulatur, dehnt sanft den Nacken, kräftigt die Rückenmuskulatur, beruhigt das Nervensystem und regeneriert Körper und Geist.

In drei Schritten durch die Übung

1   Kommen Sie in Rückenlage auf Ihre Yogamatte und stellen Sie die Füße hüftbreit, nah am Po, auf. Die Zehen zeigen nach vorne, die Arme liegen neben dem Körper, die Handflächen zeigen zum Boden.

2   Drücken Sie die Füße in die Yogamatte. Heben Sie einatmend Becken und Rücken an, bis zwischen den Schultern und den Knien eine schiefe Ebene entsteht. Die Beine bleiben parallel und die Fersen drücken weiter in den Boden. Der Nacken bleibt entspannt **1**. Heben Sie ausatmend die Fersen und legen Sie den Rücken Wirbel für Wirbel am Boden ab.

3   Atmen Sie ein. Ziehen Sie ausatmend die Beine mit den Händen dicht an den Rumpf heran, ohne dass sich der untere Rücken vom Boden löst **2**. Stellen Sie einatmend die Füße wieder hüftbreit auf und beginnen Sie von vorne. Wiederholen Sie den Flow in Ihrem Atemrhythmus insgesamt zehnmal. Stellen Sie dann die Füße hüftbreit auf, spüren Sie einen kleinen Moment nach.

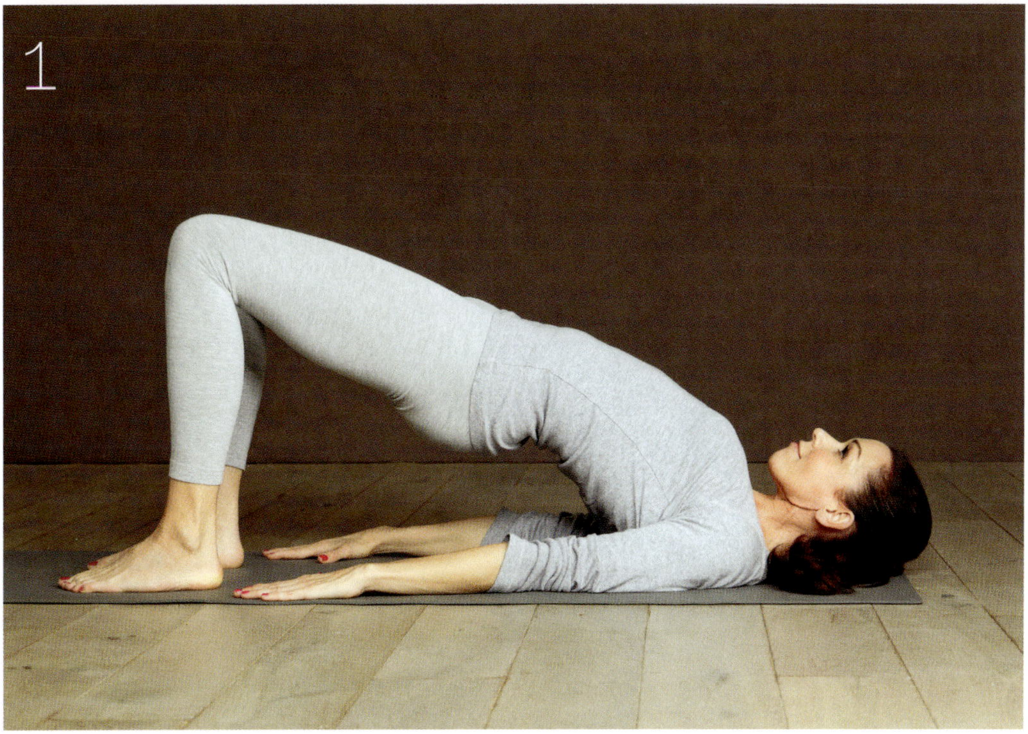

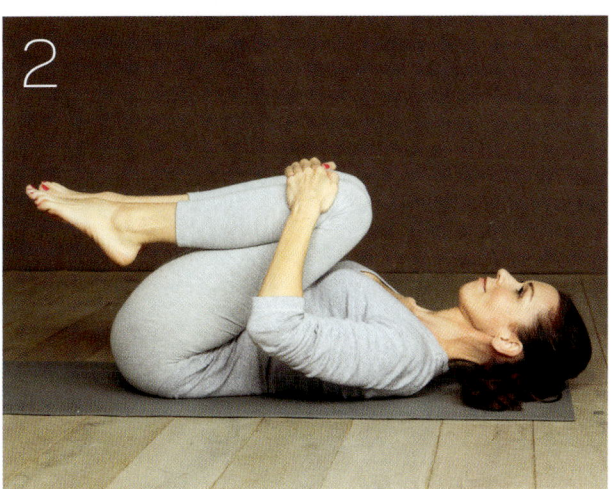

1

2

→ MEIN TIPP

Diese Yogaübung ist sehr effektiv und eine Wohltat für Rücken und Nacken. Wenn Sie wenig Zeit zum Üben haben, praktizieren Sie zumindest den Schulterbrücken-Flow.

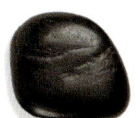
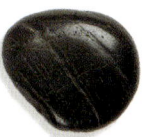

NACKENKRÄFTIGUNG

WIRKUNG **Kräftig und entspannt die Nackenmuskulatur, hilft bei Kopfschmerzen.**

In drei Schritten durch die Übung

1   Stellen Sie in Rückenlage die Füße hüftbreit auf. Die Zehen zeigen nach vorne. Legen Sie die Arme angewinkelt seitlich vom Oberkörper. Die Oberarme liegen in einer Linie mit den Schultern und die Handflächen zeigen nach oben. Der Blick geht zur Decke. Drücken Sie die Füße in den Boden. Ziehen Sie die Schulterblätter Richtung Po.

2   Heben Sie einatmend den Kopf an und ziehen Sie gleichzeitig den Bauch- nabel Richtung Wirbelsäule. Der Blick geht Richtung Oberschenkel, sodass die Nackenmuskulatur lang wird **3**. Drücken Sie weiterhin die Füße in den Boden und ziehen Sie die Schulterblätter Richtung Po. Halten Sie drei Atemzüge.

3   Legen Sie ausatmend den Kopf wieder ab. Wiederholen Sie die Übung langsam fünf- bis zehnmal. Drehen Sie dann den Kopf jeweils dreimal sanft nach rechts und links.

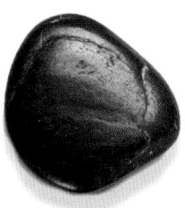

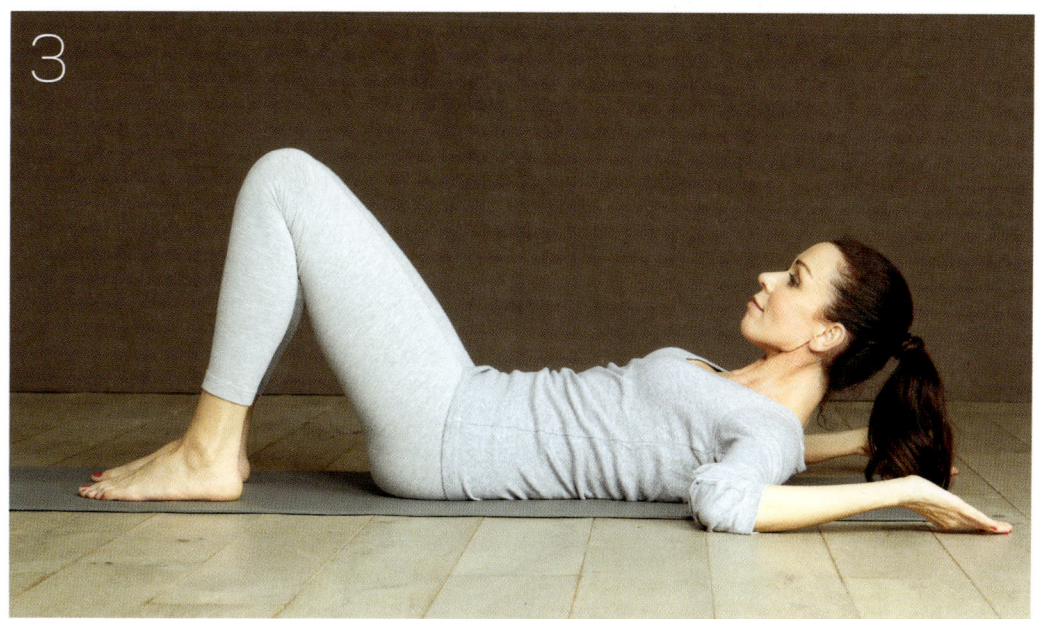

3

→ MEIN TIPP

Führen Sie die Übung wirklich langsam durch – so ist sie am effektivsten und auch recht anstrengend. Grund: Die Nackenmuskeln müssen das Gewicht vom Kopf halten.

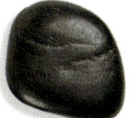

DYNAMISCHES KROKODIL

WIRKUNG **Stärkt die diagonale Bauchmuskulatur und entlastet den Rücken.**

In drei Schritten durch die Übung

1   Breiten Sie in Rückenlage die Arme seitlich in Schulterhöhe aus, drehen Sie die Handflächen zum Boden. Ziehen Sie die Schulterblätter Richtung Po. Bringen Sie die gebeugten Beine in die Luft und halten Sie sie möglichst dicht beieinander.

2   Lassen Sie ausatmend beide Beine bis etwa 45 Grad über dem Boden nach rechts sinken. Zehen und Fußballen sind in einer Linie. Die linke Schulter bleibt dabei fest am Boden **4**. Halten Sie einen Moment inne, ohne weiterzuatmen. Bringen Sie einatmend die Beine zurück zur Mitte.

3   Führen Sie ausatmend die Beine auf die gleiche Weise zur linken Seite und einatmend zurück zur Mitte. Wiederholen Sie die Übung in Ihrem Atemrhythmus insgesamt zehnmal. Stellen Sie dann die Füße am Boden ab und strecken ein Bein nach dem anderen auf dem Boden aus. Spüren Sie einen Moment nach.

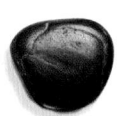

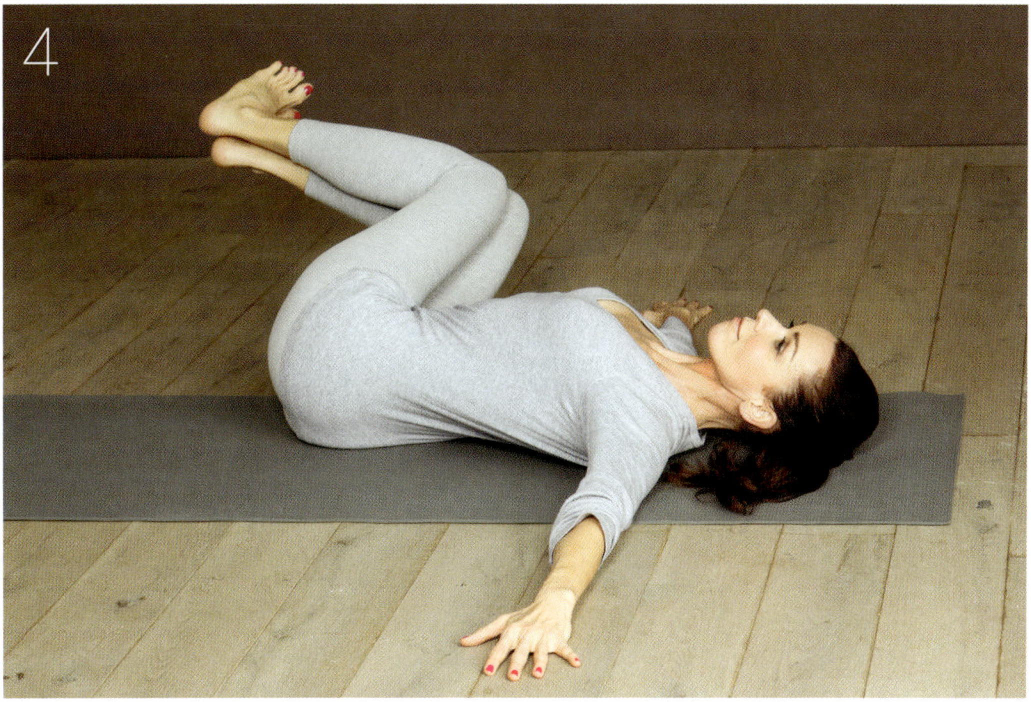

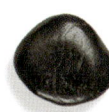
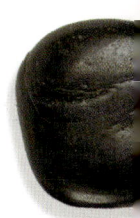
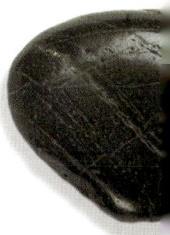

→ MEIN TIPP

Lassen Sie die Beine nur so weit sinken, dass die
Schulterblätter in Kontakt mit dem Boden bleiben,
also eventuell weniger als 45 Grad.

SANFTE SCHULTERDEHNUNG

WIRKUNG **Hilft Schulterspannungen loszulassen und beruhigt den Geist.**

In drei Schritten durch die Übung

1   Rollen Sie eine Decke zusammen. Legen Sie sich mit angewinkelten Knien auf Ihre linke Seite, der Kopf ruht auf der Decke. Strecken Sie beide Arme auf Schulterhöhe nach links aus. Der linke Arm liegt auf dem Boden und die rechte Hand liegt auf dem linken Handgelenk. Entspannen Sie die rechte Schulter.

2   Stellen Sie den rechten Fuß auf, sodass das Knie nach oben zeigt. Der Bauch dreht mit zur Mitte **5**. Greifen Sie mit der linken Hand das rechte Handgelenk und ziehen Sie ausatmend mit der linken Hand den rechten Arm weg vom Körper, bis Sie einen Widerstand in der rechten Schulter spüren.

3   Halten Sie die Spannung aufrecht und bleiben Sie so lange in dieser Position, bis sich die Schulter entspannt – das kann schon ein paar Minuten dauern. Wiederholen Sie die Übung auf der anderen Seite. Spüren Sie auch hier einige Minuten in die Dehnung hinein.

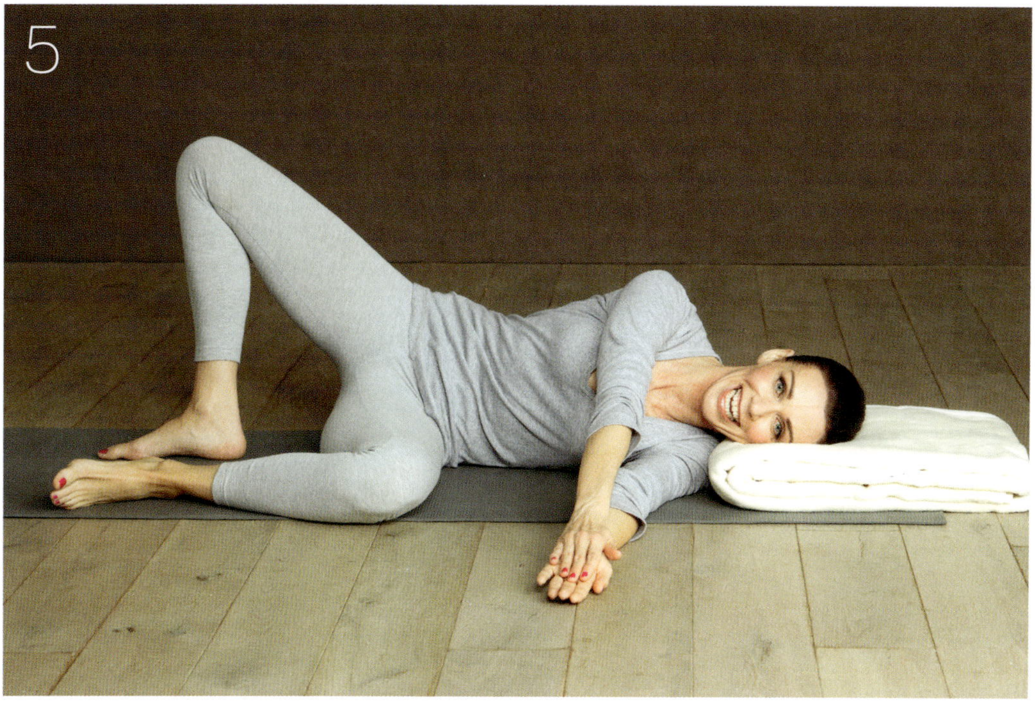

5

→ MEIN TIPP

Häufig haben wir uns so sehr an unsere Spannungen gewöhnt, dass wir den natürlichen Prozess des Loslassens erst wieder erlernen müssen. Diese Übung hilft Ihnen dabei – sie nutzt die Schwerkraft, um einen sanften Zug auf die Schultern zu erzeugen. Mit der Zeit werden Sie besser und besser im Loslassen der Spannungen.

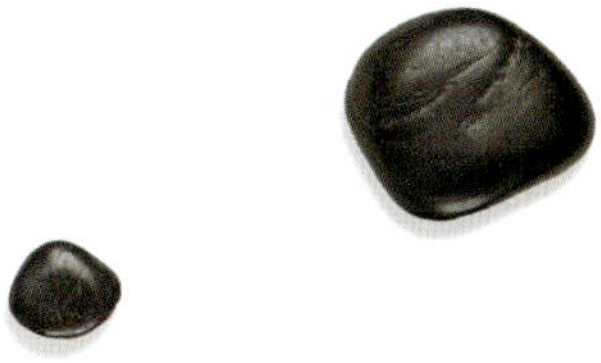

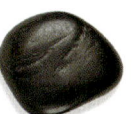

TISCH-FLOW

WIRKUNG **Gibt Kraft, stärkt die Muskeln des oberen Rückens und des Schultergürtels.**

In drei Schritten durch die Übung

1   Stellen Sie im Sitzen die Füße hüftbreit auf und platzieren Sie die Hände hinter dem Rücken schulterbreit. Die Fingerspitzen zeigen zu den Füßen. Alternativ können Sie auch die Fäuste hinter dem Rücken aufstellen. Drücken Sie nun die Hände in den Boden, sodass sich das Brustbein hebt. Ziehen Sie gleichzeitig die Schulterblätter auseinander.

2   Heben Sie einatmend das Becken nach oben, bis der Oberkörper waagerecht ist und einer Tischplatte gleicht. Ziehen Sie den Bauchnabel Richtung Wirbelsäule. Der Blick geht Richtung Decke. Wichtig: Füße und Knie bleiben parallel **6**.

3   Senken Sie ausatmend das Becken bis kurz vor dem Boden ab und ziehen Sie die Schulterblätter weit auseinander. Der Nacken ist in Verlängerung der Wirbelsäule **7**. Heben Sie einatmend das Becken und wiederholen Sie den Flow insgesamt zehnmal in Ihrem Atemrhythmus. Spüren Sie im Sitzen einen Moment nach.

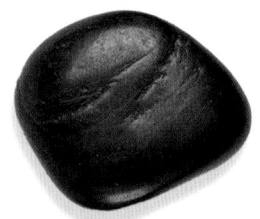
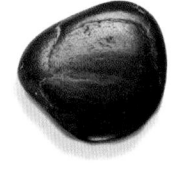

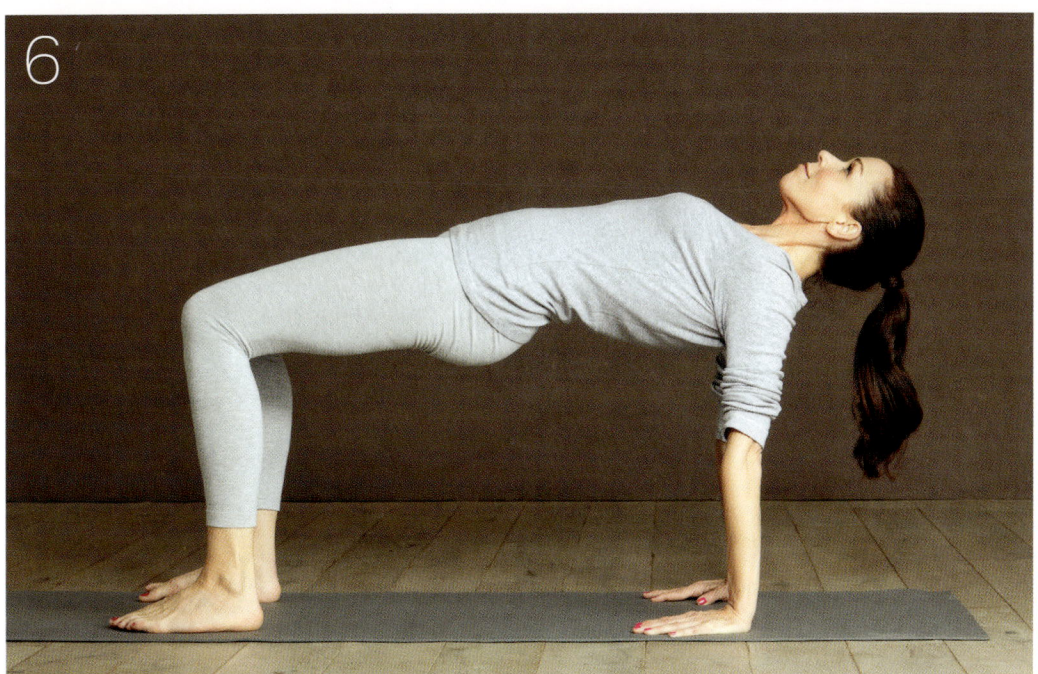

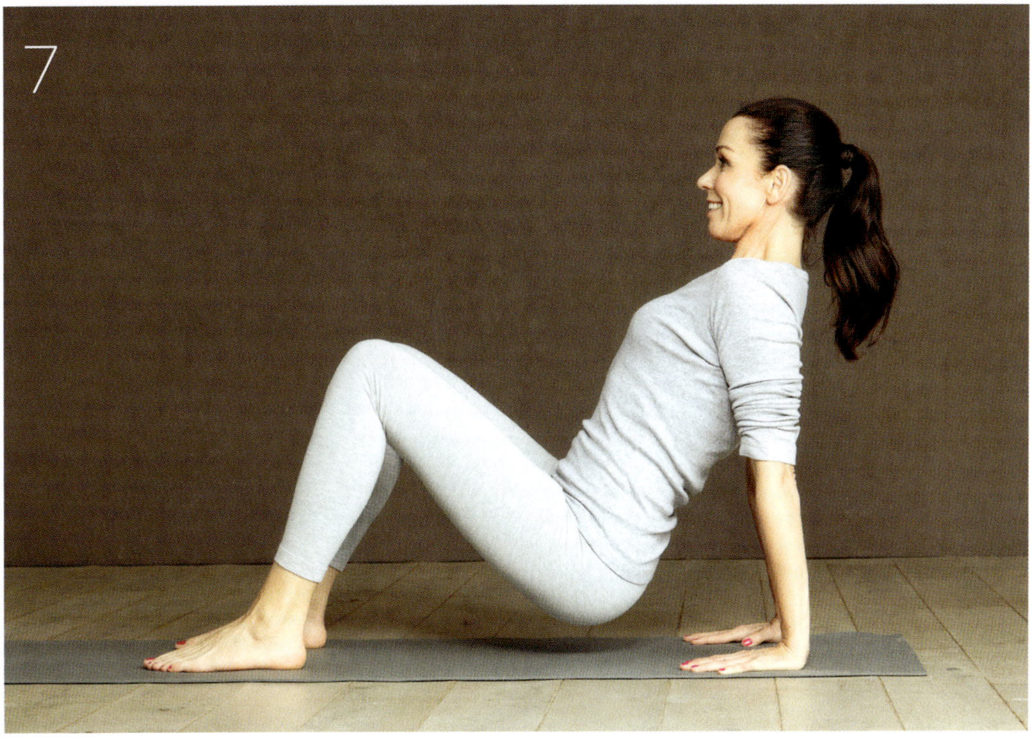

→ **MEIN TIPP**

Halten Sie durch, auch wenn diese Übung viel Kraft kostet. Sie gibt
aber auch viel Kraft zurück, sodass es Ihnen leichter fallen wird
aufrecht zu sitzen und auch in dieser Aufrichtung zu bleiben.

DYNAMISCHE DEHNUNG

WIRKUNG Mobilisiert den Rücken und löst Blockaden in der Wirbelsäule.

In drei Schritten durch die Übung

1   Breiten Sie die gestreckten Beine im Sitzen so weit wie möglich auseinander.
    Die Zehen zeigen nach oben, die Fersen drücken in den Boden. Spannen Sie
    die Beinmuskulatur an. Öffnen Sie die Arme zur Seite, die Handflächen
    zeigen nach vorne.

2   Atmen Sie ein. Drehen Sie ausatmend den Oberkörper mit gestreckten
    Armen nach rechts und drücken Sie dabei die linke Hand kräftig gegen die
    Außenseite der linken Wade. Der Blick geht zur rechten Hand **8**. Der Nacken
    ist in Verlängerung der Wirbelsäule. Bleiben Sie drei Atemzüge.

3   Kommen Sie einatmend in die Ausgangsposition zurück. Wechseln Sie die
    Seite. Wiederholen Sie die Übung in Ihrem Atemrhythmus insgesamt fünfmal.

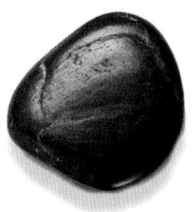

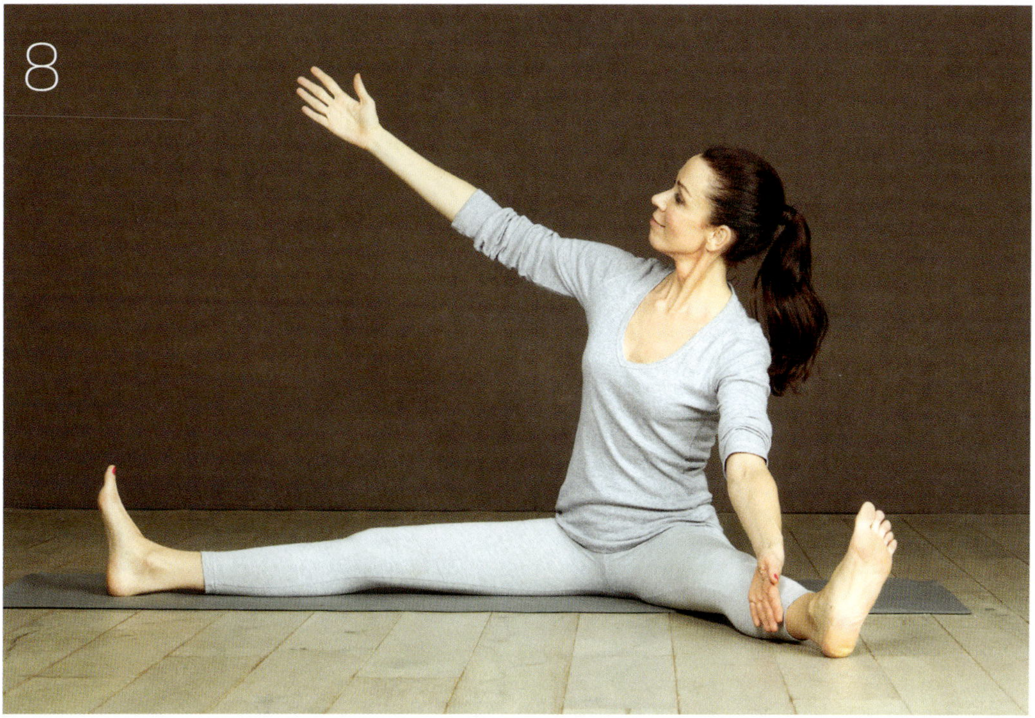

8

→ **MEIN TIPP**

Durch regelmäßiges Üben dieser Haltung können
Sie Ihre blockierte Vitalität im Rücken wieder
aktivieren. Aber Vorsicht: Bei starken Rücken-
problemen ist diese Yogaübung nicht geeignet.

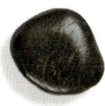
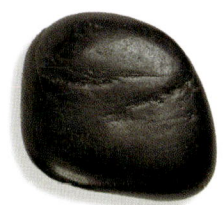
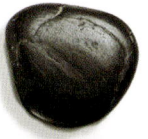

KUH-KATZEN-FLOW

WIRKUNG **Verbessert den Stoffwechsel in der Rückenmuskulatur, fördert die Beweglichkeit der Wirbelsäule und wirkt ausgleichend auf das Nervensystem.**

In drei Schritten durch die Übung

1   Kommen Sie in den Vierfüßlerstand. Die Hände befinden sich unter den Schultern, die Knie unter den Hüften. Pressen Sie die Hände in den Boden, spreizen Sie die Finger und legen Sie die Fußrücken am Boden ab. Der Rücken ist in einer neutralen Position und der Nacken in Verlängerung der Wirbelsäule, sodass der Blick leicht nach vorne geht.

2   Heben Sie einatmend den Kopf, ohne den Nacken zu verkürzen. Wölben Sie gleichzeitig in einer fließenden Bewegung die Wirbelsäule, sodass ein leichtes Hohlkreuz entsteht. Der Blick geht nach vorne – die Kuh **9**.

3   Runden Sie ausatmend in einer fließenden Bewegung den Rücken zu einem Katzenbuckel. Ziehen Sie gleichzeitig den Bauchnabel Richtung Wirbelsäule, und heben Sie die Knie eine Handbreit vom Boden. Die Schulterblätter ziehen Richtung Po **10**. Wiederholen Sie den Flow in Ihrem Atemrhythmus insgesamt zehnmal.

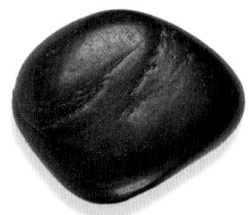

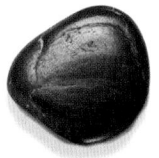

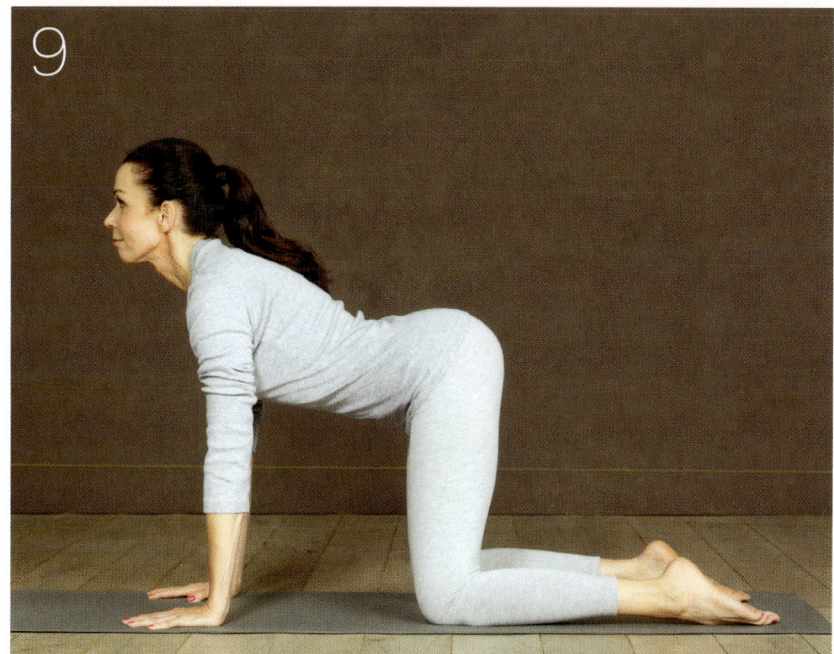

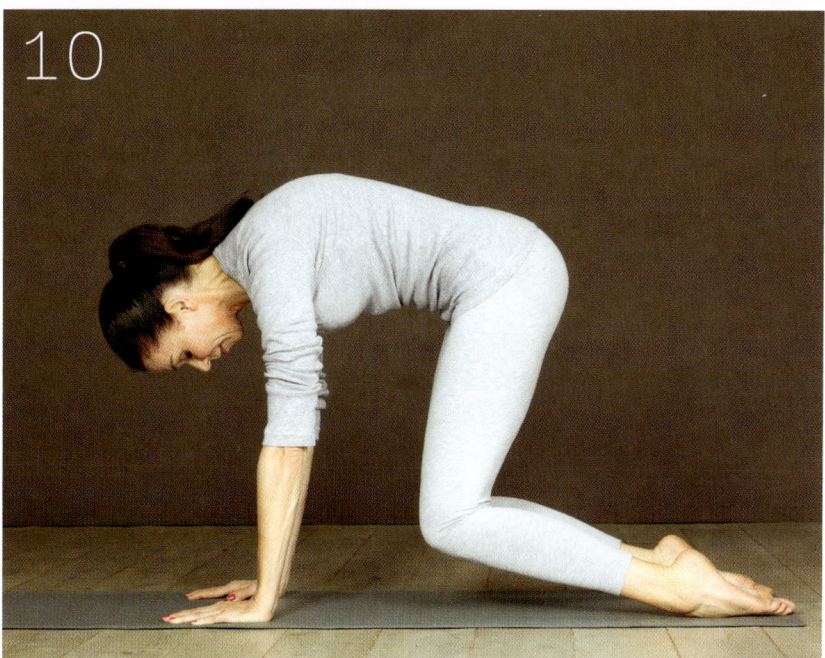

→ MEIN TIPP

Wenn es Ihnen zu anstrengend ist, die Knie
anzuheben, dann lassen Sie sie in der Katze
einfach am Boden.

PASSIVE SCHULTERDEHNUNG

WIRKUNG **Verbessert die Durchblutung in den Schultern und löst Verspannungen.**

In drei Schritten durch die Übung

1   Kommen Sie in den Vierfüßlerstand. Die Hände befinden sich unter den Schultern, die Knie unter den Hüften. Stellen Sie nun die Hände in Höhe des Gesichts auf.

2   Legen Sie die rechte Hand mit dem Handrücken auf, sodass die Fingerspitzen nach links weisen. Gleiten Sie ausatmend mit der rechten Hand am linken Handgelenk vorbei nach links vorne. Die rechte Schulter und das rechte Ohr sinken dabei so weit wie möglich Richtung Boden **11**. Lassen Sie den Körper schwer werden und genießen Sie die lang gezogene Dehnung. Verweilen Sie zehn Atemzüge.

3   Drücken Sie einatmend die linke Hand in den Boden und kommen zurück zur Ausgangsstellung. Wiederholen Sie die Übung auf der anderen Seite.

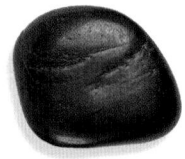
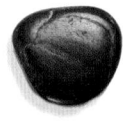

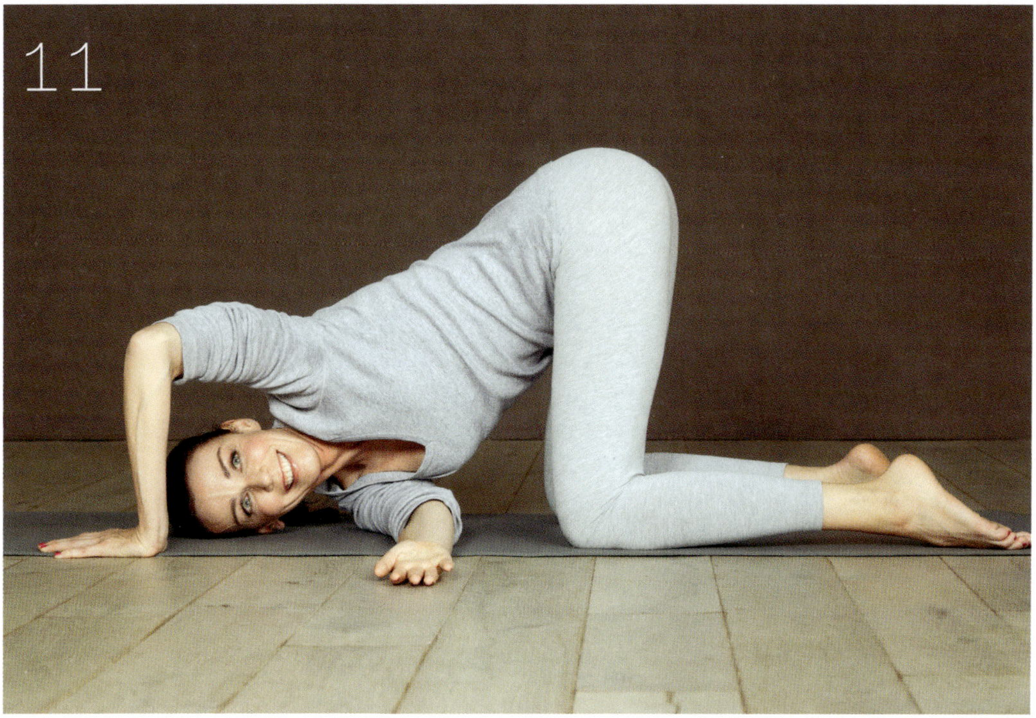

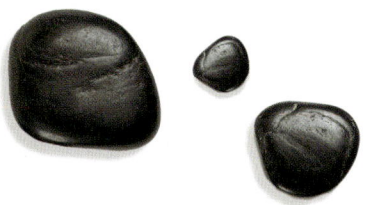

11

→ **MEIN TIPP**
Legen Sie sich bei Knieproblemen eine Decke unter die Knie.

SPHINX-FLOW

WIRKUNG **Trainiert die tiefe Bauchmuskulatur und hilft bei Rückenschmerzen.**

In drei Schritten durch die Übung

1   Stützen Sie sich in Bauchlage auf den gerade nach vorne zeigenden Unterarmen ab. Die Ellenbogen befinden sich unter den Schultern und die Füße liegen hüftbreit auseinander. Drücken Sie Fußrücken und Schambein in den Boden.

2   Heben Sie einatmend die Brust nach vorne oben, sodass der Kopf in Verlängerung der Wirbelsäule ist und der Blick geradeaus geht – wie eine Sphinx. Ziehen Sie Ihre Schulterblätter Richtung Po **12**.

3   Heben Sie ausatmend das Becken an und ziehen Sie den Bauchnabel Richtung Wirbelsäule. Der Blick geht zum Bauch, der Rücken ist rund und die Knie bleiben auf dem Boden **13**. Halten Sie drei Atemzüge. Senken Sie ausatmend das Becken ab und kommen Sie wieder in die Sphinx. Wiederholen Sie den Flow insgesamt zehnmal in Ihrem Atemrhythmus.

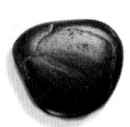

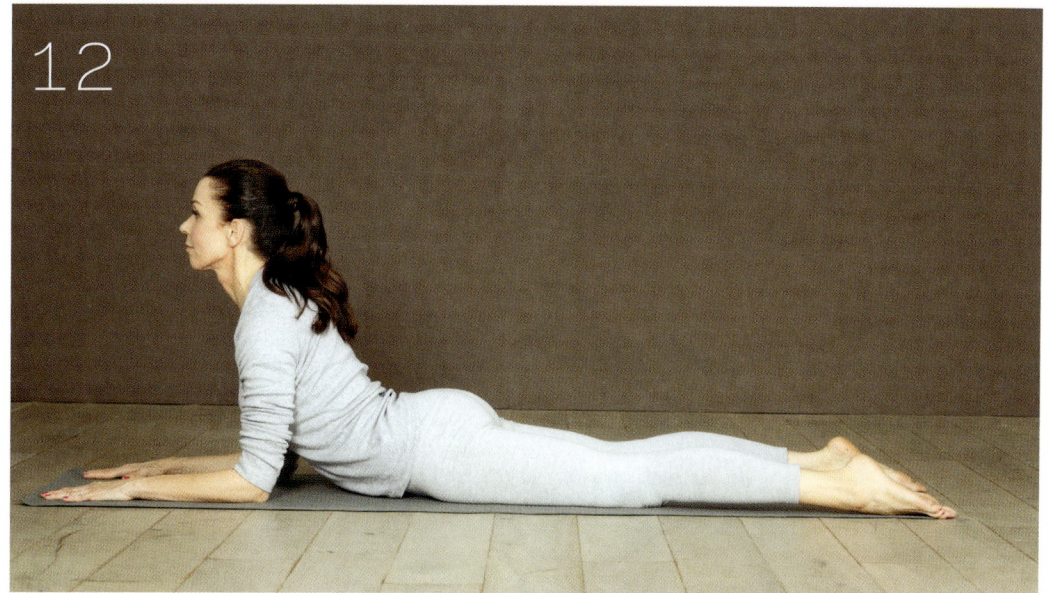

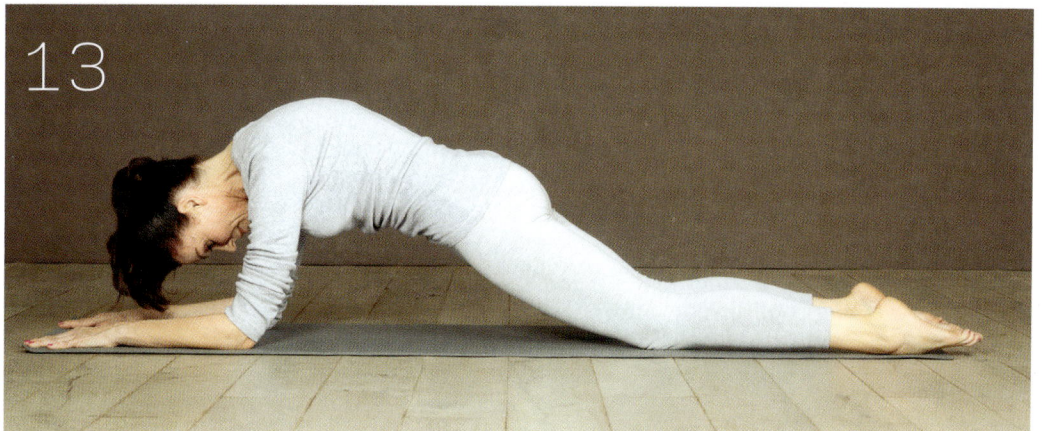

→ MEIN TIPP

Die tief liegende Bauchmuskulatur ist ein wertvoller
Helfer bei Rückenschmerzen und ein wichtiger
Schutz für die inneren Organe. Um sie mit dieser
Übung optimal zu kräftigen, kippen Sie das ange-
hobene Becken so weit es geht nach vorne und
ziehen Sie den Bauchnabel kräftig nach innen.

SEESTERN

WIRKUNG **Dehnt die Vorderseite der Wirbelsäule, öffnet den Brustkorb und regt den Kreislauf an.**

In drei Schritten durch die Übung

1 Strecken Sie in Bauchlage Arme und Beine wie ein Stern aus. Das Gesicht liegt auf der Matte. Stellen Sie sich vor, Sie sind ein Seestern, der am Meeresboden liegt.

2 Stellen Sie sich nun vor, das mit Ihrer nächsten Einatmung eine sanfte Welle Sie aus dem Sand anhebt, sodass Sie Arme, Beine und Kopf anheben und einen kleinen Moment über dem Meeresboden schweben. Der Blick geht zum Boden. Bringen Sie maximale Spannung in Ihre Körperrückseite – halten Sie diese Position kurz **14**.

3 Legen Sie ausatmend Arme, Beine und Kopf wieder sternförmig auf dem Boden ab. Lassen Sie die Körperspannung für einen kleinen Moment los. Wiederholen Sie die Übung fünfmal in Ihrem Atemrhythmus.

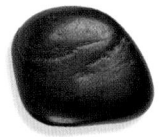
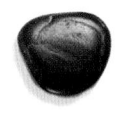

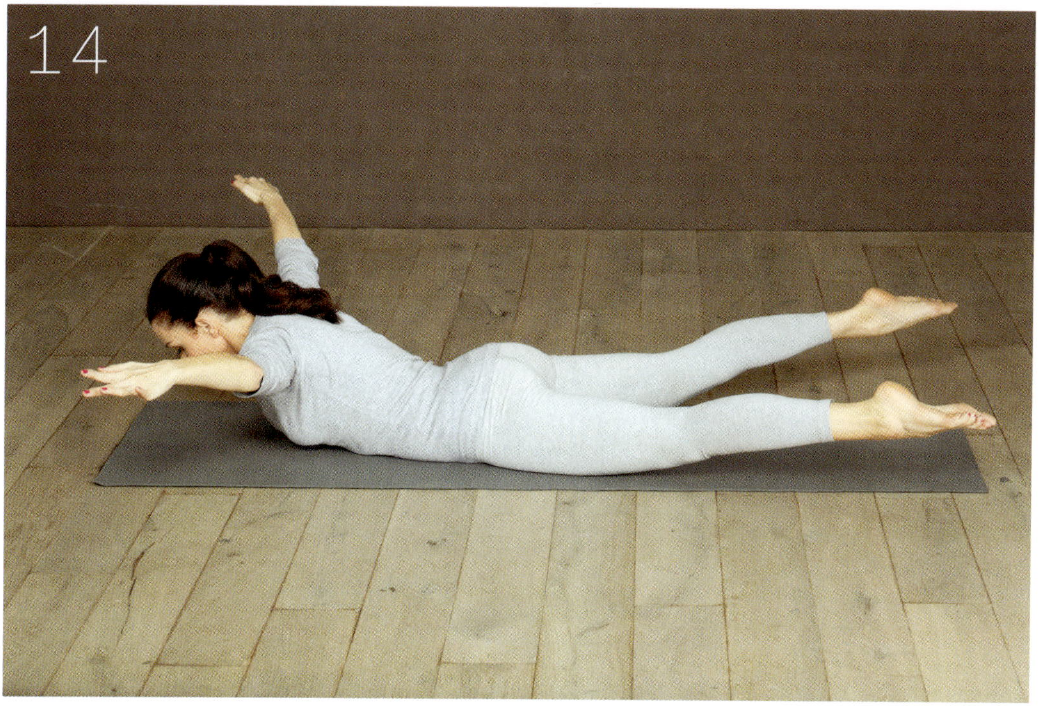

14

➔ MEIN TIPP

Kommen Sie zum Abschluss des Relax-Programms in die Bauchlage – hier ist es leicht zu regenerieren und sich mit neuer Energie aufzuladen. Legen Sie dafür die Hände aufeinander und die Stirn auf die Handrücken. Grätschen Sie die Beine leicht. Finden Sie eine bequeme Position für die Füße. Verweilen Sie in der Bauchlage so lange, wie es für Sie angenehm ist.

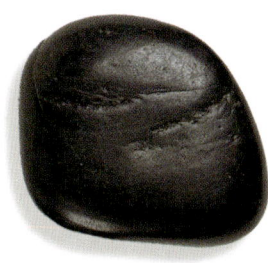
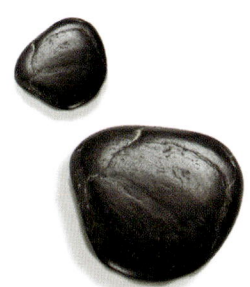

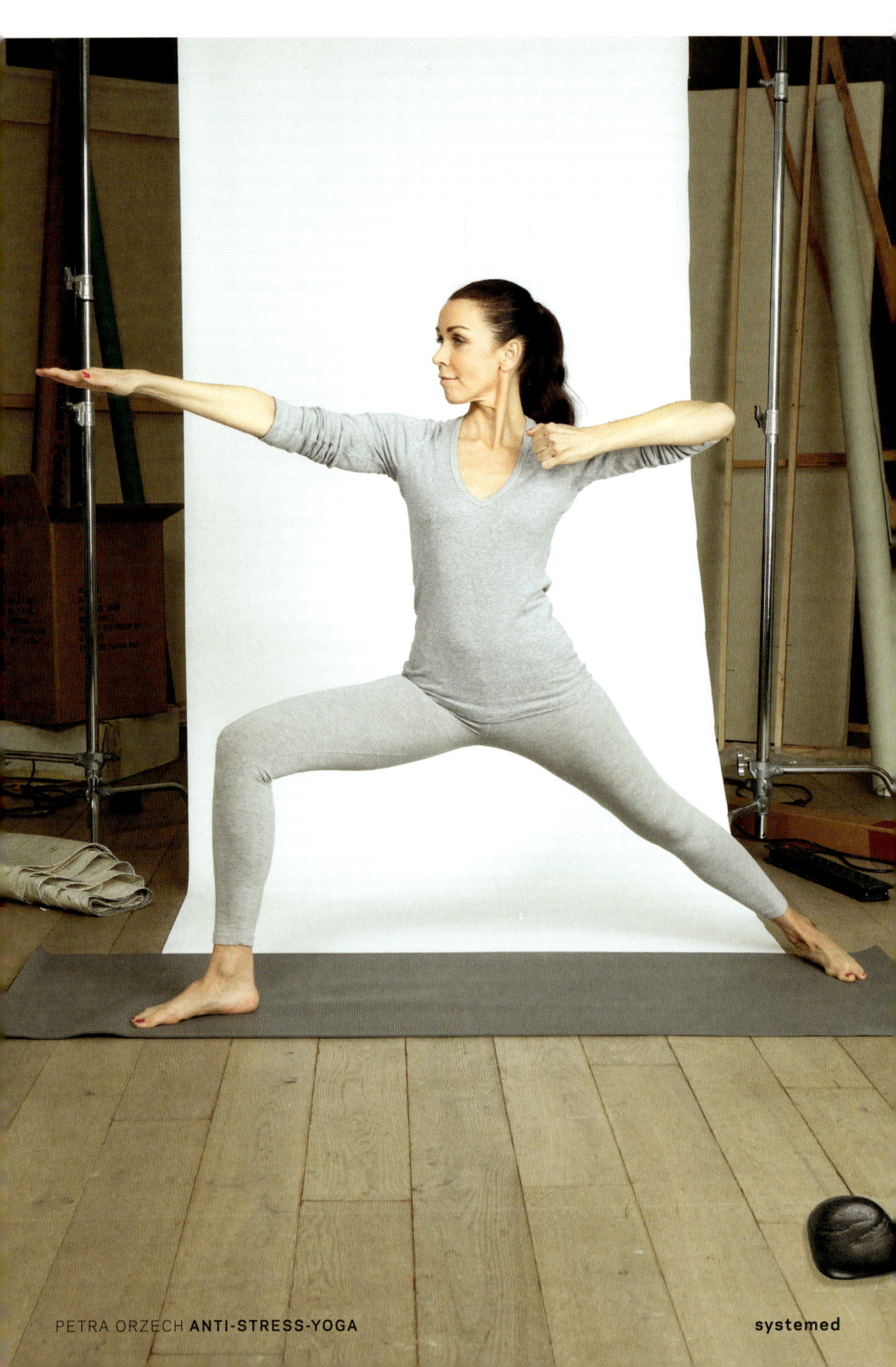

ENERGY-YOGA
HILFT BEI ANTRIEBSLOSIGKEIT

Niedergeschlagen, lustlos, müde und traurig – typische Anzeichen von Antriebslosigkeit. Sie kennen das und möchten sich häufig nur noch zurückziehen, da es Ihnen an Energie fehlt? Einfache yogische Übungen – sogenannte Rückbeugen – verschaffen hier in kürzester Zeit Abhilfe: Beugen wir uns achtsam mit dem Oberkörper zurück und atmen dabei tief in den Brustraum ein und aus, spüren wir schnell die anregende Wirkung dieser Haltungen. Die Lebensenergie steigt, und wir wenden uns den Dingen mit offenem Herzen zu. Kommen dazu noch kraftvolle, dynamische Bewegungen, stimulieren wir auf direktem Wege unser Nerven- und Herz-Kreislauf-System. Heben Sie mit Energy-Yoga Ihre Stimmung und Ihr Energieniveau an. Sie haben es in der Hand, wie Sie sich fühlen.

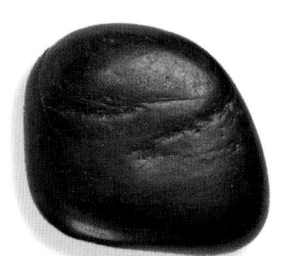

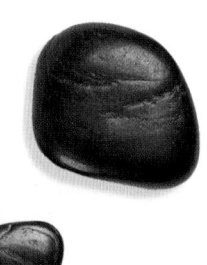

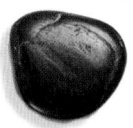

BOGENSCHIESSENDER KRIEGER 2

WIRKUNG **Harmonisiert den Energiefluss, trainiert die tief liegenden Nacken- und Schultermuskeln und hilft bei Steifheit im Oberkörper.**

In drei Schritten durch die Übung

1   Kommen Sie auf Ihrer Yogamatte in den breiten Grätschstand. Richten Sie den rechten Fuß gerade nach vorne zum vorderen Mattenrand aus, stellen Sie die linke Fußkante parallel zum hinteren Mattenrand und drehen Sie sie dann circa 15 Grad einwärts. Die rechte Ferse ist in einer Linie mit dem Spann des linken Fußes. Beugen Sie das rechte Knie, bis es sich über dem Fußgelenk befindet. Die Arme waagerecht nach vorne und hinten strecken, der Blick geht über die rechte Hand nach vorne – Krieger 2. Bringen Sie Spannung in den ganzen Körper – bis auf Schultern und Gesicht, die bleiben weich **1**.

2   Ballen Sie die linke Hand zur Faust und bringen Sie sie ausatmend nach vorne, kurz hinter die rechte Hand. Stellen Sie sich vor, Sie hätten Pfeil und Bogen in der Hand und fixieren Sie mit den Augen ein imaginäres Ziel. Ziehen Sie einatmend die linke Faust langsam zum linken Ohr zurück. Spannen Sie dabei beide Arme an, als würden Sie einen Bogen spannen. Lehnen Sie den Kopf etwas zurück, sodass sich die Nackenmuskeln anspannen. Der linke Arm bleibt in Schulterhöhe **2**.

3   Geben Sie ausatmend den imaginären Pfeil frei, entspannen Sie den Nacken und strecken Sie den linken Arm wieder nach hinten aus. Atmen Sie im Krieger 2 ein und starten Sie von vorne. Wiederholen Sie die Übung fünfmal, wechseln Sie dann die Seite.

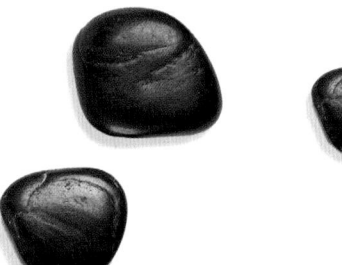
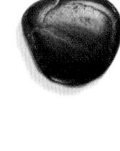

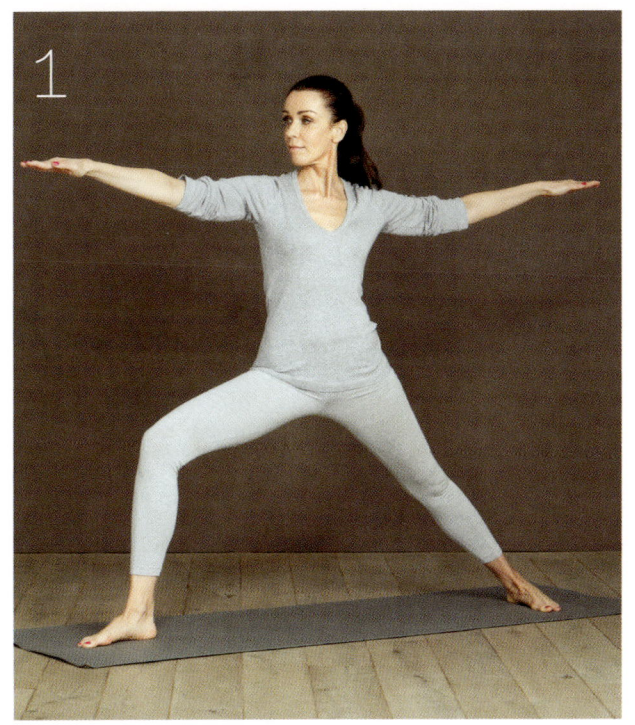

➔ MEIN TIPP

In dieser Haltung steht man leicht mit einem Hohlkreuz. Das können Sie vermeiden: Ziehen Sie das Steißbein nach unten – das richtet die Wirbelsäule auf.

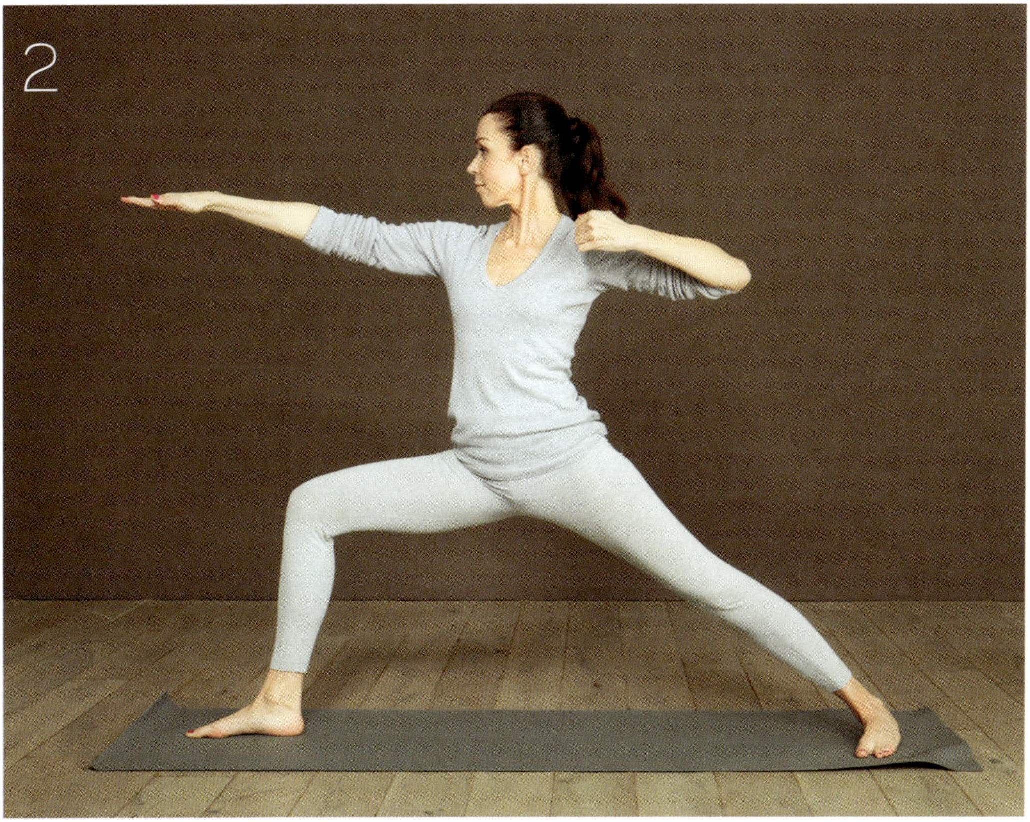

VORBEUGEN-FLOW

WIRKUNG **Erhöht die Vitalität, verbessert den Stoffwechsel, steigert die Konzentration und regt die spinalen Nerven an.**

In drei Schritten durch die Übung

1   Stellen Sie die Füße dicht aneinander, sodass die großen Zehen sich berühren. Die Arme sind neben dem Körper. Ziehen Sie Ihr Steißbein nach unten, um ein Hohlkreuz zu vermeiden. Strecken Sie die Finger.

2   Heben Sie einatmend die gestreckten Arme über die Seiten nach oben an. Die Handflächen zeigen zueinander. Halten Sie sie schulterbreit voneinander entfernt. Lehnen Sie sich leicht zurück, damit sich der ganze Körper streckt **3**.

3   Ziehen Sie ausatmend den Bauchnabel Richtung Wirbelsäule und beugen Sie sich aus den Hüften vor. Bringen Sie gleichzeitig die Arme über die Seiten nach unten und versuchen Sie, mit den Handflächen den Boden zu berühren. Fingerspitzen und Zehen bilden eine Linie. Der Nacken ist lang und entspannt. Bleiben Sie drei Atemzüge **4**. Richten Sie sich einatmend wieder auf und bringen Sie dabei die Arme über die Seiten nach oben. Senken Sie ausatmend die Arme. Wiederholen Sie den Flow insgesamt fünfmal.

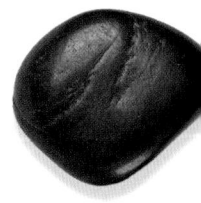

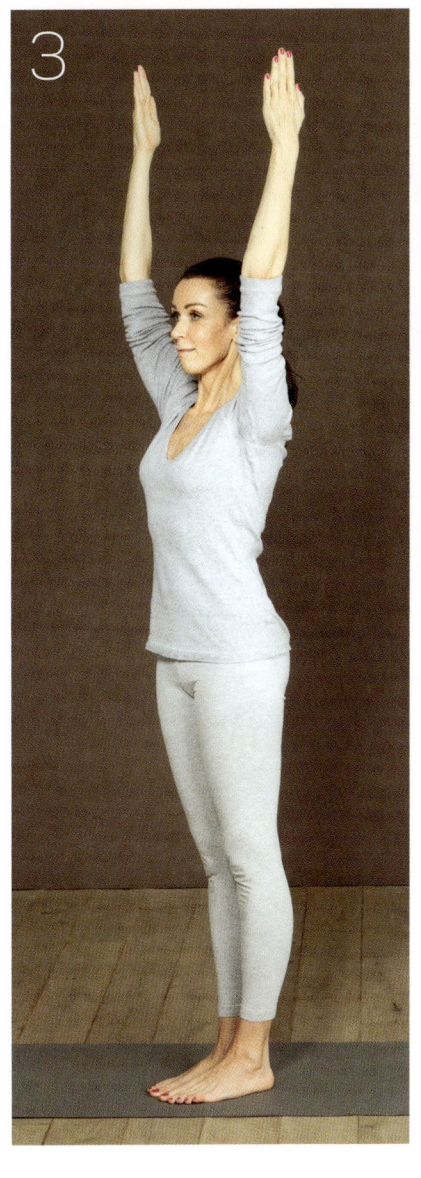

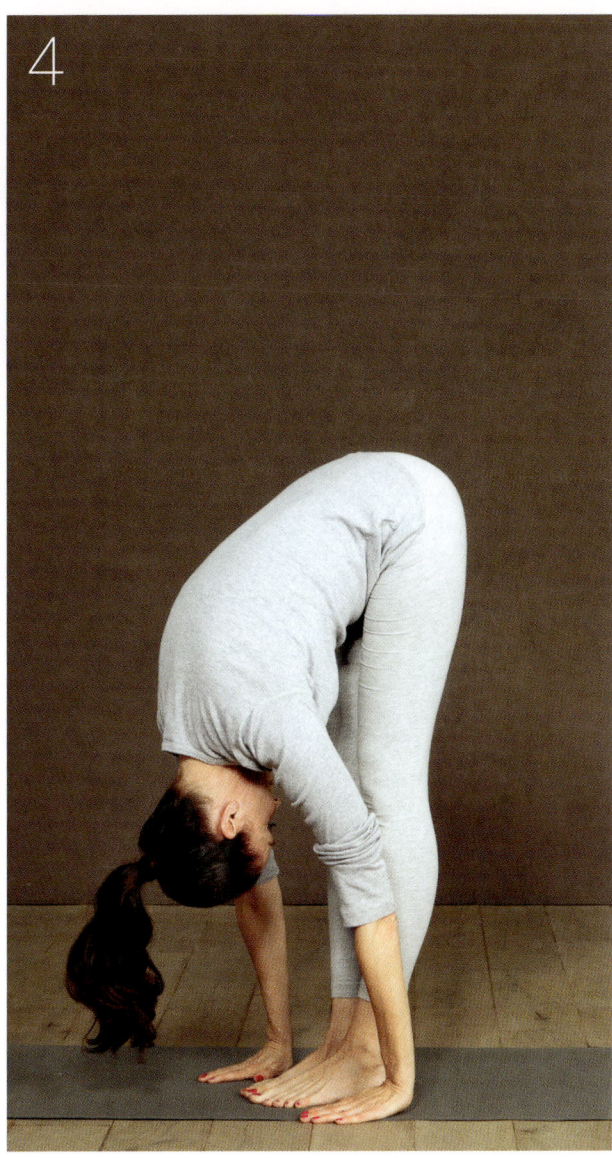

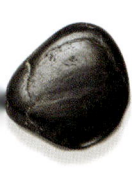

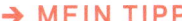

→ MEIN TIPP
Wenn Ihre Beinrückseiten noch nicht so dehnfähig sind und Sie mit den Händen nicht an den Boden kommen, greifen Sie die Waden oder beugen Sie leicht die Knie.

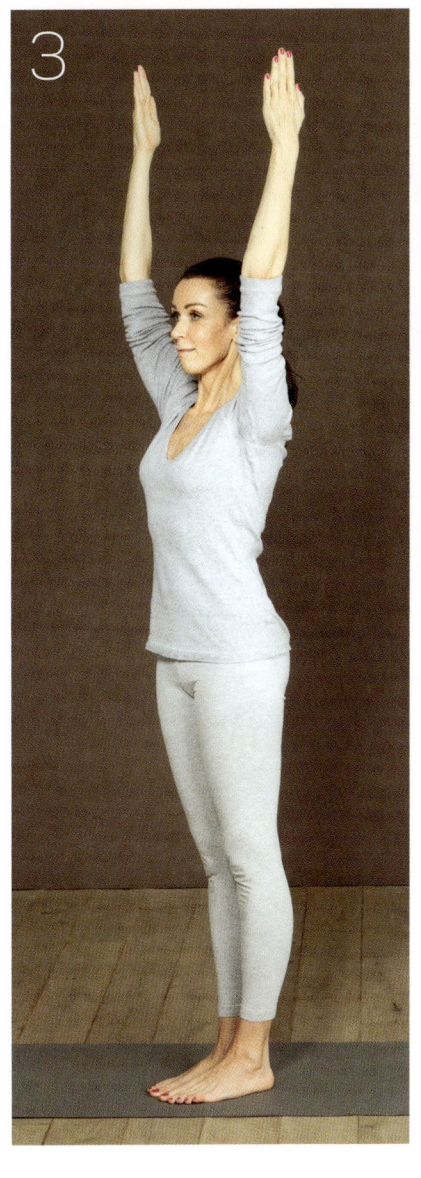

3

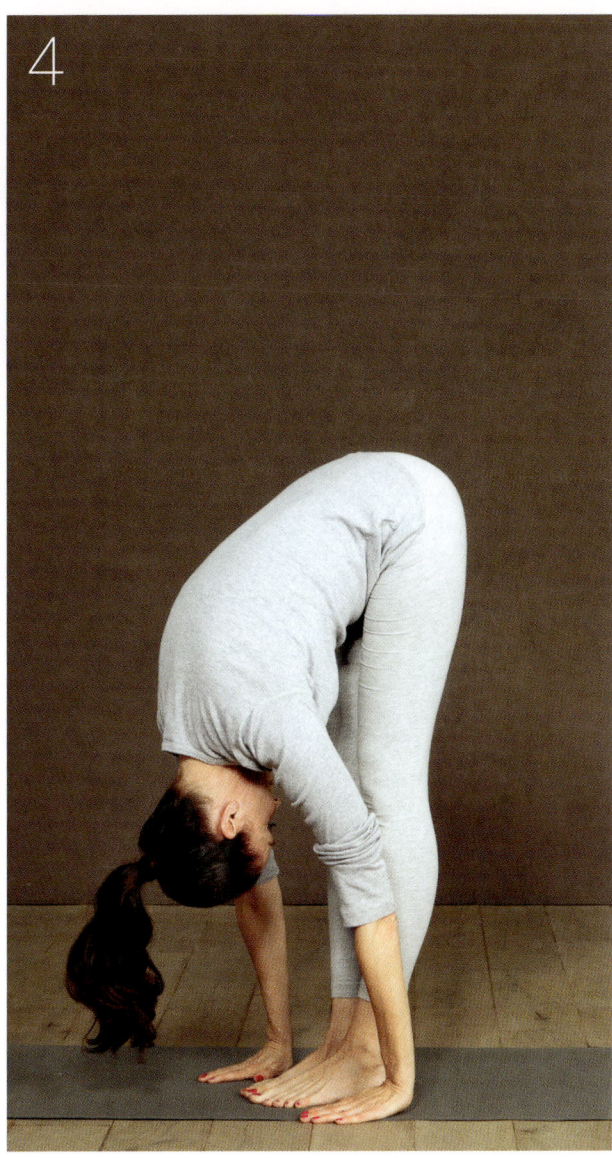

4

HUND-FLOW

WIRKUNG **Stärkt das Selbstbewusstsein, verhilft zu innerer Klarheit und sorgt für ein inneres sowie äußeres Gleichgewicht.**

In drei Schritten durch die Übung

1   Kommen Sie in den Vierfüßlerstand. Die Hände befinden sich unter den Schultern, die Knie unter den Hüften. Pressen Sie die Hände in den Boden, spreizen Sie die Finger und stellen Sie die Zehen auf.

2   Schieben Sie ausatmend den Po nach oben und hinten, strecken Sie die Beine und pressen Sie die schulterbreit geöffneten Hände in den Boden – der herabschauende Hund **5**. Schieben Sie die Fersen Richtung Boden. Der Kopf hängt entspannt, der Blick geht Richtung Füße. Ziehen Sie die Schulterblätter Richtung Po und den Bauchnabel Richtung Wirbelsäule. Halten Sie drei Atemzüge.

3   Bringen Sie einatmend die Schultern über die Hände, das Becken fließt Richtung Boden, sodass sich der Brustkorb nach vorne öffnet. Der Blick geht geradeaus nach vorne. Ziehen Sie die Schulterblätter Richtung Po und den Bauchnabel Richtung Wirbelsäule **6**. Bauen Sie Körperspannung auf und halten Sie drei Atemzüge. Gleiten Sie ausatmend in den herabschauenden Hund zurück. Wiederholen Sie den Flow in Ihrem Atemrhythmus insgesamt fünfmal.

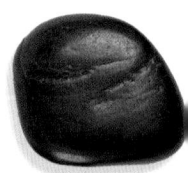

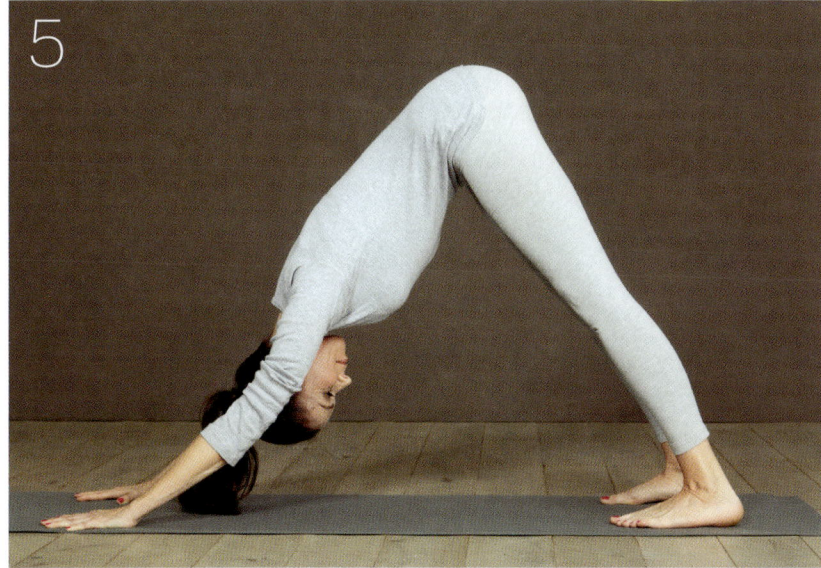

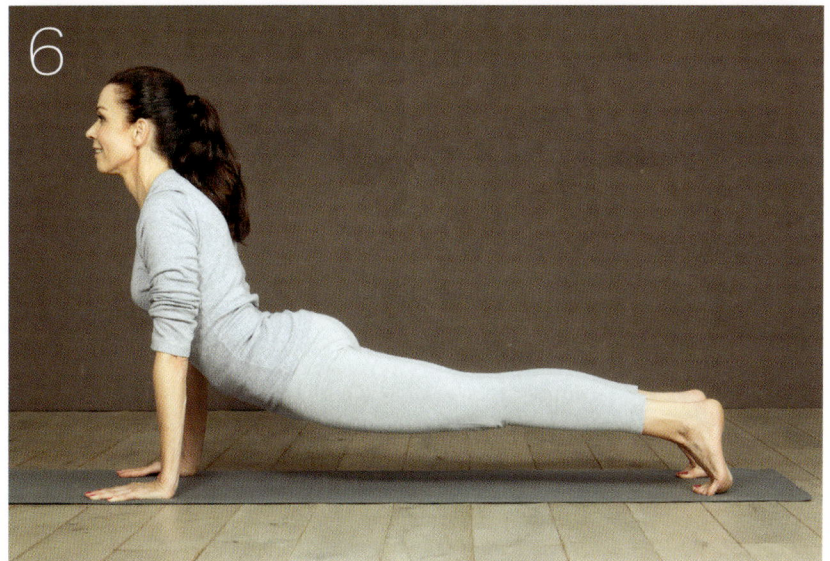

→ **MEIN TIPP**
Bei Migräne oder starken Kopfschmerzen lassen
Sie diese Übung bitte aus. Bei Tinnitus lohnt es
sich, den Hunde-Flow vorsichtig zu probieren:
Viele Betroffene empfinden ihn als sehr hilfreich.

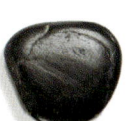
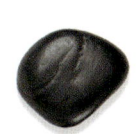
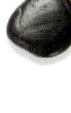

KAMEL

WIRKUNG **Erhöht das Energieniveau auf körperlicher sowie geistiger Ebene, gibt Kraft und verhilft zu einer tieferen, freien Atmung.**

In drei Schritten durch die Übung

1   Klappen Sie die Yogamatte um, um eine weichere Unterlage für die Knie zu haben. Stellen Sie Knie und Zehen hüftbreit auf. Platzieren Sie die Hände am unteren Rücken. Richten Sie ausatmend den Rücken gerade auf und ziehen Sie den Bauchnabel Richtung Wirbelsäule.

2   Heben Sie einatmend die Brust nach oben an, ziehen Sie die Arme und Schultern zurück und legen Sie den Kopf, in Verlängerung der Brustwirbelsäule, sanft in den Nacken **7**. Falls das unangenehm im Nacken ist, schauen Sie zur Brust. Wenn Sie weitergehen möchten, lösen Sie die Hände vom Rücken und setzen Sie sie auf den Fersen ab. Halten Sie fünf Atemzüge.

3   Richten Sie einatmend den Oberkörper auf, lösen Sie die Hände, legen Sie die Füße auf dem Spann ab und setzen Sie sich für einen kleinen Moment auf Ihre Fersen. Spüren Sie einen Moment nach.

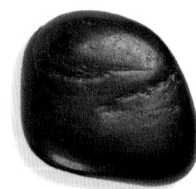
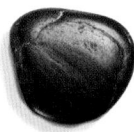

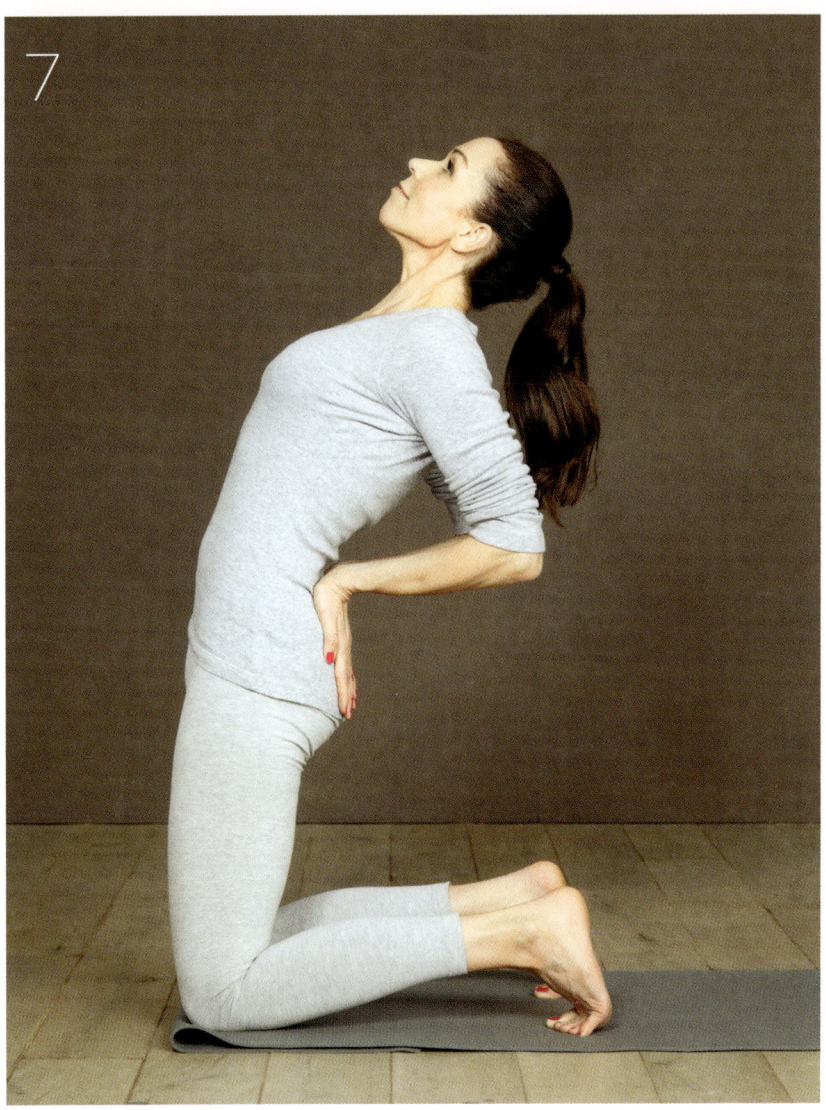

→ MEIN TIPP

Bei Energielosigkeit krümmen wir uns nach vorne und ziehen uns zusammen. Wir atmen flach. Im Kamel geschieht genau das Gegenteil: Brust, Bauch und Hals werden gedehnt und geöffnet. Da diese Bereiche oft verkürzt sind, kann diese Dehnung als unangenehm empfunden werden. Doch gerade das Praktizieren von Übungen, die einem schwer fallen, ist oft besonders wertvoll: Aufgrund der Verknüpfung von seelischer und körperlicher Verfassung können sich, durch die Beseitigung der körperlichen Verspannungen, auch die dahinterstehenden emotionalen Blockaden lösen oder zumindest gemildert werden.

ELLENBOGENSTAND

WIRKUNG **Verbessert die Durchblutung des Gehirns, vertieft die Atmung und sorgt für Wachheit.**

In drei Schritten durch die Übung

1   Kommen Sie in den Vierfüßlerstand. Stellen Sie die Ellenbogen schulterbreit auseinander auf und falten Sie die Hände, sodass Hände und Ellenbogen ein gleichmäßiges Dreieck bilden.

2   Heben Sie einatmend die Knie, strecken Sie die Beine und wandern Sie mit den Füßen so weit wie möglich Richtung Gesicht. Lassen Sie den Kopf entspannt hängen, die Kopfkrone berührt den Boden nicht. Ziehen Sie die Schulterblätter Richtung Po **8**.

3   Atmen Sie in dieser kraftvollen Haltung fünf- bis zehnmal durch die Nase ein und durch den geöffneten Mund aus. Gehen Sie dann mit den Füßen zwei Fußlängen zurück und kommen Sie in den Vierfüßlerstand.

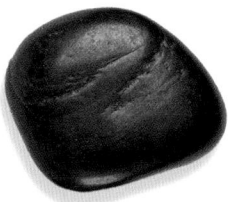 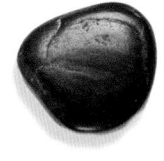

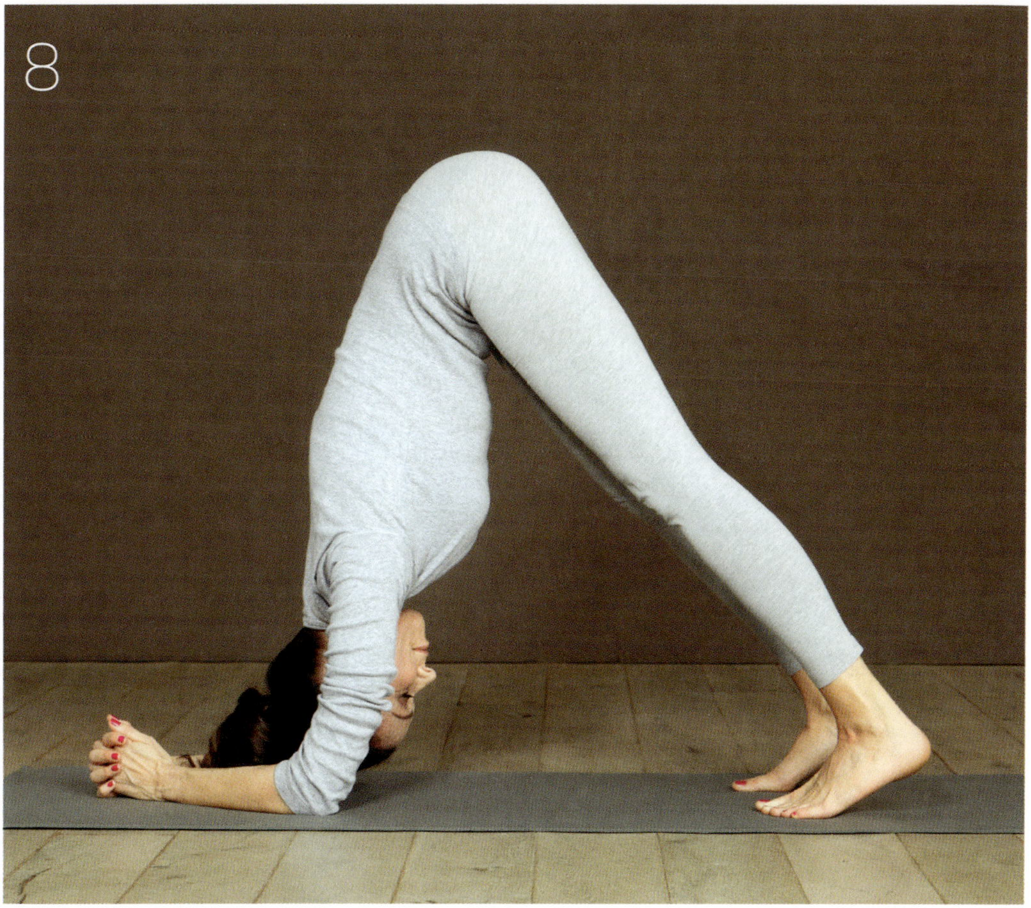

→ **MEIN TIPP**

Falls Sie mehr Herausforderung brauchen, üben Sie den Ellenbogenstand dynamisch: Bringen Sie ein- oder ausatmend Ihr Gesicht über die Hände und kommen Sie ein- oder ausatmend zurück in die Ausgangsposition. Diese Übung ist übrigens die perfekte Vorbereitung für den Kopfstand.

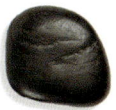

DEMUTSHALTUNG

WIRKUNG **Schenkt Lebensfreude, gibt Zuversicht und weitet den Brustraum, sodass man sich mit offenem Herzen dem Leben zuwenden kann.**

In drei Schritten durch die Übung

1   Kommen Sie in den Vierfüßlerstand. Stellen Sie die Ellenbogen schulterbreit auseinander auf und falten Sie die Hände, sodass Hände und Ellenbogen ein gleichmäßiges Dreieck bilden. Wandern Sie mit den Knien etwa 20 Zentimeter nach hinten. Der Po befindet sich über den Knien. Legen Sie die Stirn zwischen den Ellenbogen am Boden ab.

2   Falten Sie die Hände, bis auf die Zeigefinger – sie zeigen gestreckt nach vorne. Lösen Sie einatmend die Unterarme von der Matte und heben Sie die Hände an, sodass die Zeigefinger zur Decke zeigen. Schließen Sie die Augen **9**.

3   Ziehen Sie die Schulterblätter auseinander und Richtung Po. Lassen Sie mit jeder Ausatmung den Brustkorb tiefer Richtung Boden schmelzen. Bleiben Sie in dieser Haltung zehn tiefe, entspannte Atemzüge. Kommen Sie langsam aus der Haltung heraus, setzen Sie sich auf die Fersen und spüren Sie einen Moment nach.

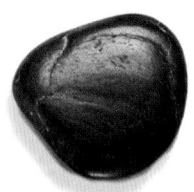
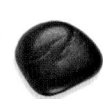

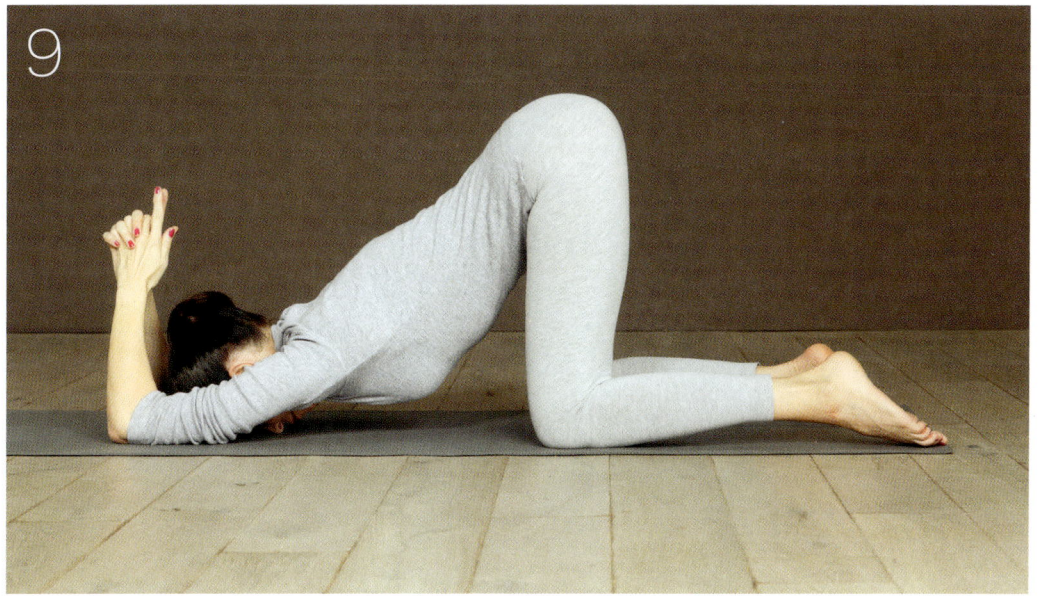

9

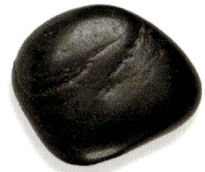

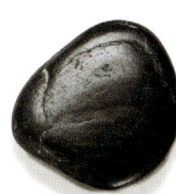

→ MEIN TIPP

Knirschen Sie nachts mit den Zähnen oder beißen Sie tagsüber oft
die Zähne zusammen? Lösen Sie in der Demutshaltung die Zahnreihen
voneinander, sodass ein kleiner Spalt entsteht, die Lippen bleiben
geschlossen. Lassen Sie mit jeder Ausatmung die Anspannung aus
den Kiefer- und Gesichtsmuskeln weichen.

SITZENDE VORBEUGE

WIRKUNG **Stärkt das Nervensystem, lässt Energie (Prana) an der Rückseite des Körpers aufsteigen und öffnet den Rücken als Atemraum.**

In drei Schritten durch die Übung

1   Setzen Sie sich mit gestreckten Beinen auf die Matte, richten Sie den Oberkörper auf. Beugen Sie die Beine etwas an und beugen Sie den Rumpf über die Beine, sodass er die Oberschenkel berührt. Beugen Sie dafür die Beine eventuell etwas mehr. Legen Sie die Hände auf Ihren Füßen ab.

2   Der Nacken ist in Verlängerung der Wirbelsäule, der Blick geht Richtung Boden. Der Bauch bleibt in Kontakt mit den Oberschenkeln **10**. Dehnen Sie Ihren Rücken, ausgehend vom Becken, in die Länge. Verweilen Sie hier einige ruhige, tiefe Atemzüge.

3   Schieben Sie die Fersen etwas weiter weg, ohne den Kontakt von Bauch und Oberschenkeln zu verlieren. Bleiben Sie auch hier einige ruhige, tiefe Atemzüge. Richten Sie sich langsam mit geradem Rücken wieder auf.

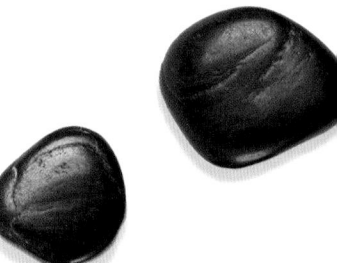
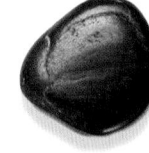

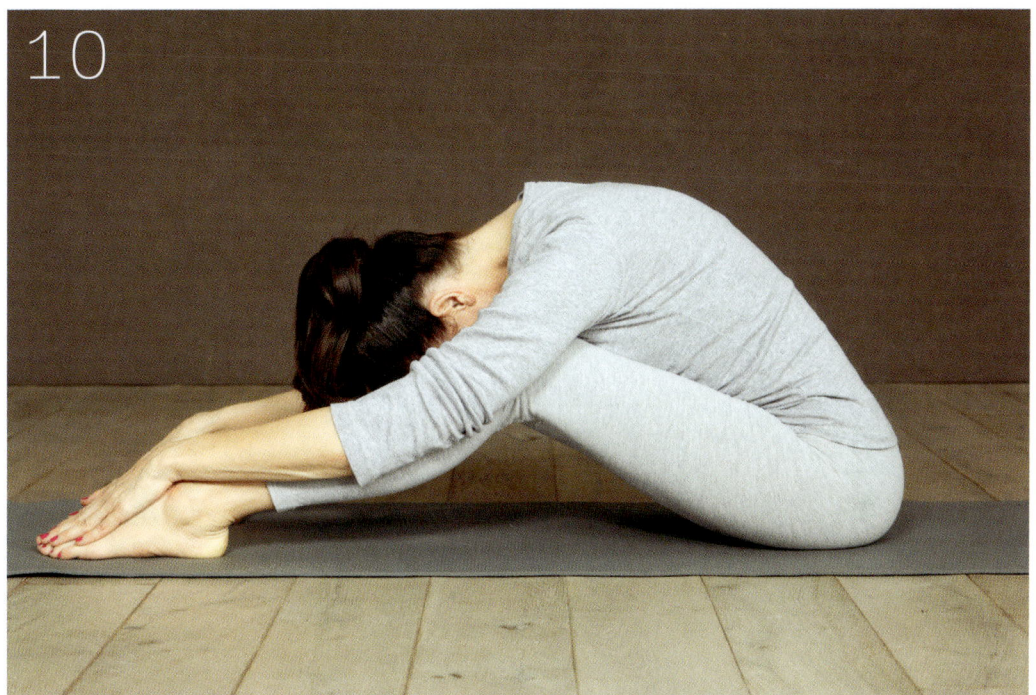

10

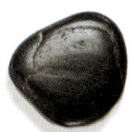

→ MEIN TIPP
Ziehen Sie den Oberkörper nicht mit Armkraft nach vorne. Dadurch kann sich der Druck auf einzelne Bandscheiben enorm erhöhen. Versuchen Sie stattdessen, mithilfe der Atmung und der Schwerkraft, loszulassen.

TURBO-SCHULTERBRÜCKE

WIRKUNG **Regeneriert bei ruhiger Atmung, regt den Stoffwechsel an und bringt die Energie entlang der Wirbelsäule zum Fließen.**

In drei Schritten durch die Übung

1   Kommen Sie in Rückenlage. Beugen Sie die Knie, stellen Sie die Füße hüftgelenkbreit und parallel auf. Die Arme liegen dicht am Körper.

2   Drücken Sie die Fersen kraftvoll in den Boden, sodass sich die Beckenboden-muskeln kontrahieren. Ziehen Sie ausatmend den Bauchnabel Richtung Wirbelsäule. Heben Sie einatmend Becken und Rücken vom Boden, bis zwischen Schultern und Knien eine schiefe Linie entsteht. Bleiben Sie im Nacken und Schultergürtel entspannt.

3   Heben Sie den rechten Fuß an und strecken Sie das rechte Bein Richtung Decke. Die rechte Fußsohle zeigt nach oben **11**. Spüren Sie die Kraft in den Beinen. Halten Sie drei Atemzüge. Setzen Sie den Fuß ab. Heben Sie die Fersen und rollen Sie ausatmend den Rücken Wirbel für Wirbel langsam ab. Wiederholen Sie die Übung auf der anderen Seite.

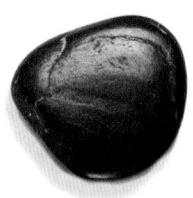

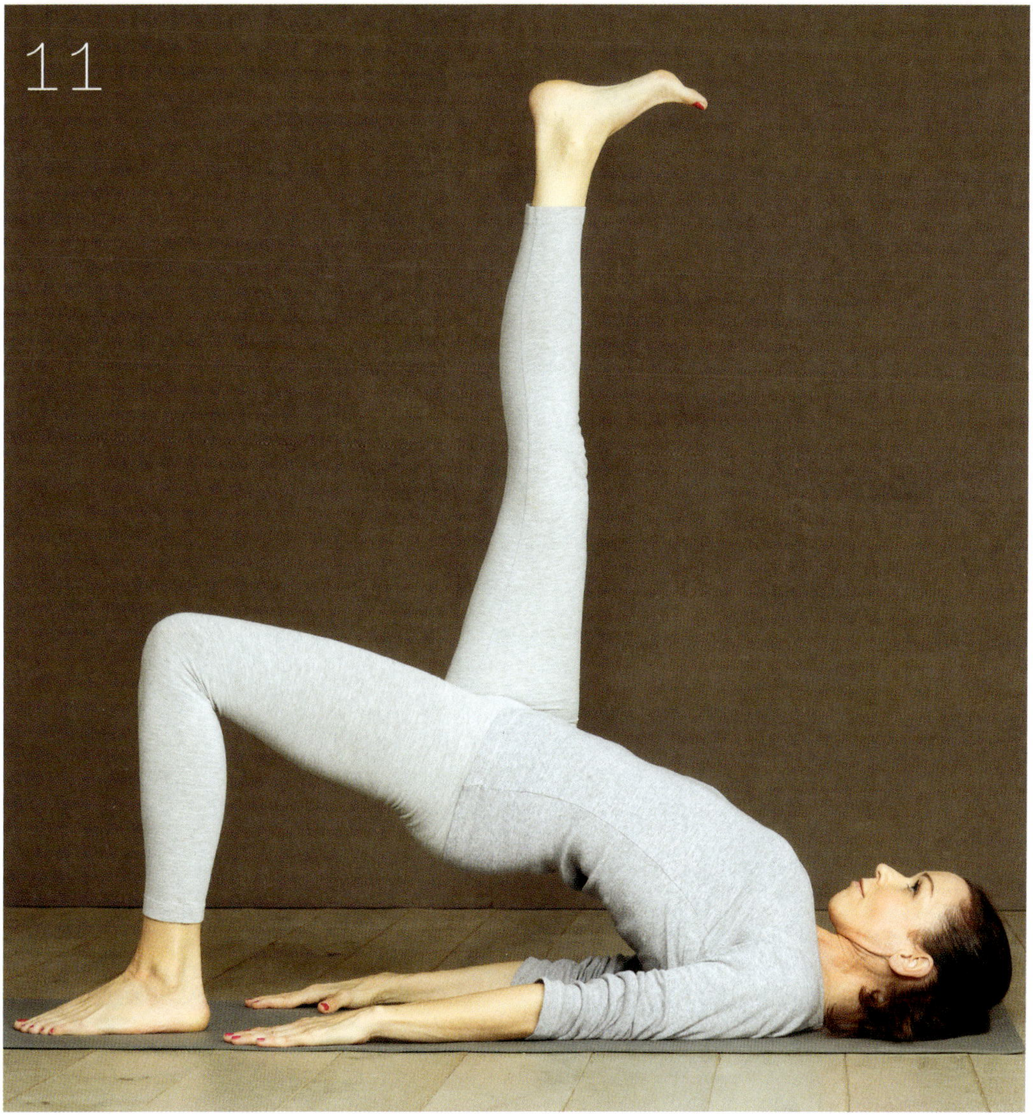

11

→ MEIN TIPP

Bewegen Sie in der Schulterbrücke den Kopf nicht
von links nach rechts. Ihre Nasenspitze zeigt die
ganze Zeit zur Decke. Das schützt Ihren Nacken.

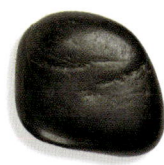
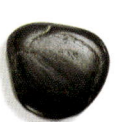

PFLUG

WIRKUNG **Stärkt das Nervensystem, massiert die inneren Organe, regt die Verdauung an und gilt im Yoga als wahrer Jungbrunnen.**

In drei Schritten durch die Übung

1   Legen Sie sich auf den Rücken und bringen Sie Beine und Füße zusammen. Die Arme liegen mit den Handflächen nach unten neben dem Körper.

2   Heben Sie einatmend die Beine senkrecht an. Drücken Sie gleichzeitig die Arme in die Matte und heben Sie den Po vom Boden. Senken Sie ausatmend die Beine über dem Kopf und versuchen Sie, die Zehen hinter dem Kopf, mit gestreckten Beinen, aufzustellen. Wenn das nicht klappt, halten Sie die gestreckten Beine parallel zum Boden in der Luft. Beugen Sie die Ellenbogen und legen Sie die Hände an den oberen Rücken **12**. Halten Sie fünf bis zehn Atemzüge.

3   Um aus der Haltung herauszukommen, legen Sie die Arme mit den Handflächen nach unten auf die Matte, beugen Sie die Knie und rollen Sie Wirbel für Wirbel langsam über den Rücken ab.

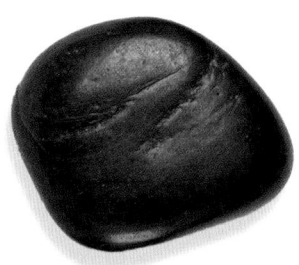

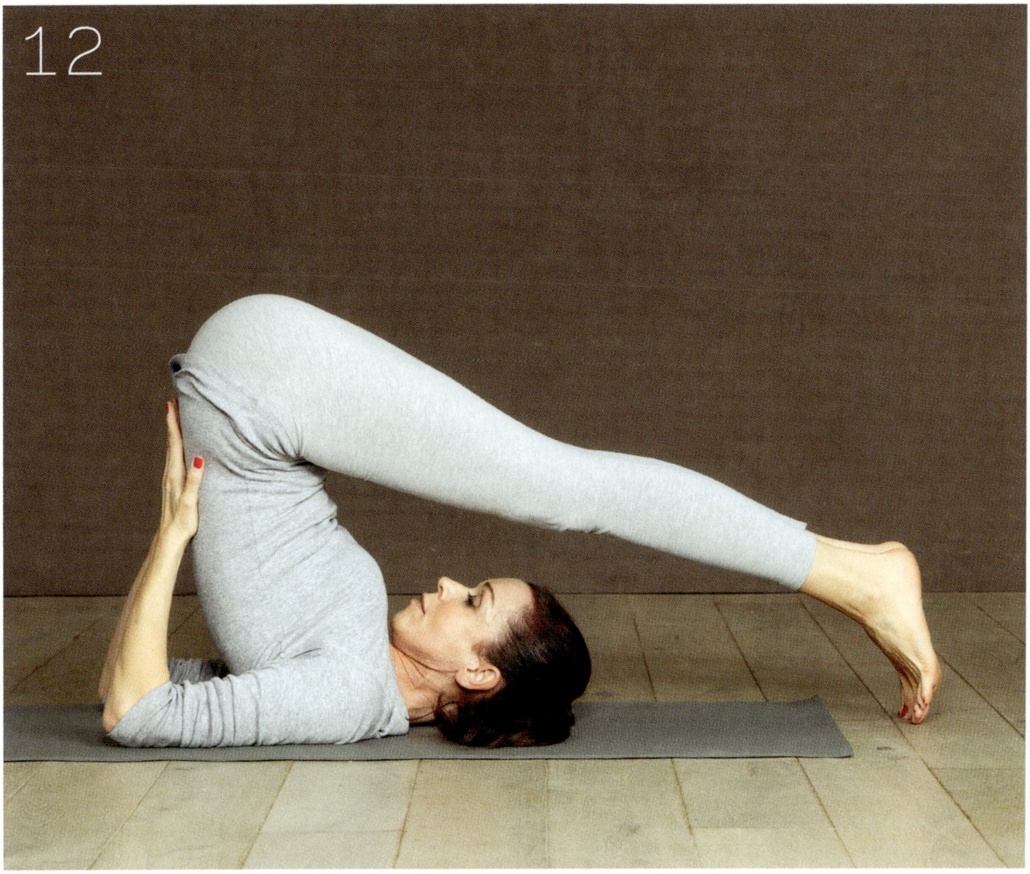

12

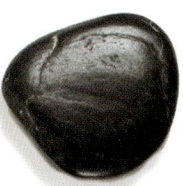

→ MEIN TIPP

Üben Sie den Pflug bitte nicht bei Ischiasproblemen, Bandscheibenvorfall, hohem Blutdruck oder ernsten Rücken- sowie Nackenproblemen.

REGENERATIVER FISCH

WIRKUNG Streckt die obere Brustwirbelsäule, schafft Weite im Herzraum, gibt neue Energie und entspannt gleichzeitig.

In drei Schritten durch die Übung

1   Für diese Übung brauchen Sie ein Yogabolster oder zwei Decken. Falten Sie die Decken so, dass sie etwa so lang wie Ihr Oberkörper sind. Platzieren Sie das Bolster oder die Decken auf einer Hälfte der Yogamatte.

2   Legen Sie sich mit dem Rücken auf die Stütze. Die Kopfkrone sinkt dabei ganz sanft über den oberen Rand der Stütze, sodass der Kopf noch gut abgestützt ist. Legen Sie die Arme neben den Körper, die Handflächen zeigen nach oben **13**. Verweilen Sie nun entspannt atmend einige Minuten im Fisch und lassen Sie die Schultern immer weiter nach unten sinken.

3   Zum Verlassen der Haltung, stellen Sie die Füße auf und rollen Sie sich seitlich von der Stütze und spüren Sie noch einen Moment in Rückenlage nach.

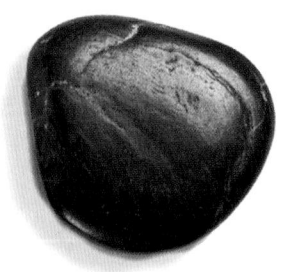

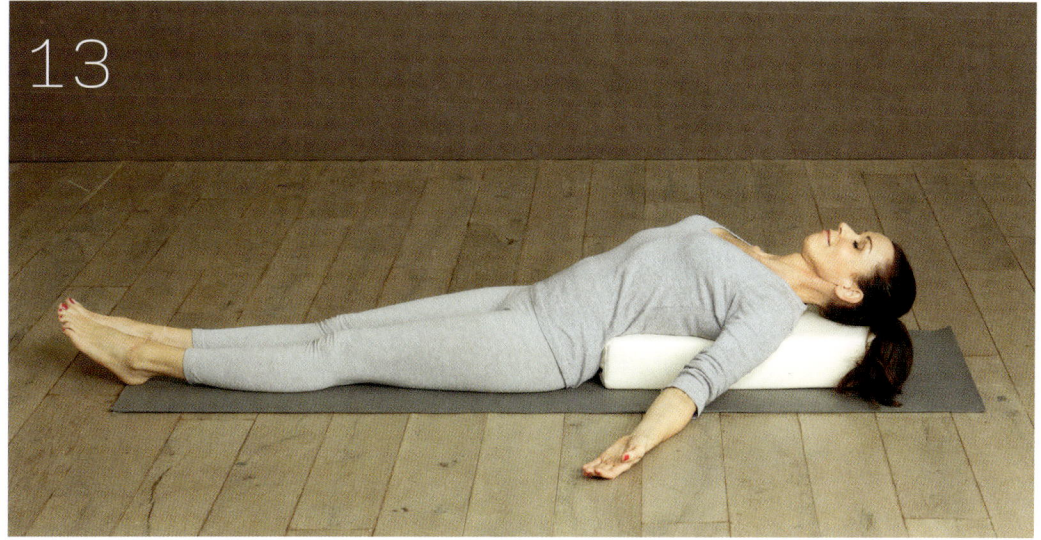

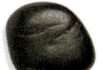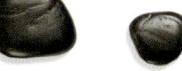

→ MEIN TIPP

Bauen Sie zusätzlich für drei bis fünf Atemzüge den »Löwen« in die Übung ein. Atmen Sie dafür tief über die Nase ein. Öffnen Sie dann weit den Mund, strecken Sie die Zunge aus und atmen Sie mit einem leisen oder lauten Brüllen aus. Das beseitigt emotionale Spannungen und wirkt sehr befreiend.

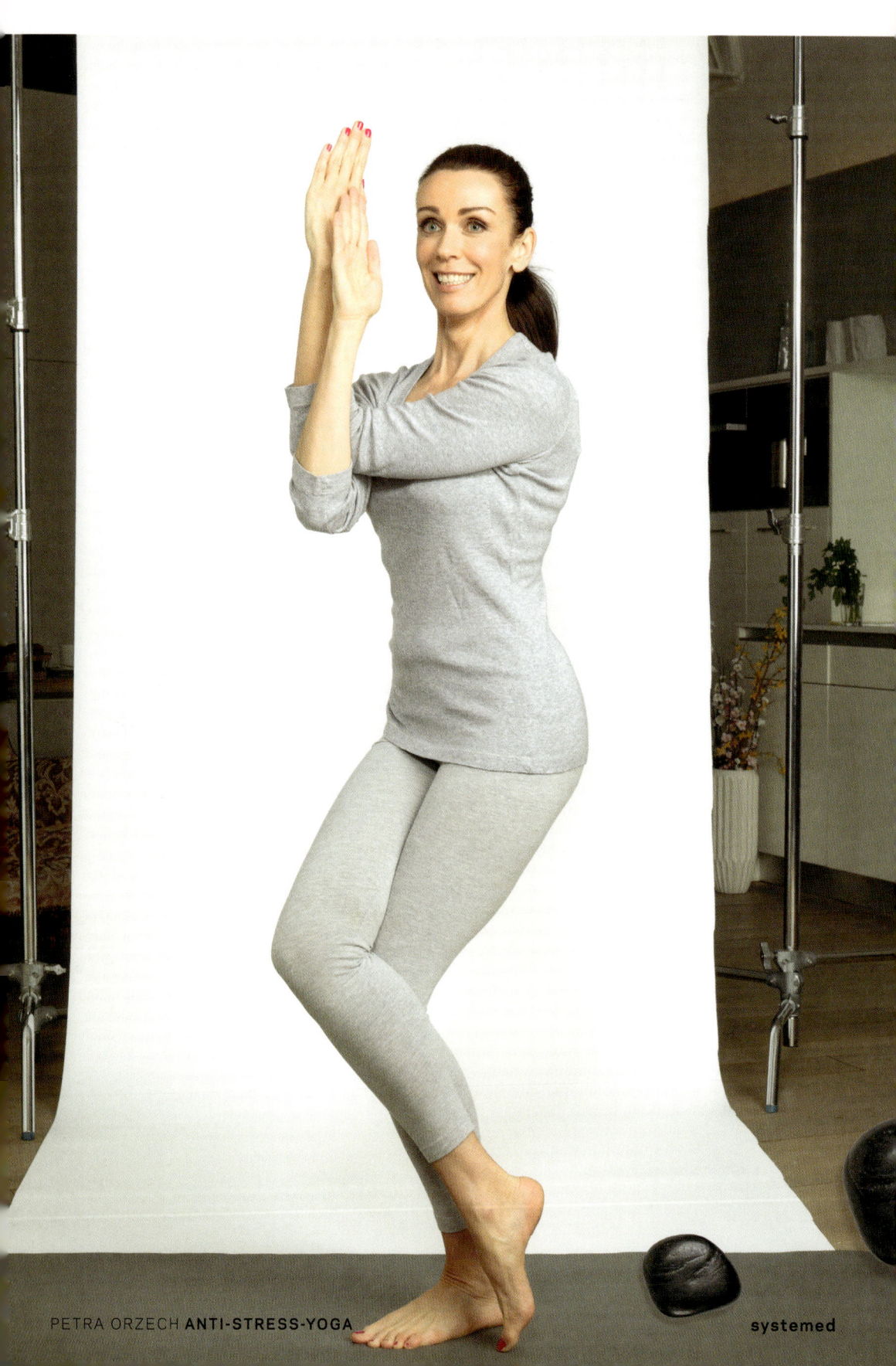

IMMUN-YOGA STÄRKT DIE ABWEHRKRÄFTE

Husten, Schnupfen, Heiserkeit – mit einem intakten Immunsystem bleiben Sie davon verschont. Chronischer Stress schwächt die Immunabwehr und macht uns deutlich anfälliger für Viren und Erreger: Die Häufigkeit von Erkältungen und anderen Krankheiten nimmt drastisch zu. Damit es erst gar nicht so weit kommt, gönnen Sie sich eine Verschnaufpause und stärken Sie Ihr körpereigenes Abwehrsystem: Ernähren Sie sich ausgewogen, schlafen Sie ausreichend, bewegen Sie sich an der frischen Luft und kommen Sie auf die Yogamatte. Erfahren Sie am eigenen Leib die stärkende Wirkung dieses Yogaprogramms. Immun-Yoga erfüllt Sie mit neuer Lebensenergie, hilft Ihnen beim Entgiften, fördert die Durchblutung, wirkt auf das Lymphsystem sowie den Darm und die immunstärkenden Drüsen. Nicht zuletzt baut es Stress ab. Und das alles ohne Medikamente und Nebenwirkungen.

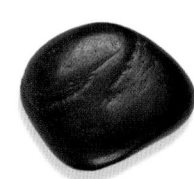

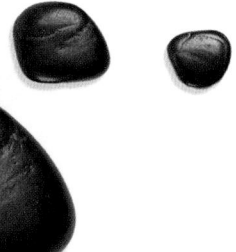

OBERKÖRPER KREISEN

WIRKUNG **Stärkt die Abwehrkräfte, massiert die Bauchorgane, regt die Verdauung an und mobilisiert die Wirbelsäule.**

In drei Schritten durch die Übung

1 Setzen Sie sich auf Ihre Yogamatte. Kreuzen Sie im Schneidersitz die Beine, verankern Sie die Sitzknochen im Boden. Falls das unbequem ist, setzen Sie sich auf eine Decke oder ein Kissen. Legen Sie die Hände auf die Knie. Richten Sie die Wirbelsäule auf, entspannen Sie Schultern und Nacken.

2 Kreisen Sie nun in sanften, großen Bögen den Oberkörper im Uhrzeigersinn um Ihre Körperachse herum **1**. Atmen Sie ein, wenn der Rumpf vorne ist, und aus, wenn er hinten ist. Sobald Sie Ihren Rhythmus gefunden haben, erhöhen Sie das Tempo. Werden Sie so schnell, wie es angenehm für Sie ist. Nehmen Sie sich insgesamt zwei Minuten Zeit dafür.

3 Verlangsamen Sie die kreisenden Bewegungen wieder und kommen Sie in einer aufrechten Haltung zur Ruhe. Wechseln Sie die Richtung und kreisen Sie auf die gleiche Weise. Kommen Sie zur Ruhe und spüren Sie einen Moment nach.

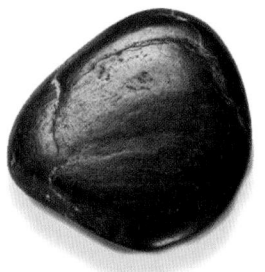
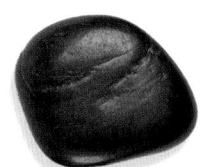

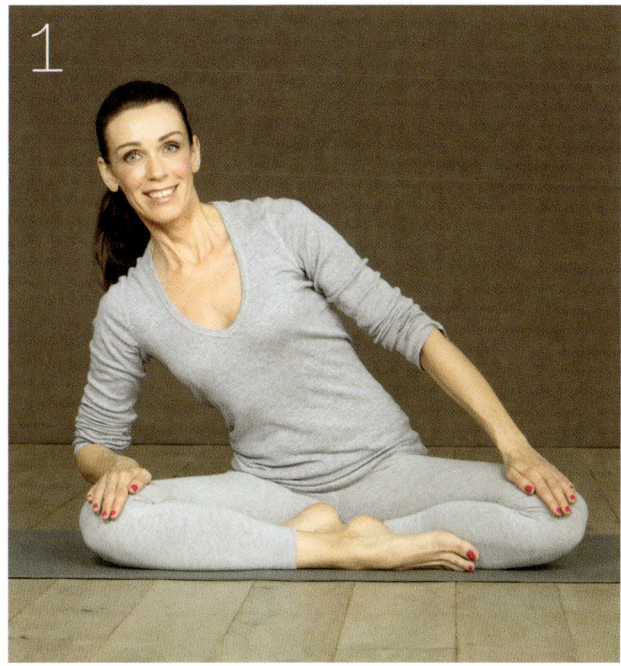

→ MEIN TIPP

Die Bewegung geht vom Brustbein aus, sodass Kopf und Becken während der Übung mittig bleiben. Auf diese Weise regen Sie die Durchblutung des Darms besonders effektiv an. Das ist wichtig, da im Darm etwa 70 Prozent der Abwehrzellen und Immunglobuline gebildet werden.

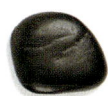

SITZENDER BERG

WIRKUNG **Kräftigt die Lungen, stärkt die Rückenmuskulatur und weitet den Brustraum.**

In drei Schritten durch die Übung

1 Bleiben Sie im Schneidersitz und bringen Sie die Hände in Gebetshaltung vor der Brust zusammen. Strecken Sie einatmend die Arme lang nach oben aus **2**. Entspannen Sie die Schultern. Halten Sie die Arme für drei tiefe Atemzüge oben.

2 Verschränken Sie nun die Finger und drehen Sie die Handflächen nach oben. Halten Sie die Arme weiter gestreckt. Ziehen Sie einatmend die Schultern hoch und ausatmend runter **3**. Halten Sie drei tiefe Atemzüge.

3 Beugen Sie ausatmend die Arme, legen Sie die Hände an den Hinterkopf. Ziehen Sie gleichzeitig den Bauchnabel Richtung Wirbelsäule und die Schulterblätter Richtung Po. Kommen Sie in eine leichte Rückbeuge, sodass sich das Brustbein nach vorn oben hebt. Der Blick geht schräg in Richtung Decke **4**. Halten Sie drei tiefe Atemzüge. Lösen Sie die Hände und legen Sie diese auf den Oberschenkeln ab. Spüren Sie einen Moment nach.

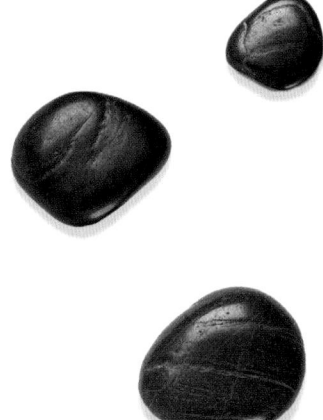

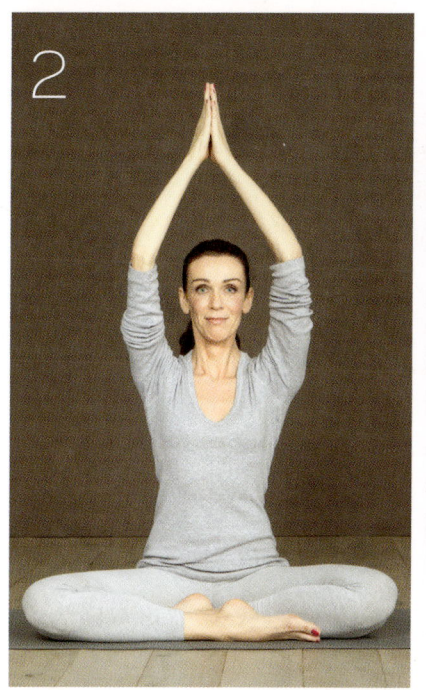

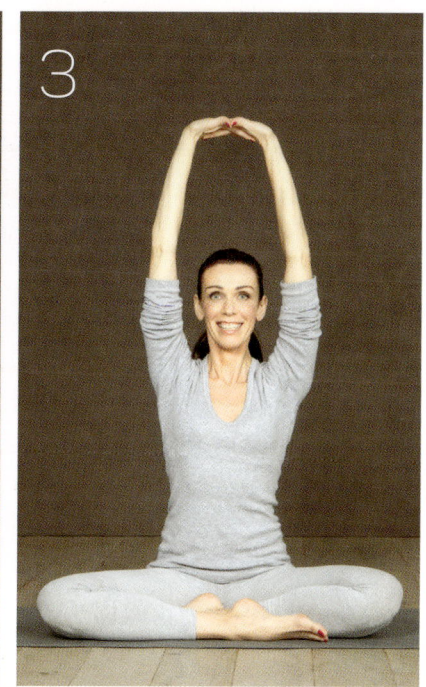

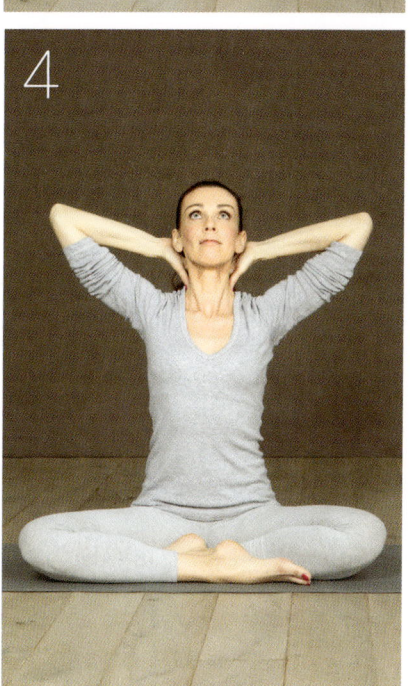

→ **MEIN TIPP**

Atmen Sie beim Dehnen und Strecken der Wirbelsäule besonders tief ein und aus. So tonisieren Sie Ihre Lunge und bringen viel frischen Sauerstoff in den Körper – das stärkt Ihre Vitalität.

FROSCH

WIRKUNG **Regt den Kreislauf an und stärkt das Immunsystem.**

In drei Schritten durch die Übung

1   Gehen Sie auf den Zehen in die Hocke, die Knie zeigen nach außen, sodass sich die Fersen berühren. Stellen Sie die Fingerspitzen vor dem Körper ab. Der Blick geht nach vorne **5**.

2   Strecken Sie einatmend die Beine und schieben Sie den Po nach oben. Die Fersen bleiben in der Luft. Der Blick geht zu den Beinen **6**.

3   Kommen Sie ausatmend wieder in die Hocke zurück. Wiederholen Sie diese Übung insgesamt fünf- bis zehnmal. Gehen Sie von hier gleich zur nächsten Übung – dem »Adler« – über.

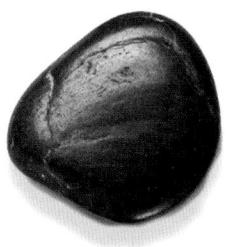

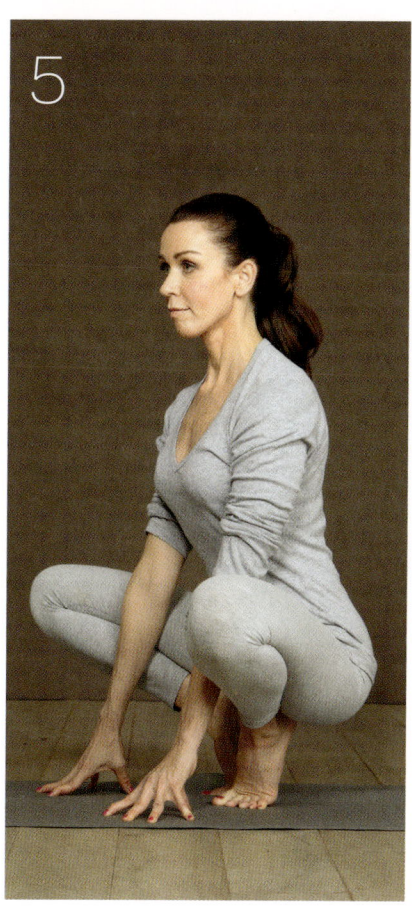

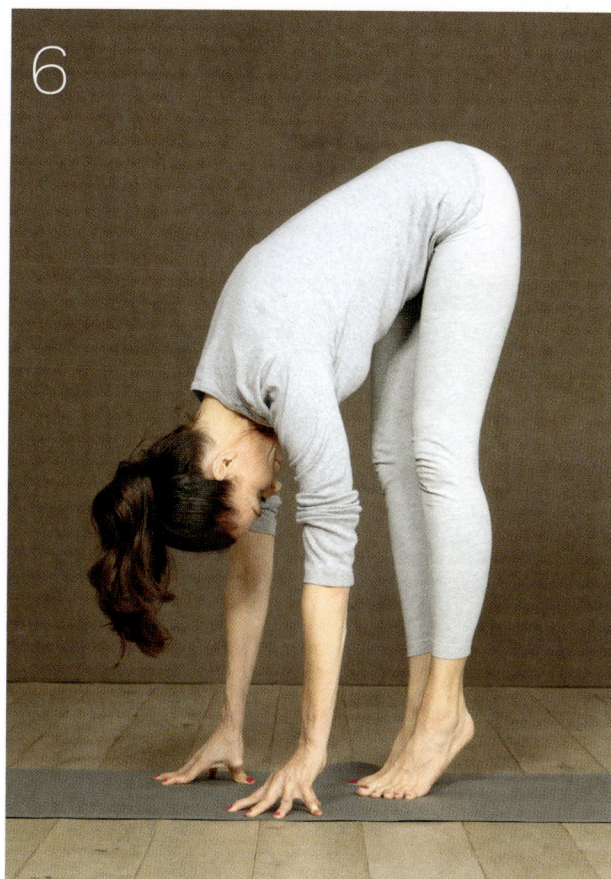

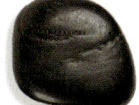

→ **MEIN TIPP**

Sie können diese Übung in einem langsamen Rhythmus ausführen oder
richtig Gas geben - variieren Sie die Geschwindigkeit entsprechend
Ihrem Fitnessniveau.

ADLER

WIRKUNG **Belebt die Nerven, kräftig die Muskeln und lockert die Gelenke der Arme und Beine.**

In drei Schritten durch die Übung

1   Verlagern Sie im Stehen das Gewicht auf das linke Bein, sodass die linke Hüfte sich zur Körpermittelachse verlagert. Verwurzeln Sie sich mit dem linken Fuß im Boden. Beugen Sie das linke Knie und schlagen Sie das rechte Bein über das linke Knie. Legen Sie den rechten Fuß so dicht es geht an die linke Wade.

2   Heben Sie einatmend die Arme angewinkelt an, legen Sie den linken Ellenbogen in den rechten, sodass sich Unterarme und Handrücken berühren. Die Ellenbogen streben auf Schulterhöhe nach vorne und die Schulterblätter ziehen Richtung Po. Die Unterarme und Finger zeigen senkrecht nach oben. Bringen Sie Spannung in die Arme, ziehen Sie die Schulterblätter auseinander.

3   Schieben Sie nun ausatmend den Po nach hinten und neigen Sie den aufgerichteten Oberkörper leicht nach vorne. Entspannen Sie das Gesicht. Richten Sie den Blick in Augenhöhe auf einen festen Punkt schräg vor dem Körper 7. Halten Sie fünf Atemzüge die Balance. Verlassen Sie langsam die Haltung und wechseln Sie auf die andere Seite.

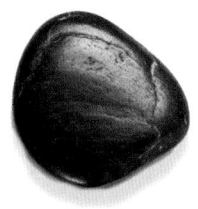

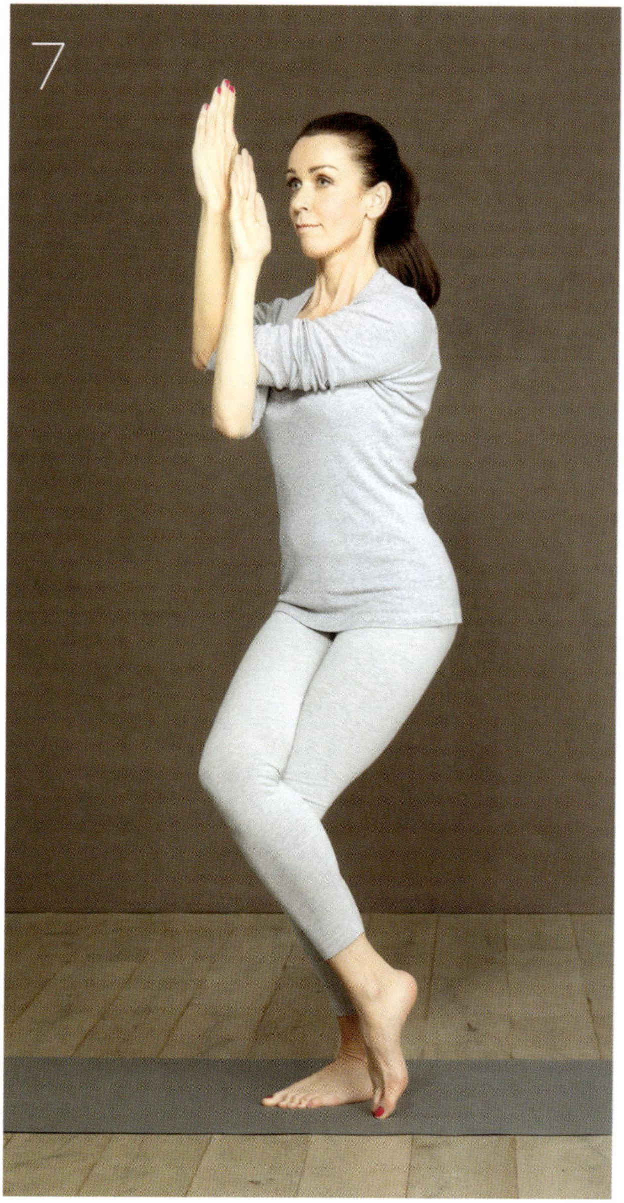

→ **MEIN TIPP**

Achten Sie für die korrekte Ausführung des Adlers darauf, dass beide Hüften nach vorne ausgerichtet sind.

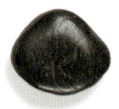
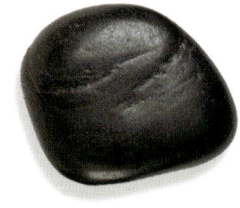
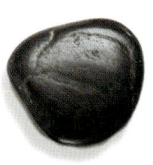

EINBEINIGER HUND

WIRKUNG **Dehnt die Brustmuskulatur, kräftig den Körper, intensiviert die Atmung und beruhigt das Nervensystem.**

In drei Schritten durch die Übung

1   Kommen Sie in den Vierfüßlerstand. Die Hände befinden sich unter den Schultern, die Knie unter den Hüften. Pressen Sie die Hände in den Boden, spreizen Sie die Finger und stellen Sie die Zehen auf.

2   Schieben Sie ausatmend den Po nach hinten oben, ohne den Rücken zu runden. Strecken Sie die Beine, senken Sie die Fersen ab und lassen Sie den Kopf entspannt hängen – der herabschauende Hund. Ziehen Sie die Schulterblätter Richtung Po und den Bauchnabel Richtung Wirbelsäule.

3   Heben Sie einatmend das rechte Bein weit nach hinten oben. Flexen Sie den Fuß **8**. Halten Sie drei Atemzüge. Senken Sie ausatmend das rechte Bein und wechseln Sie die Seite.

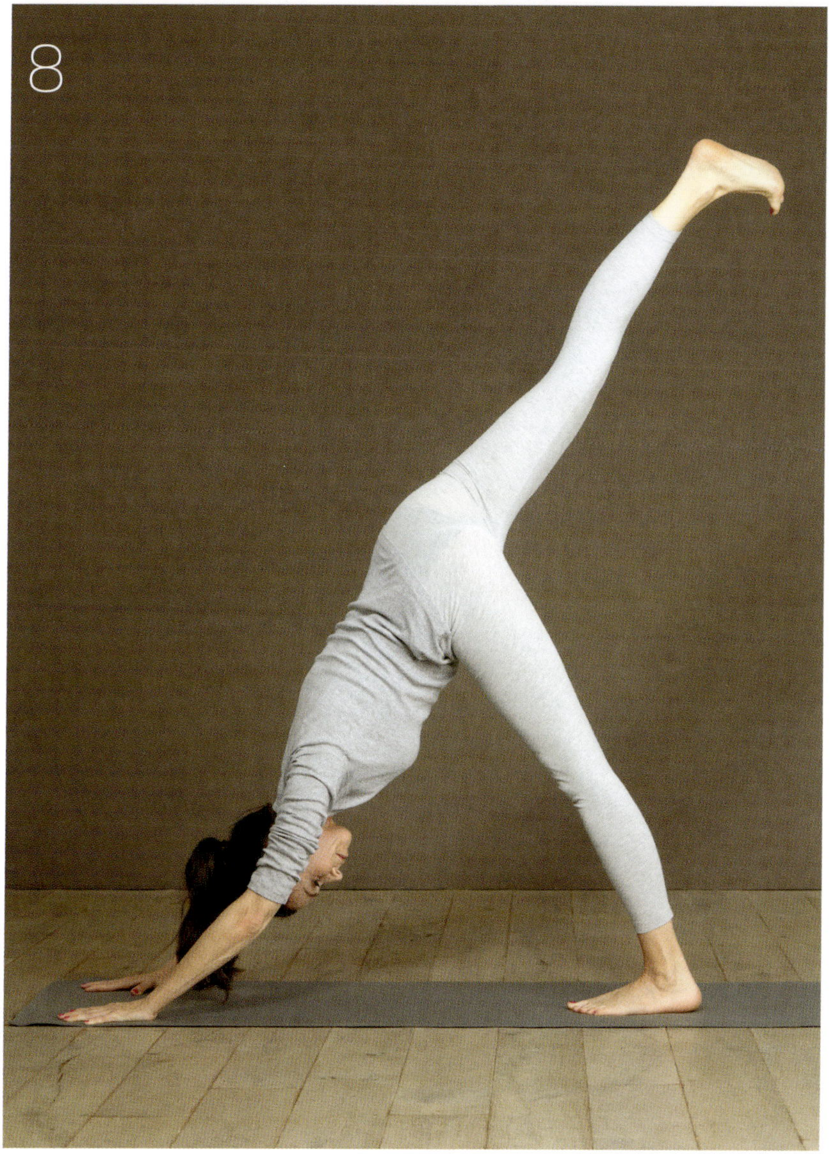

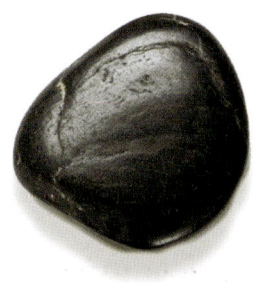

→ MEIN TIPP

Für mehr Beweglichkeit der Hüfte können Sie
zusätzlich das gestreckte Bein in der Luft beugen
und kreisende Bewegungen ausführen. Wechseln
Sie dann auch die Richtung.

AUSFALLSCHRITT MIT TWIST

WIRKUNG **Regt die Nebenschilddrüse an und stärkt die Immunabwehrfunktion.**

In drei Schritten durch die Übung

1   Machen Sie aus dem Stand mit dem rechten Bein einen großen Schritt nach vorne. Legen Sie das linke Knie und den linken Fußspann am Boden ab. Achten Sie darauf, das sich Ihr rechtes Knie genau über dem rechten Fußgelenk befindet. Die Hüfte ist parallel nach vorne ausgerichtet.

2   Bringen Sie einatmend die Hände in Gebetshaltung vor dem Herzen zusammen. Ziehen Sie ausatmend den Bauchnabel Richtung Wirbelsäule und heben Sie leicht Ihr Brustbein an. Schauen Sie nun mit geschlossenen Augen auf Ihre Nasenspitze **9**. Halten Sie für drei Atemzüge.

3   Öffnen Sie die Augen und breiten Sie die Arme seitlich in Schulterhöhe aus. Die Handflächen zeigen nach vorne. Atmen Sie ein. Drehen Sie ausatmend den Oberkörper nach rechts **10**. Halten Sie drei tiefe Atemzüge. Wechseln Sie die Seite.

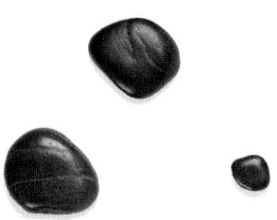

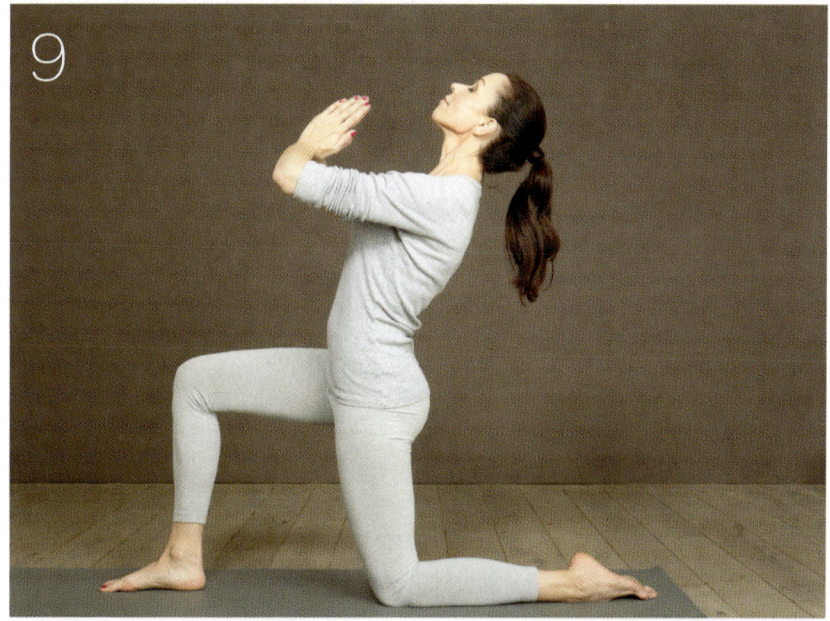

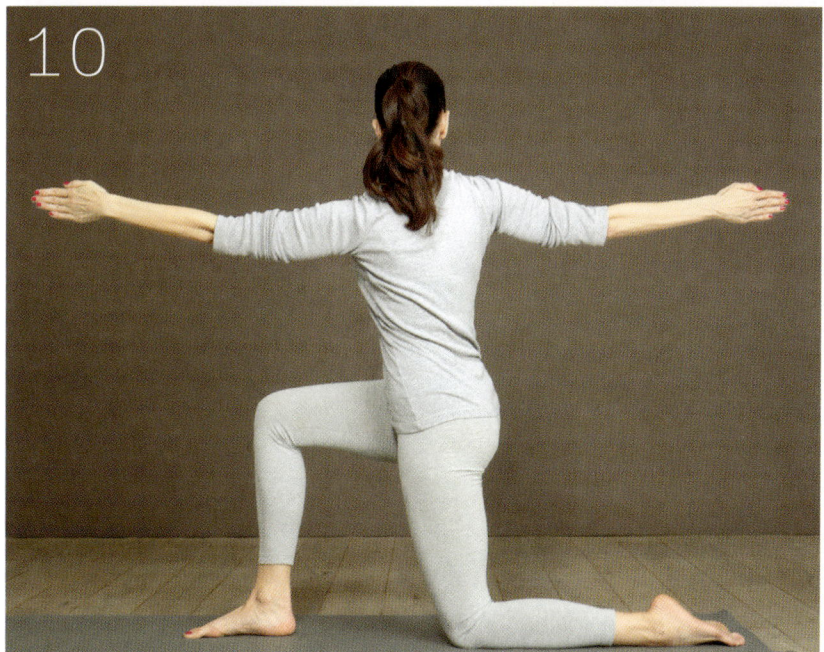

→ MEIN TIPP

Damit Sie das Gleichgewicht in dieser Übung gut
halten können, verteilen Sie Ihr Körpergewicht
gleichmäßig auf den vorderen Fuß und den hinteren
Unterschenkel inklusive Fußspann.

SITZENDE FLANKENDEHNUNG

WIRKUNG **Regt die Lymphknoten in den Leisten an, vertieft die Atmung und erhöht die Beweglichkeit.**

In drei Schritten durch die Übung

1   Grätschen Sie im Sitzen die Beine und flexen Sie die Füße. Verankern Sie die Sitzknochen im Boden, richten Sie die Wirbelsäule lang auf. Bringen Sie einatmend den linken Arm über die Seite nach oben.

2   Beugen Sie sich ausatmend seitlich über das gestreckte rechte Bein. Legen Sie die rechte Hand oder den rechten Ellenbogen vor dem rechten Bein am Boden ab. Die linke Pohälfte bleibt am Boden. Ziehen Sie die Schultern weg von den Ohren. Der Nacken ist in Verlängerung der Wirbelsäule **11**.

3   Verlängern Sie einatmend die Wirbelsäule und gehen Sie ausatmend tiefer in die Dehnung. Halten Sie fünf Atemzüge. Richten Sie einatmend den Oberkörper auf und wechseln Sie die Seite.

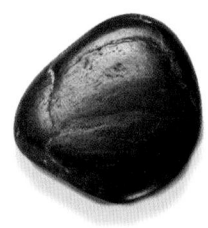

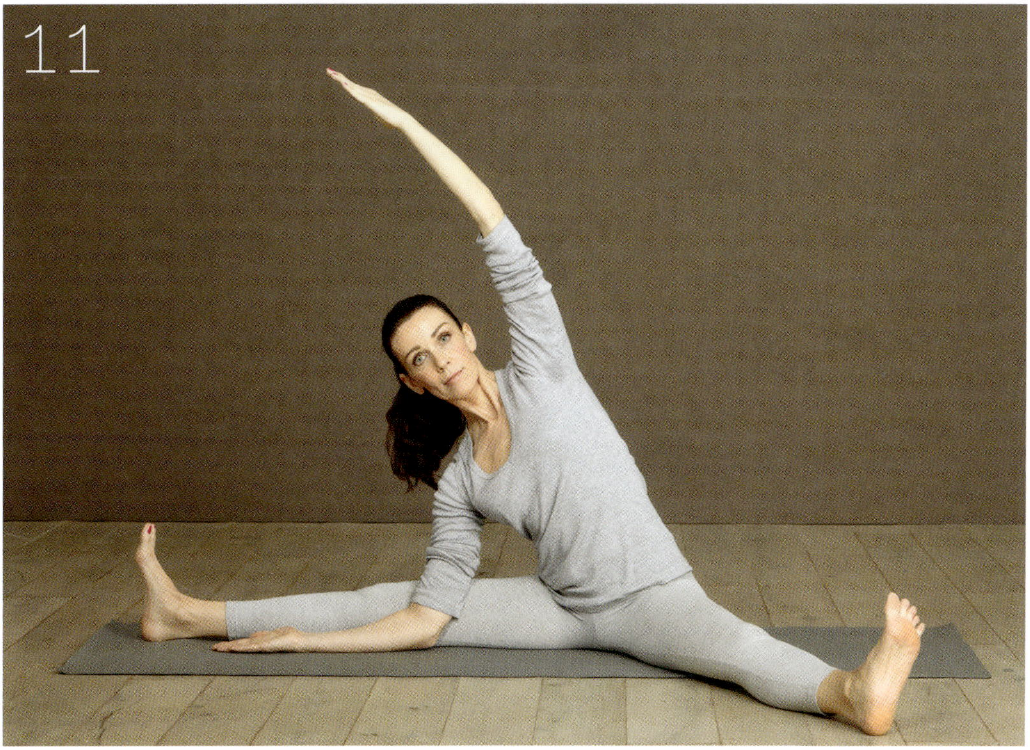

11

→ MEIN TIPP

Wenn Sie sehr flexibel sind, lösen Sie die Hand oder den Ellenbogen vom Boden und umfassen Sie mit beiden Händen den geflexten Fuß.

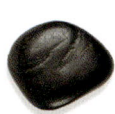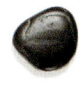

FINGER-YOGA

WIRKUNG **Erhöht das Energieniveau, stärkt die innere Kraft und lässt Hoffnungslosigkeit schwinden.**

In drei Schritten durch die Übung

1   Kommen Sie in den Fersensitz. Legen Sie sich eventuell ein Kissen unter die Fußrücken. Spüren Sie Ihre innere Mittelachse und richten Sie sich an ihr nach oben und unten aus. Finden Sie eine Position für Ihren Kopf, in der sich der Nacken wohl fühlt.

2   Legen Sie Ihre Hände mit verschränkten Fingern auf die Brust, die Daumen sind abgespreizt und zeigen nach oben. Senken Sie den Blick oder schließen Sie die Augen. Entspannen Sie Schultern und Gesicht **12**.

3   Bleiben Sie mindestens zwei Minuten in dieser Haltung. Legen Sie dann die Hände auf den Oberschenkeln ab, und heben Sie langsam den Blick oder öffnen Sie die Augen. Spüren Sie einen Moment nach.

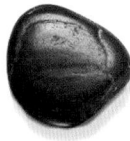
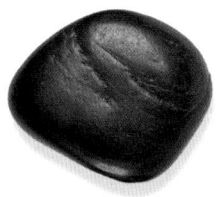

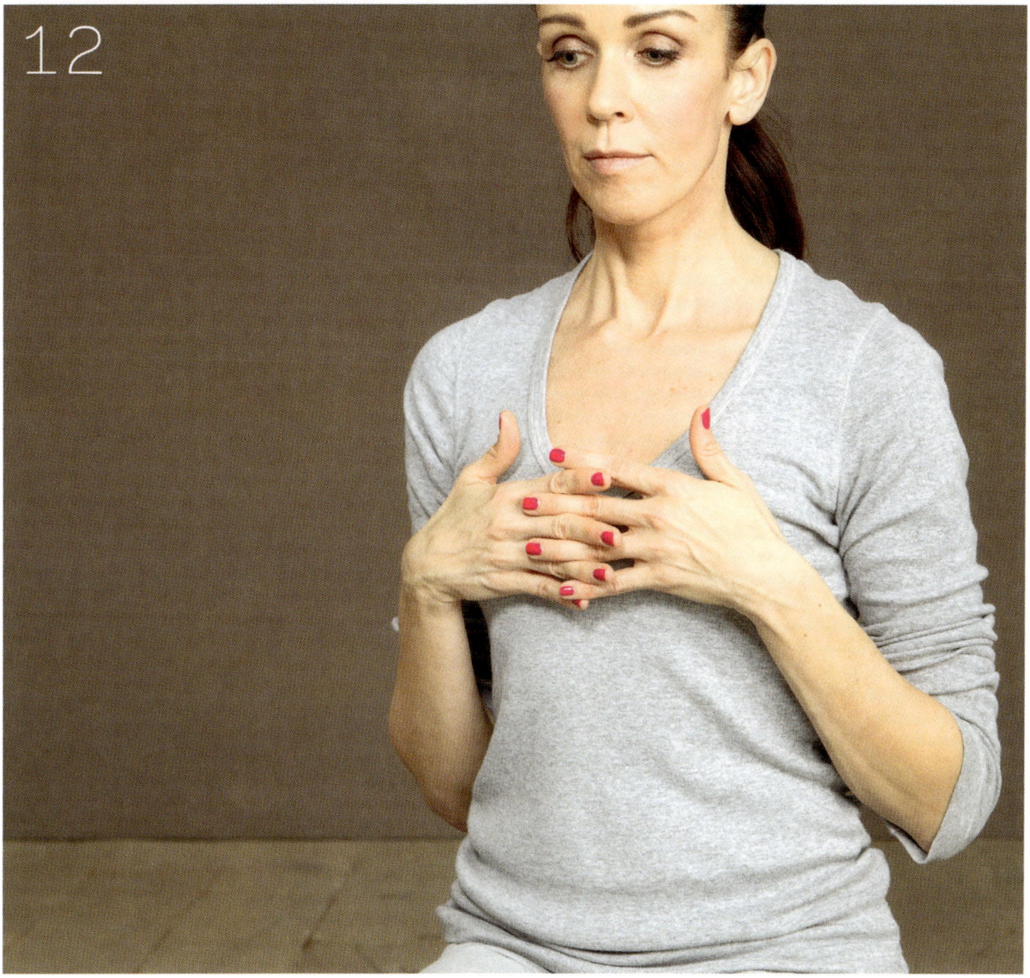

→ MEIN TIPP

Mudras – so die yogische Bezeichnung für bestimmte Fingerhaltungen – sind deshalb so wirksam, weil an einer einzigen Fingerspitze etwa 4.000 Nervenzellen enden, die in Kontakt mit den Körper- und Sinnesorganen sowie dem Stoffwechsel stehen. Damit das Mudra seine volle Wirkung entfalten kann, stellen Sie sich vor, dass Ihre Fingerspitzen, wie Magneten, sanft voneinander angezogen werden. Wichtig: Üben Sie keinen Druck aus.

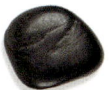

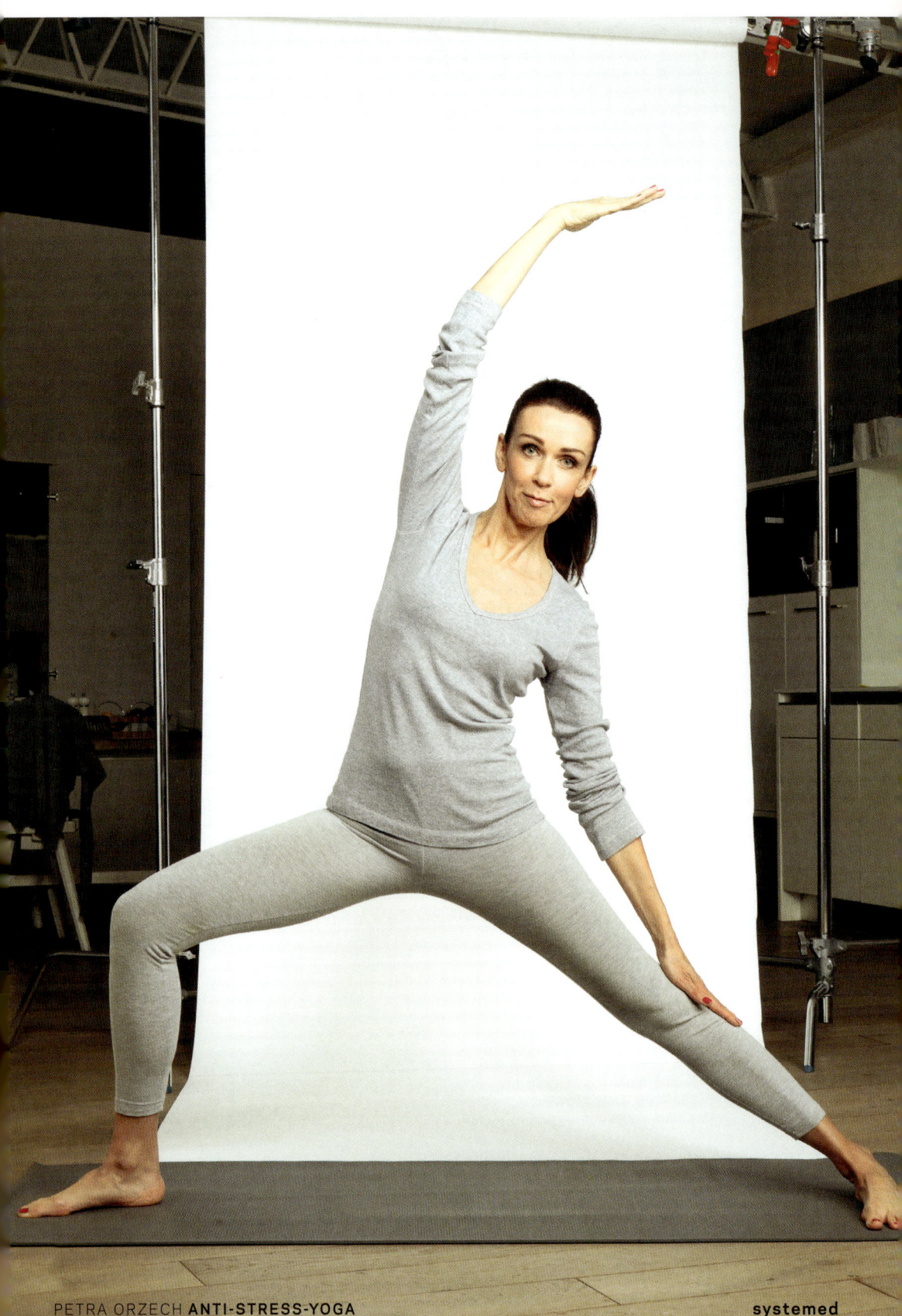

LIGHT-YOGA
STOPPT DICK MACHENDEN HEISSHUNGER

Wenig Zeit und chronische Überlastungen lassen uns häufig unter Strom stehen. Die Folge: Heißhunger – auf Süßes und Fettiges. Der Körper versucht, durch Essen die Nerven zu beruhigen. Das hilft vielleicht kurzfristig, hat aber langfristig eine unschöne Nebenwirkung: Gewichtszunahme. Zum Glück gibt es auch kalorienfreie Methoden der Stressbewältigung: Light-Yoga. Mit diesem Programm kräftigen Sie Ihre fettverbrennenden Muskeln und kommen aus dem dick machenden Stressmodus heraus. Damit Bewegung auf die Waage kommt, probieren Sie zunächst alle Haltungen einzeln. Im nächsten Schritt praktizieren Sie dann die Flows, eine Position nach der anderen, mit weichen Übergängen. Starten Sie beim ersten Durchgang mit der rechten Körperseite und beim zweiten mit der linken. Ergebnis: Sie werden sich in Ihrem Körper wohlfühlen und ohne Schokolade und Pizza dem Stress trotzen.

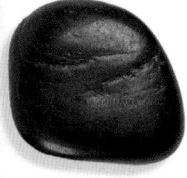
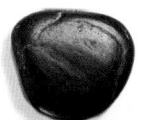

SITZENDER POWER-BERG

WIRKUNG **Vertieft die Atmung, regt den Fettstoffwechsel an und schafft mehr Raum im Oberkörper.**

In drei Schritten durch die Übung

1   Setzen Sie sich auf Ihre Yogamatte. Kreuzen Sie im Schneidersitz die Beine, verankern Sie die Sitzknochen im Boden. Falls das unbequem ist, setzen Sie sich auf eine Decke oder ein Kissen. Legen Sie die Hände auf die Knie. Richten Sie die Wirbelsäule auf, entspannen Sie Schultern und Nacken.

2   Bringen Sie einatmend die Arme über die Seite nach oben. Falten Sie die Hände, bis auf die Zeigefinger – sie zeigen gestreckt Richtung Decke. Ziehen Sie ausatmend den Bauchnabel Richtung Wirbelsäule und die Schulterblätter Richtung Po. Längen Sie einatmend die Wirbelsäule **1**.

3   Runden Sie ausatmend den Rücken, ziehen Sie den Bauchnabel Richtung Wirbelsäule und senken Sie gleichzeitig die gefalteten Hände nach vorne auf Schulterhöhe ab. Der Kopf befindet sich zwischen den Oberarmen und der Blick geht Richtung Boden **2**. Richten Sie einatmend den Oberkörper wieder auf und strecken Sie die gefalteten Hände Richtung Decke. Wiederholen Sie die Übung insgesamt zehnmal. Führen Sie Atmung und Bewegung in einem schnellen Tempo aus – achten Sie dabei auf eine tiefe Ein- und Ausatmung. Wechseln Sie dann direkt zur nächsten Übung in den »Vierfüßler-Liegestütz«.

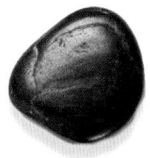

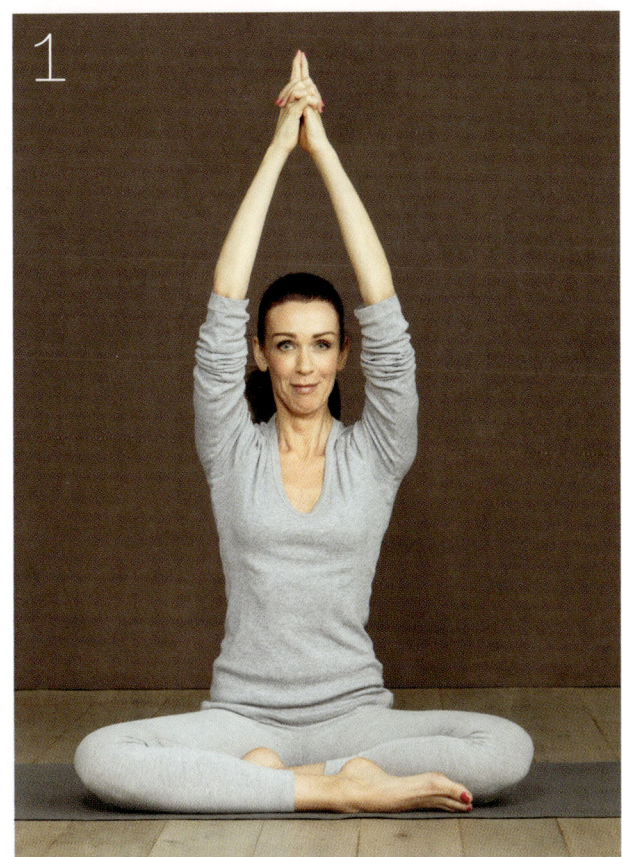

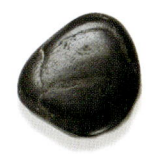

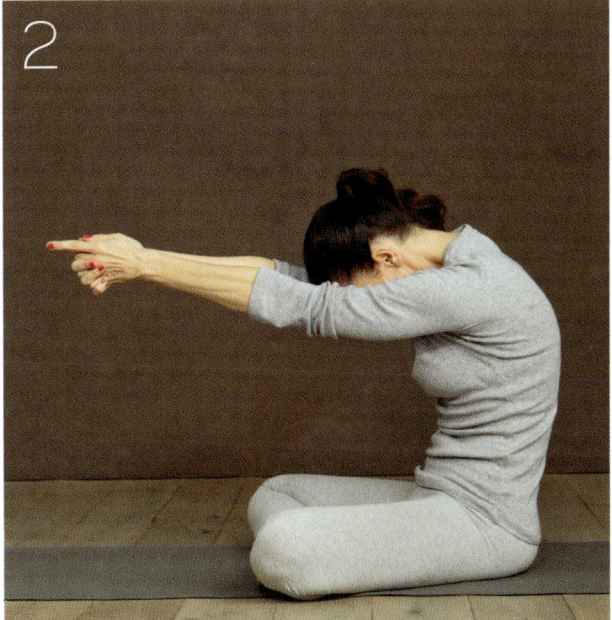

→ MEIN TIPP
Wenn Sie das nächste Mal
versuchen, Ihre gestressten
Nerven mit Süßigkeiten zu
beruhigen, praktizieren Sie
lieber den Power-Berg – der
vertreibt Süßhunger. Die
Übung können Sie übrigens
auch im Sitzen auf dem
Bürostuhl ausführen.

VIERFÜSSLER-LIEGESTÜTZ

WIRKUNG Kräftig die Arm- und Schultermuskulatur, regt den Kreislauf an und vertreibt Müdigkeit.

In drei Schritten durch die Übung

1. Kommen Sie in den Vierfüßlerstand. Die Hände befinden sich unter den Schultern, die Knie unter den Hüften. Spreizen Sie die Finger. Ziehen Sie ausatmend den Bauchnabel Richtung Wirbelsäule und die Schulterblätter Richtung Po.

2. Heben Sie einatmend das rechte Bein parallel zum Boden an. Flexen Sie den Fuß, sodass die Zehen nach unten zeigen. Der Blick geht Richtung Boden.

3. Ziehen Sie ausatmend den Bauchnabel Richtung Wirbelsäule, beugen Sie die Arme und senken Sie den Oberkörper langsam Richtung Boden – wie beim Liegestütz. Die Ellenbogen sind dabei nah am Körper. Der Nacken bleibt lang **3**. Pressen Sie einatmend die Hände in den Boden und kommen Sie mit dem Oberkörper kontrolliert und langsam wieder nach oben. Machen Sie insgesamt fünf Wiederholungen. Setzen Sie das rechte Bein am Boden ab und gehen Sie direkt zur nächsten Übung, der »einbeinige Turbo-Hund«.

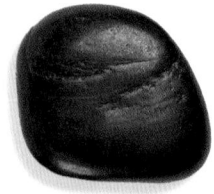

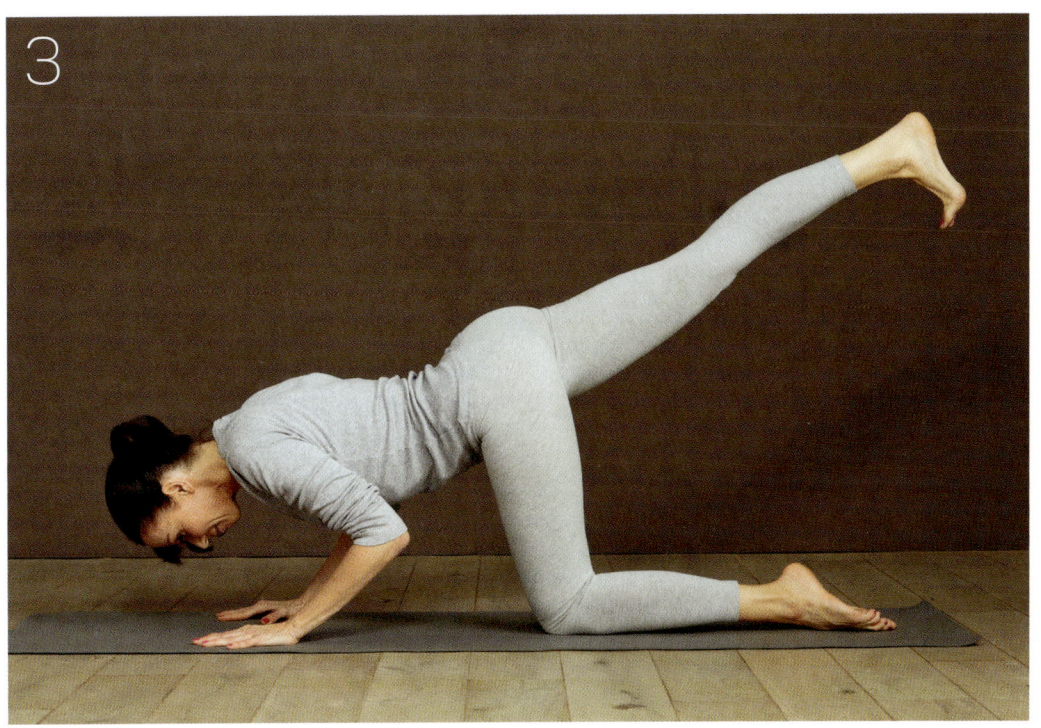

→ MEIN TIPP

Erinnern Sie sich beim Üben immer wieder daran, dass Sie gerade Stress abbauen und etwas für Ihre Wohlfühlfigur tun. Wenn Sie sich dessen bewusst werden und konzentriert praktizieren, verstärken sich die Wirkungen der Übungen extrem. Ihr subjektives und objektives Wohlbefinden wird sich schneller einstellen.

EINBEINIGER TURBO-HUND

WIRKUNG **Kräftigt die Bauch- und Beinmuskulatur, regt den Stoffwechsel an und baut Stresshormone ab.**

In drei Schritten durch die Übung

1   Pressen Sie die Hände in den Boden, stellen Sie die Zehen auf und schieben Sie ausatmend den Po nach hinten oben, ohne den Rücken zu runden. Strecken Sie die Beine und senken Sie die Fersen Richtung Boden ab – der herabschauende Hund.

2   Ziehen Sie ausatmend den Bauchnabel Richtung Wirbelsäule und die Schulterblätter Richtung Po. Heben Sie einatmend das rechte Bein weit nach hinten oben. Flexen Sie den Fuß, sodass die Zehen nach unten zeigen **4**.

3   Verlagern Sie ausatmend das Gewicht nach vorne auf die Arme und bringen Sie das rechte Knie unter dem Körper bis zur Brust. Ziehen Sie den Bauchnabel Richtung Wirbelsäule **5**. Halten Sie das Bein kurz in der Luft, bevor Sie es ausatmend wieder nach hinten oben wegstrecken. Wiederholen Sie die Übung insgesamt dreimal. Setzen Sie das rechte Bein am Boden ab und gehen Sie direkt zur nächsten Übung den »Krieger-1-Flow«.

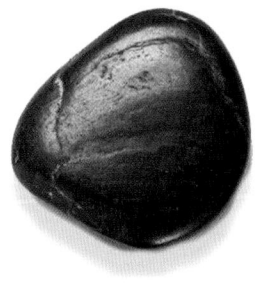

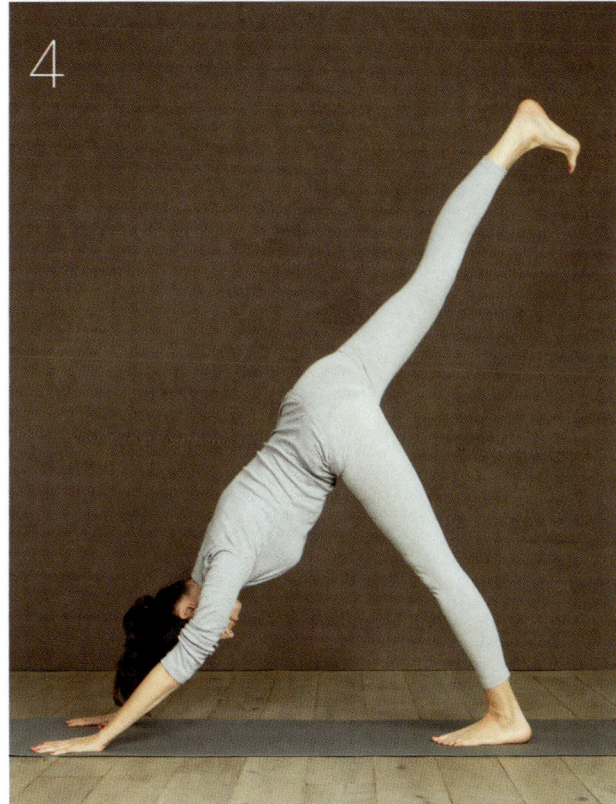

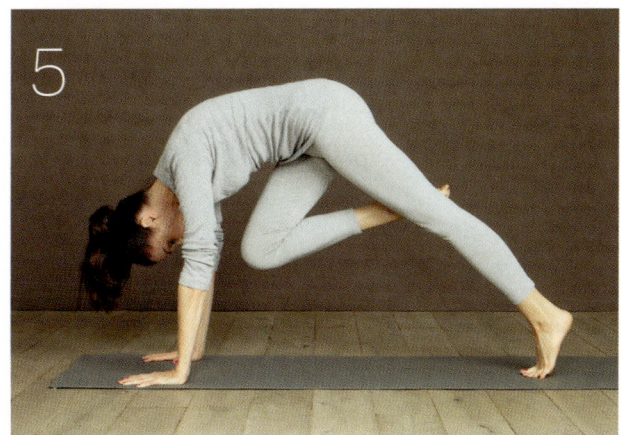

→ **MEIN TIPP**
Hier ist Power gefragt – führen
Sie die Bewegung nicht mit
Schwung aus, sondern setzen
Sie Ihre Muskelkraft ein.

KRIEGER-1-FLOW

WIRKUNG **Verleiht Zuversicht, stärkt das Durchhaltevermögen, gibt Kraft und trainiert die Bein- und Pomuskulatur.**

In drei Schritten durch die Übung

1   Bringen Sie aus dem herabschauenden Hund den rechten Fuß nach vorne zwischen die Hände. Aktivieren Sie Ihre Rumpfmuskulatur. Richten Sie einatmend den Oberkörper auf und heben Sie gleichzeitig die Arme über die Seite nach oben an. Strecken Sie das linke Bein und richten Sie das Becken parallel nach vorne aus – der Krieger 1 **6**.

2   Beugen Sie ausatmend das linke Knie, bis es kurz vor dem Boden ist. Senken Sie gleichzeitig die Arme seitlich auf Schulterhöhe. Die Handflächen zeigen zum Boden. Ziehen Sie die Schulterblätter Richtung Po und den Bauchnabel Richtung Wirbelsäule **7**.

3   Strecken Sie einatmend das linke Bein, heben Sie die Arme über die Seite nach oben an – der Krieger 1. Wiederholen Sie den Flow insgesamt dreimal. Kommen Sie zum Schluss in den Krieger 1 und wechseln Sie direkt zur nächsten Übung in den »Krieger-2-Flow«.

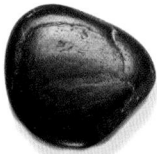
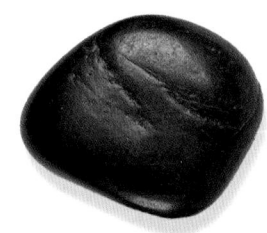

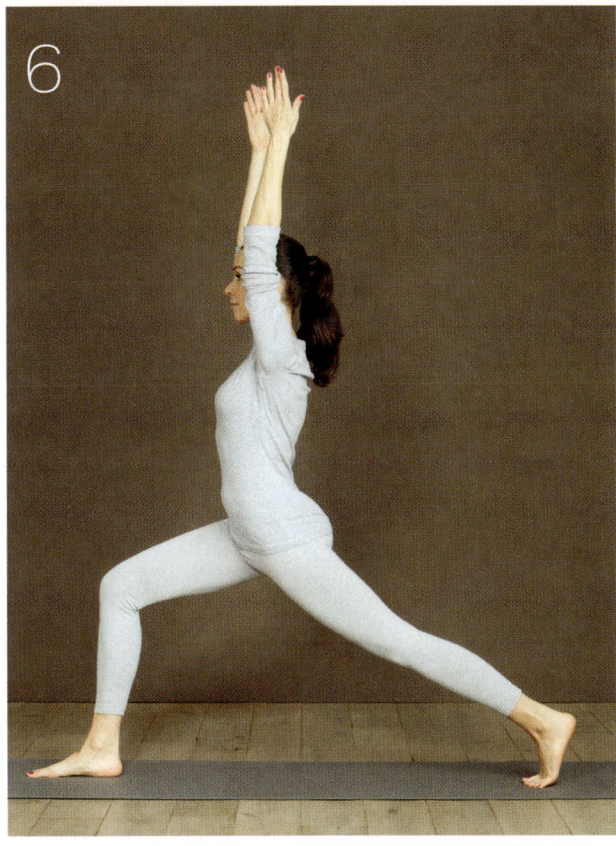

6

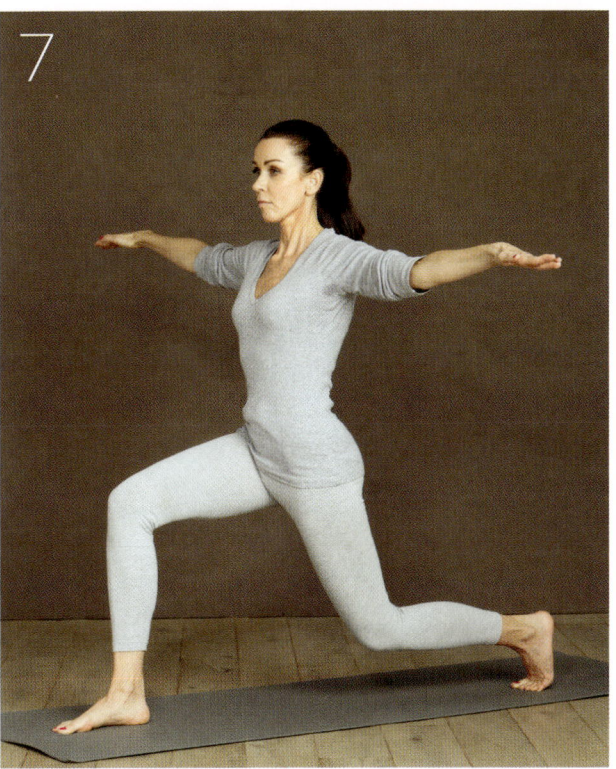

7

→ MEIN TIPP

Ziehen Sie beim Beugen des hinteren Beines Ihr Steißbein nach unten, um einerseits ein Hohlkreuz zu vermeiden und andererseits, die Pomuskeln perfekt zu trainieren.

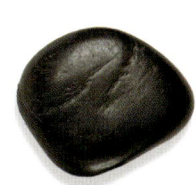

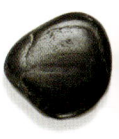

KRIEGER-2-FLOW

WIRKUNG **Regt den Stoffwechsel an, erhöht die Beweglichkeit, verbessert die Muskelpumpe in den Beinen und stärkt das Selbstbewusstsein.**

In drei Schritten durch die Übung

1   Drehen Sie ausatmend den Oberkörper zur linken Seite und bringen Sie gleichzeitig die Arme seitlich auf Schulterhöhe. Stellen Sie die linke Ferse am Boden ab, sodass der linke Fuß parallel zum hinteren Mattenrand steht und drehen Sie ihn dann circa 15 Grad einwärts. Beugen Sie das rechte Knie, bis es sich über dem Fußgelenk befindet. Ziehen Sie die Schultern weg von den Ohren und schauen Sie über die rechte Hand nach vorne – der Krieger 2 **8**. Halten Sie drei bis fünf Atemzüge.

2   Drehen Sie die rechte Handfläche nach oben. Längen Sie einatmend die Wirbelsäule. Beugen Sie ausatmend den Oberkörper mit langer Wirbelsäule nach hinten und setzen Sie die linke Hand am linken Bein ab **9.** Halten Sie drei bis fünf Atemzüge.

3   Heben Sie einatmend den Oberkörper wieder an und strecken Sie die Arme seitlich in Schulterhöhe aus – der Krieger 2. Legen Sie ausatmend den rechten Unterarm auf dem rechten Oberschenkel ab und führen Sie gleichzeitig den linken Arm lang nach vorne über den Kopf. Die Finger zeigen diagonal nach vorne. Der Nacken ist in Verlängerung der Wirbelsäule. Die linke Körperseite bildet eine Linie und wird lang **10**. Halten Sie drei bis fünf Atemzüge. Kommen Sie einatmend in den Krieger 2 zurück und wechseln Sie direkt zur nächsten Übung in den »tiefen Berg«.

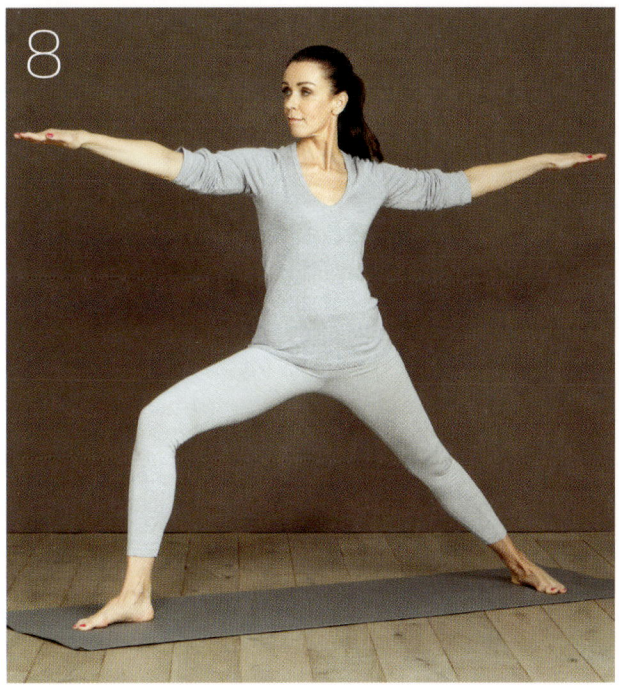

8

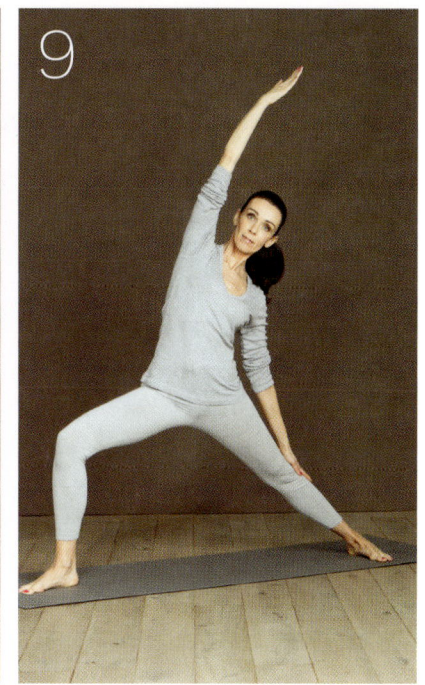

9

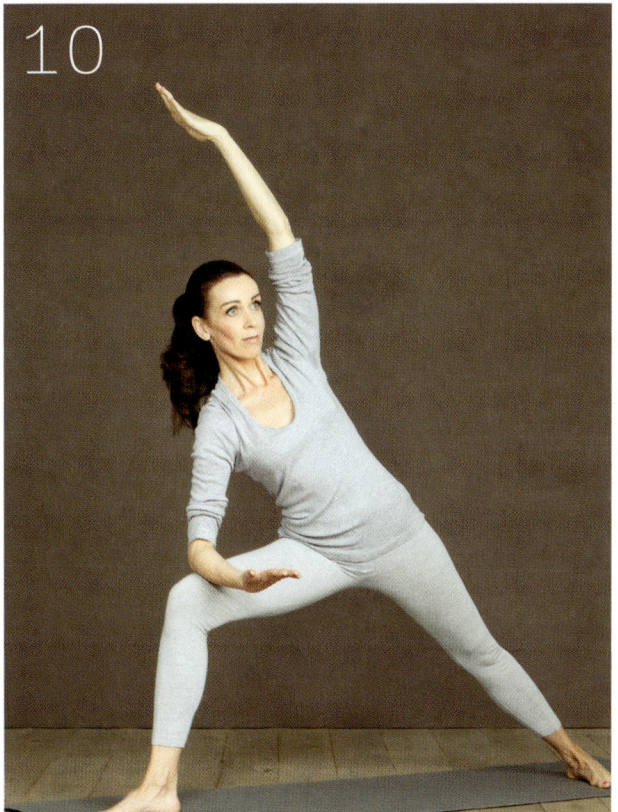

10

→ **MEIN TIPP**

Pressen Sie die Fußaußenkanten in die Matte, sodass sich die Fußinnenkanten leicht nach oben wölben. So haben Sie eine solide Stabilität für diese Standhaltungen.

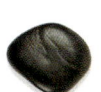

TIEFER BERG

WIRKUNG **Strafft die Beinmuskeln, fördert eine gute Haltung und schult die Balance.**

In drei Schritten durch die Übung

1   Drehen Sie die Füße nach außen, sodass die Zehen jeweils zu den Matten-enden zeigen – verkleinern Sie eventuell etwas die Schrittgröße. Bringen Sie einatmend die Hände in die Taille und längen Sie gleichzeitig die Wirbelsäule.

2   Beugen Sie ausatmend die Knie und ziehen Sie den Bauchnabel Richtung Wirbelsäule. Senken Sie das Steißbein nach unten, um ein Hohlkreuz zu vermeiden. Achten Sie darauf, dass Ihre Knie zur Seite zeigen – so wird die Übung effektiver.

3   Heben Sie einatmend die Arme über die Seite nach oben, führen Sie aus-atmend die Hände in Gebetshaltung vor die Brust und beugen Sie die Knie etwas tiefer. Entspannen Sie Schultern und Gesicht **11**. Halten Sie fünf bis zehn Atemzüge. Strecken Sie einatmend langsam die Beine, stellen Sie die Füße zusammen. Wechseln Sie direkt zur nächsten Übung in den »Stuhl«.

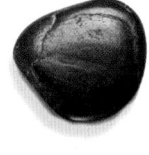
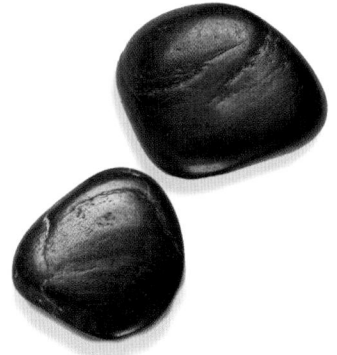

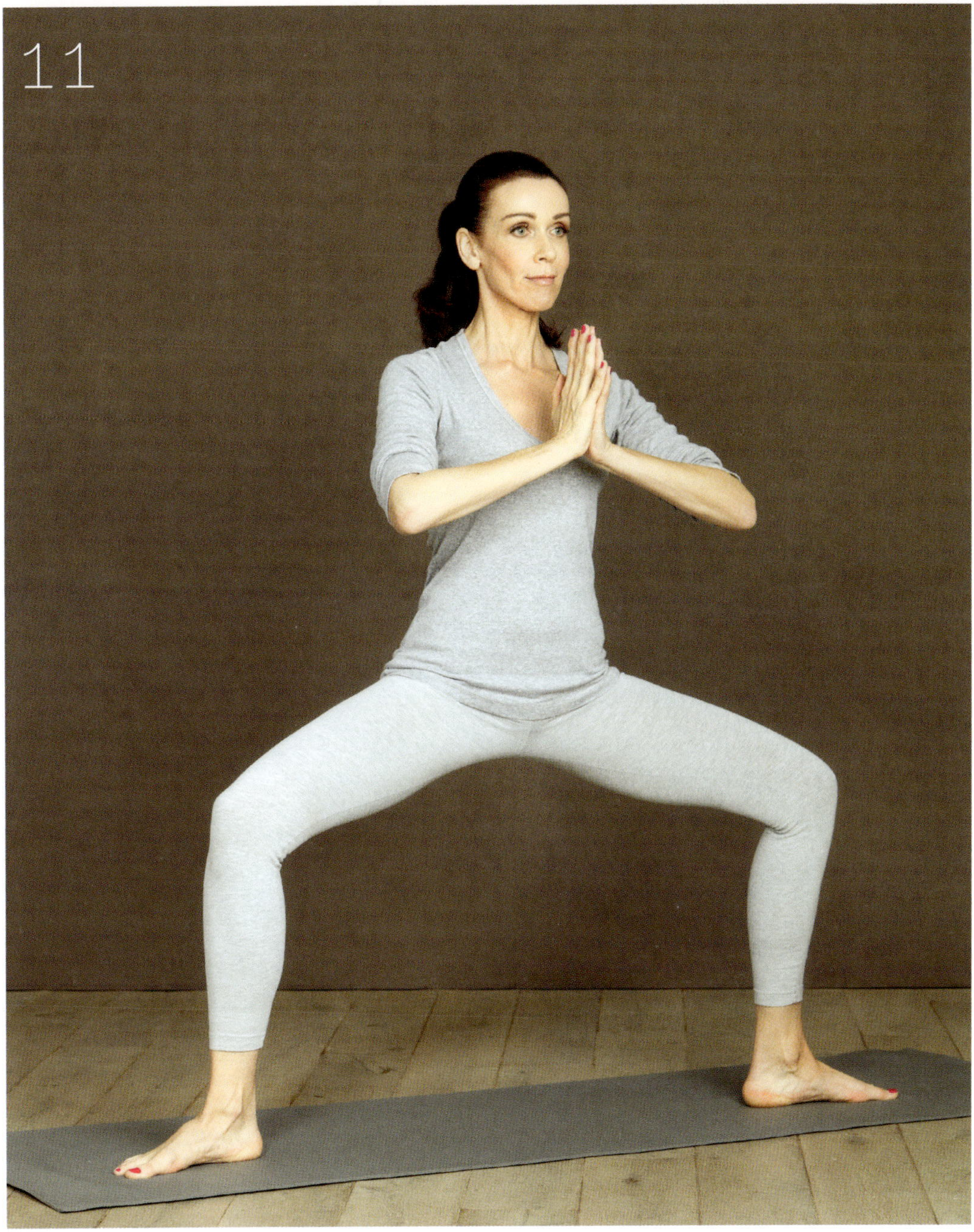

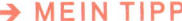

→ MEIN TIPP

Sie möchten die Übung intensivieren? Dann stellen
Sie sich zusätzlich auf Ihre Zehenspitzen. Denken
Sie auch in dieser Haltung daran, Ihr Steißbein nach
unten zu ziehen.

STUHL

WIRKUNG **Stärkt das Durchhaltevermögen, gibt Kraft und regt den Fettstoffwechsel sowie die Verdauung an.**

In drei Schritten durch die Übung

1   Stellen Sie die Füße dicht beieinander, sodass sich die großen Zehen berühren. Die Arme sind neben dem Körper. Ziehen Sie Ihr Steißbein nach unten, um ein Hohlkreuz zu vermeiden.

2   Beugen Sie ausatmend die Knie, schieben Sie den Po nach hinten und setzen Sie sich auf einen imaginären Stuhl. Strecken Sie gleichzeitig die Arme nach oben, und ziehen Sie den Bauchnabel Richtung Wirbelsäule. Die Handflächen zeigen zueinander und die Knie zeigen geradeaus nach vorne **12**.

3   Atmen Sie ein und setzen Sie sich ausatmend etwas tiefer. Entspannen Sie das Gesicht. Halten Sie drei bis fünf tiefe Atemzüge und wechseln Sie direkt zur nächsten Übung in die »stehende Vorbeuge«.

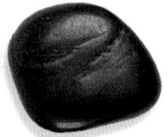
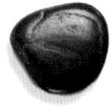

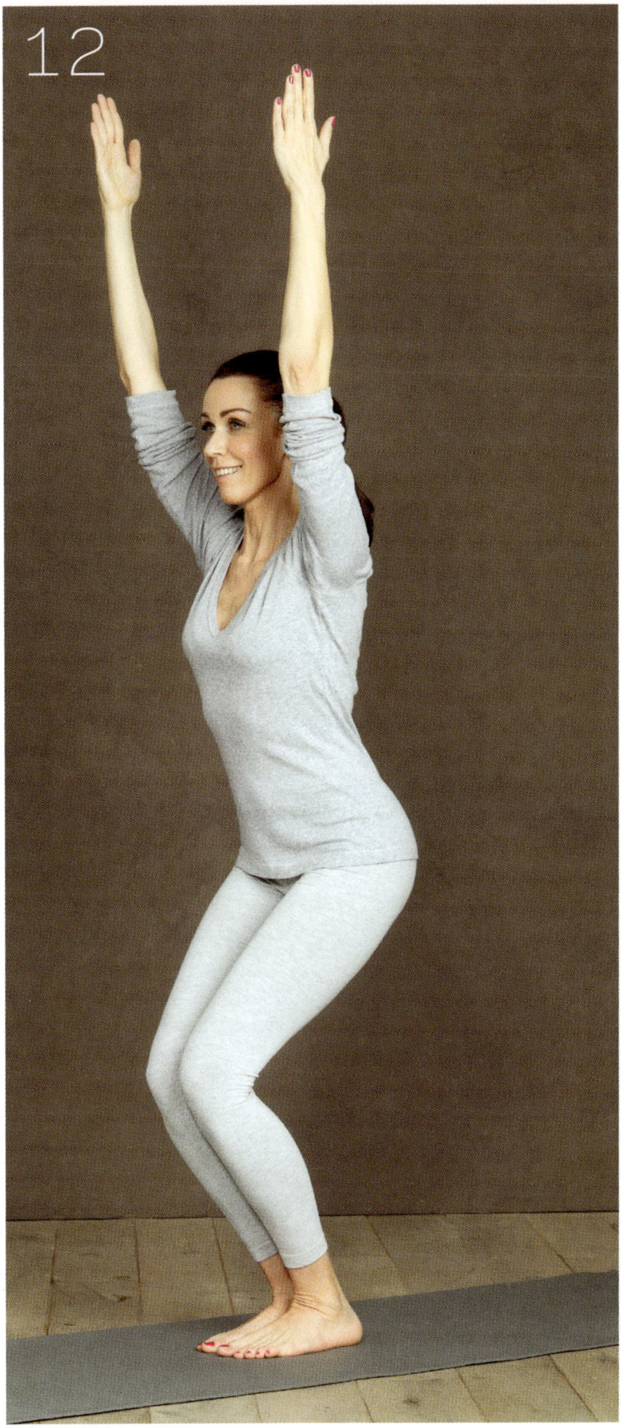

12

→ MEIN TIPP

Ohne ausreichend Sauerstoff funktioniert die Fettverbrennung nicht. Mit dieser Übung aktivieren Sie die Fettverbrennung äußerst effektiv, wenn Sie nicht nur vorne in den Brustkorb atmen, sondern die gesamte Lungenkapazität nutzen. Füllen Sie die Lungenflügel auch an den Seiten und am Rücken bis hoch zu den Schlüsselbeinen mit reichlich Sauerstoff – so geht es dem Fett an den Kragen.

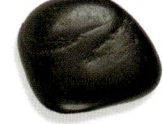
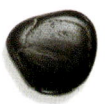

STEHENDE VORBEUGE

WIRKUNG **Bringt Ruhe in Geist und Körper, vertreibt depressive Stimmung, öffnet den Brustkorb und senkt den Puls.**

In drei Schritten durch die Übung

1   Bringen Sie aus der Stuhl-Haltung ausatmend Ihre Hände zum Boden. Halten Sie die Beine leicht gebeugt und stellen Sie die Füße hüftbreit auf. Pressen Sie beide Füße gleichmäßig in den Boden. Atmen Sie ein und ziehen Sie ausatmend den Bauchnabel Richtung Wirbelsäule.

2   Lösen Sie die Hände vom Boden, bringen Sie sie hinter dem Po zusammen und verschränken Sie die Finger. Ziehen Sie nun die Arme nach hinten oben über den Kopf und bringen Sie die Schultern weg von den Ohren. Strecken Sie die Beine, bis die Knie nur noch minimal gebeugt sind. Lassen Sie den Kopf entspannt hängen **13**.

3   Halten Sie fünf bis zehn Atemzüge. Führen Sie dann die Hände zurück Richtung Po, lösen Sie sie, und lassen Sie die Arme dann einfach nach unten baumeln. Halten Sie drei Atemzüge. Wechseln Sie direkt zur nächsten Übung in die »Hocke«.

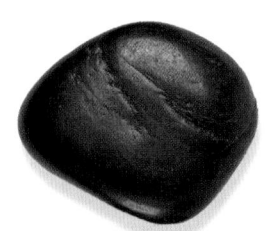
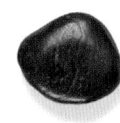
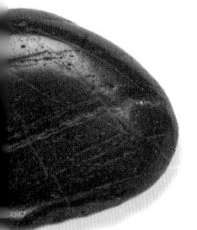

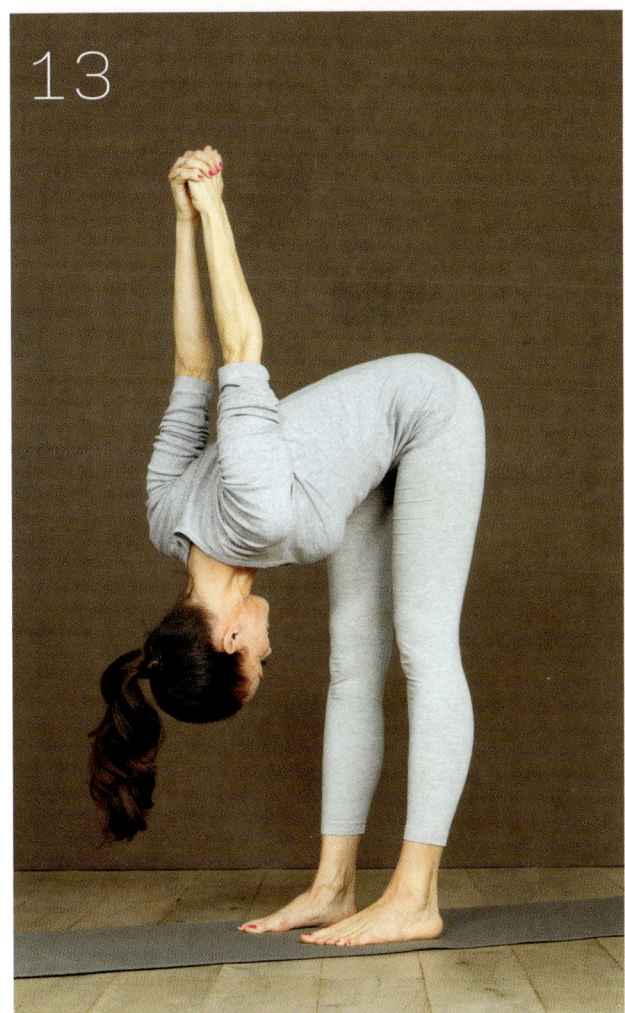

13

➔ MEIN TIPP

Achten Sie darauf, dass Ihr Gewicht mehr auf den Fußballen ist, so erhöhen Sie die Dehnung auf der Körperrückseite.

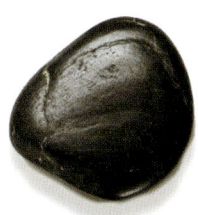

HOCKE

WIRKUNG **Beruhigt die Nerven, schult die Balance und mobilisiert die Fußgelenke.**

In drei Schritten durch die Übung

1   Legen Sie die Fingerkuppen auf den Boden und bringen Sie die Füße zueinander. Beugen Sie ausatmend die Knie, sodass Sie in einer Hocke auf Ihren Fersen zum Sitzen kommen.

2   Verteilen Sie Ihr Gewicht gleichmäßig auf beiden Fußballen und Zehen. Lösen Sie die Fingerkuppen vom Boden, und bringen Sie die Hände in Gebetshaltung vor dem Herzen zusammen. Entspannen Sie die Schultern. Richten Sie den Blick in Augenhöhe auf einen festen Punkt vor dem Körper und finden Sie Balance **14**.

3   Halten Sie drei bis fünf Atemzüge. Bringen Sie die Hände auf den Boden, setzen Sie sich auf die Yogamatte und wechseln Sie direkt zur nächsten Übung in die »Boot-Variante«.

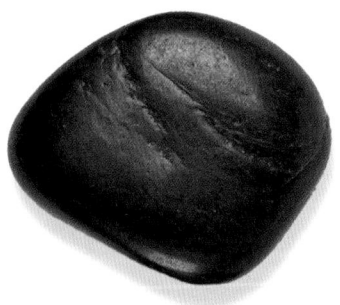

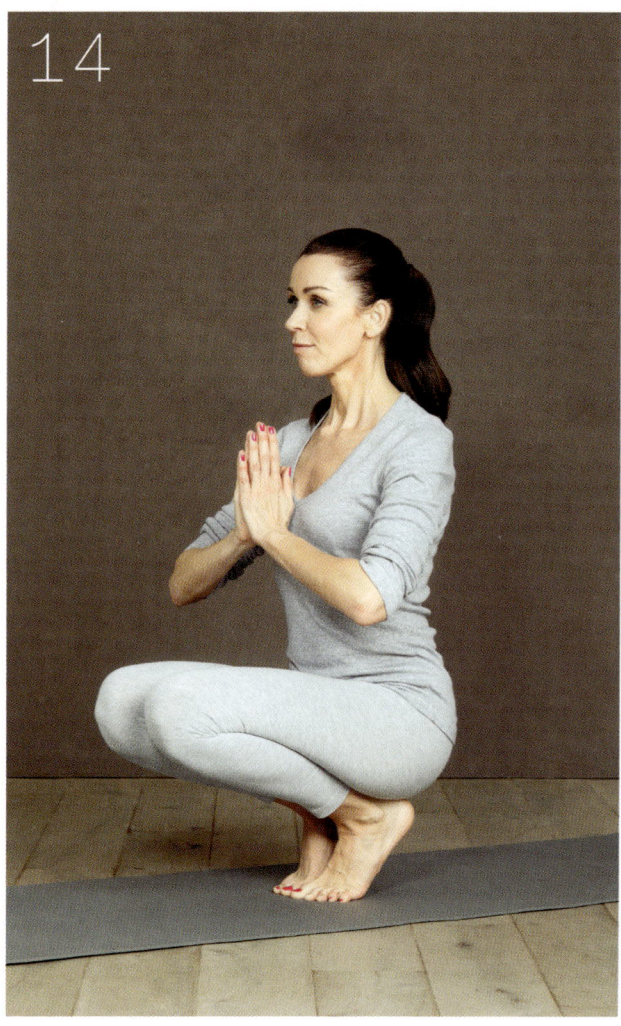

14

→ MEIN TIPP

Nicht nur Sportler klagen über Entzündungen in der Achillessehne, auch viele Nichtsportler kennen diese Schmerzen. Gründe dafür sind oft Übergewicht und die mit dem Alter steigende Anfälligkeit der Sehne. Folge: eine stark eingeschränkte Beweglichkeit. Damit Sie sich Ihre Mobilität erhalten, benötigen Sie eine gute Dehnung – praktizieren Sie daher diese Yogahaltung mit der Achtung auf Ihre Achillessehnen. Falls Sie starke Spannungen in den Sehnen spüren, stellen Sie einen Yogablock unter die Fersen und kommen Sie langsam in die Dehnung.

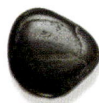
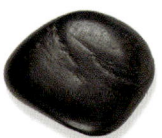

BOOT-VARIANTE

WIRKUNG **Kräftigt die tiefe Bauchmuskulatur, öffnet den Brustkorb, erzeugt Energie und regt den Stoffwechsel an.**

In drei Schritten durch die Übung

1   Beugen Sie im Sitzen die Knie circa 45 Grad und stellen Sie die Füße hüftbreit auf. Legen Sie die Hände auf die Kniescheiben und lehnen Sie den Oberkörper circa 45 Grad nach hinten.

2   Ziehen Sie ausatmend den Bauchnabel Richtung Wirbelsäule und die Schulterblätter Richtung Po. Lösen Sie die Hände und bringen Sie sie neben die Knie. Die Handflächen zeigen zum Körper. Halten Sie einen Atemzug.

3   Heben Sie einatmend die Arme nach oben und öffnen Sie sie schulterbreit. Die Handflächen zeigen zueinander. Ziehen Sie ausatmend den Bauchnabel Richtung Wirbelsäule und die Schulterblätter Richtung Po. Entspannen Sie das Gesicht **15**. Halten Sie drei bis fünf Atemzüge. Rollen Sie sich mit rundem Rücken auf dem Boden ab, und wechseln Sie direkt zur nächsten Übung in das »Happy Baby«.

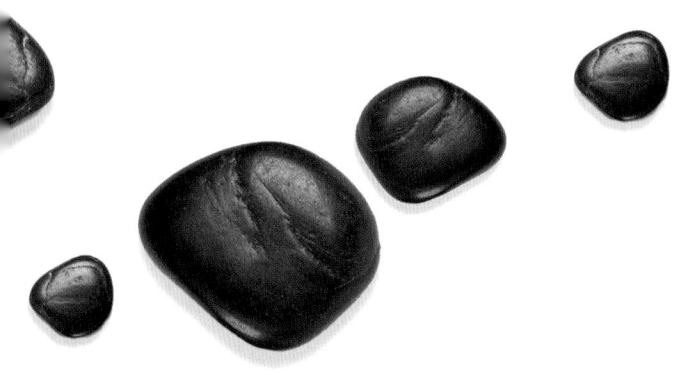

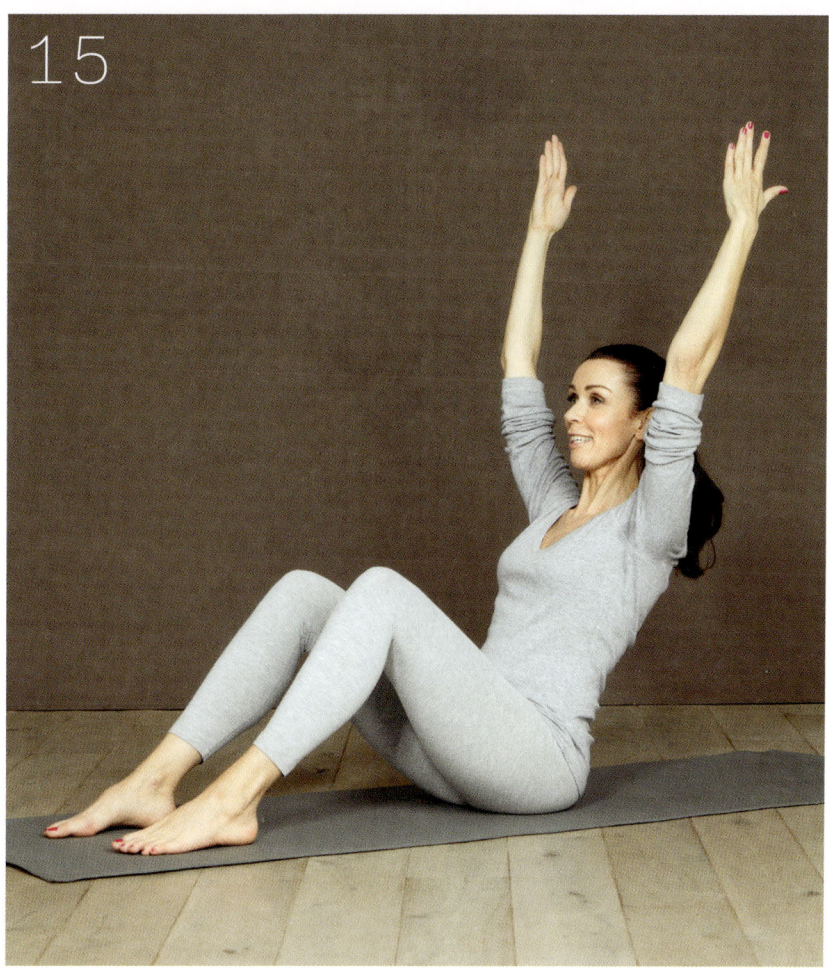

➔ MEIN TIPP

Heben Sie Ihr Brustbein nach vorn oben an, damit Sie nicht in einen runden Rücken fallen. Das ist nicht nur gesünder für die Wirbelsäule, sondern trainiert auch effektiver die Bauchmuskulatur.

HAPPY BABY

WIRKUNG **Erhöht die Beweglichkeit in den Hüften, dehnt den unteren Rücken und setzt blockierte Energie frei.**

In drei Schritten durch die Übung

1 Heben Sie in Rückenlage die Beine an, beugen Sie die Knie und halten Sie die Oberschenkel rechts und links vom Rumpf, sodass zwischen den Füßen circa ein Meter Abstand ist.

2 Greifen Sie mit den Händen von außen die Fußaußenkanten. Achten Sie darauf, dass die Fußgelenke nicht abknicken und in einer senkrechten Linie mit den Knien sind. Die Fußsohlen zeigen nach oben.

3 Drücken Sie sanft die Füße gegen die Hände, während die Hände die Füße nach unten ziehen – erzeugen Sie einen leichten Widerstand **16**. Spüren Sie in die Dehnung der Hüften und Leisten hinein. Halten Sie zehn Atemzüge. Lösen Sie die Haltung, greifen Sie mit den Händen unter die Knie, rollen Sie mit rundem Rücken ein paarmal nach vorne und hinten und kommen Sie zum Sitzen. Starten Sie dann für den Seitenwechsel wieder mit der ersten Übung, dem »sitzenden Power-Berg«.

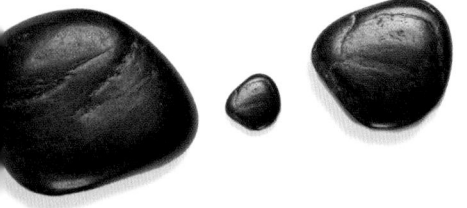

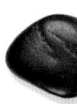

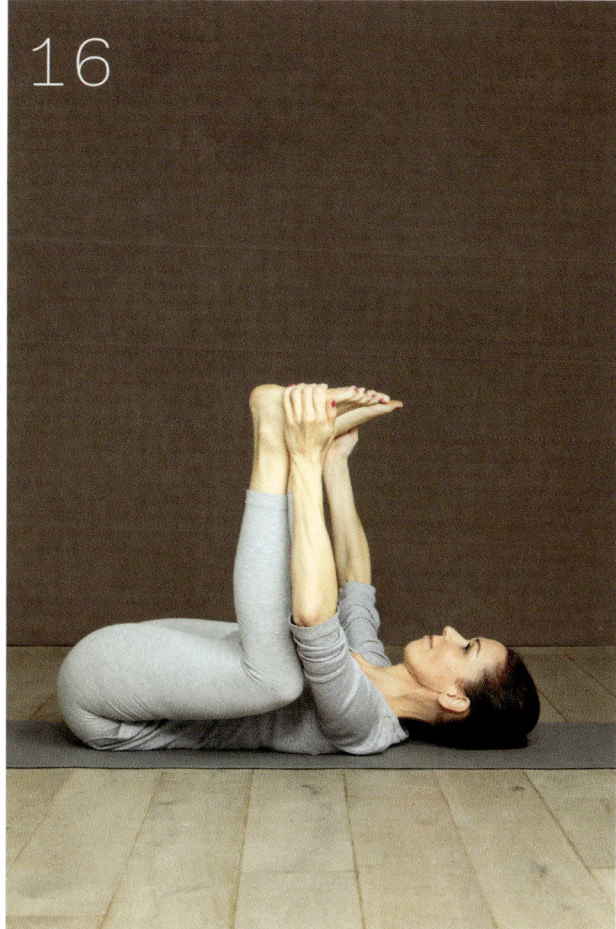

16

→ MEIN TIPP

Nehmen Sie einen Yogagurt zur Hilfe, wenn der
untere Rücken und die Schultern nicht am Boden
bleiben. Legen Sie ihn über beide Fußsohlen und
greifen Sie jeweils rechts und links die Enden.

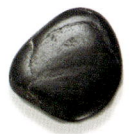

ZUM ABSCHLUSS

Beenden Sie das SOS-Yogaprogramm mit der Atemlenkung (Seite 206)
aus dem Breath-Yoga-Programm.

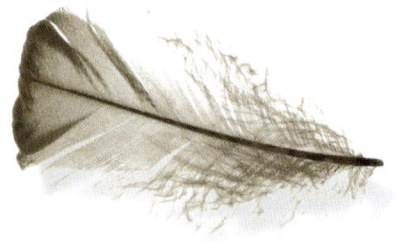

PETRA ORZECH **ANTI-STRESS-YOGA** **systemed**

PROGRAMME FÜR DEN GEIST UND DIE NERVEN

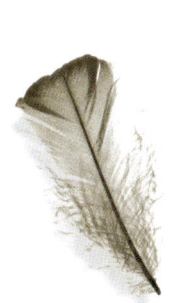
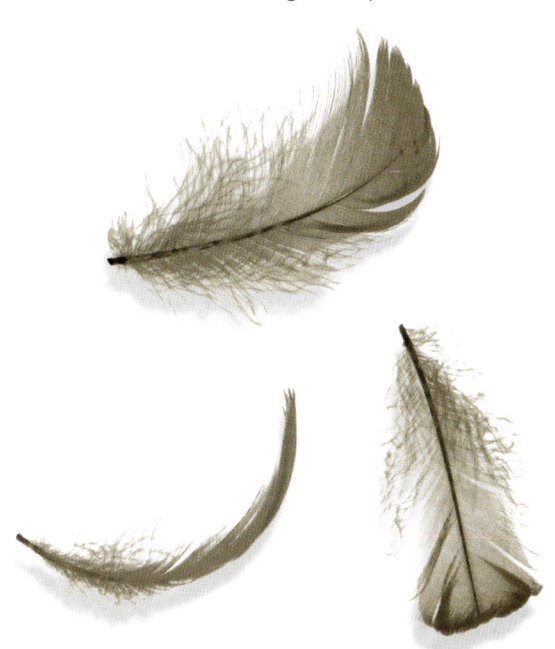

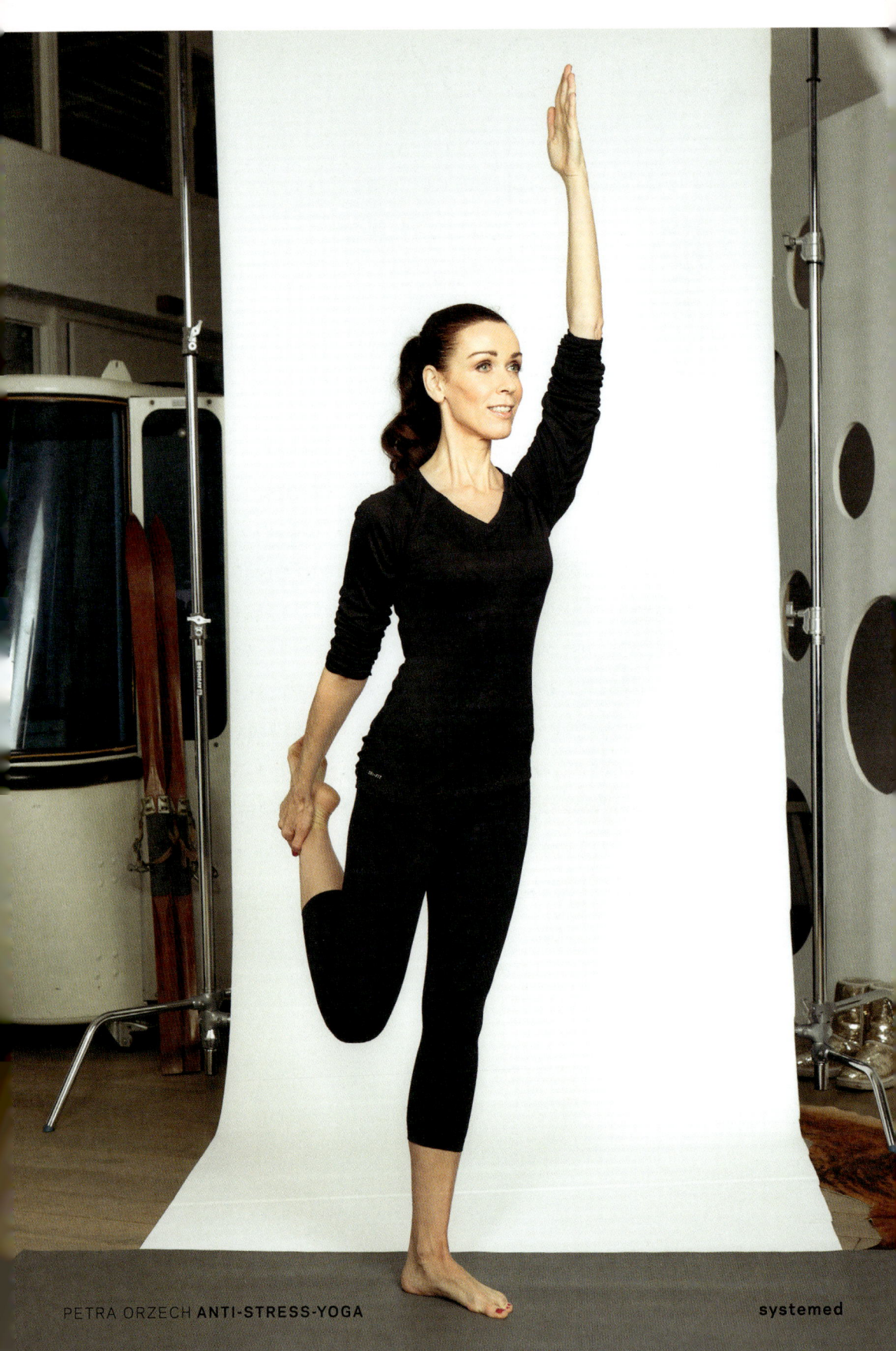

SMILE-YOGA
HILFT BEI SCHLECHTER, DEPRESSIVER STIMMUNG

Dinge, die einem sonst Spaß machen, bereiten einem keine Freude mehr – Niedergeschlagenheit, Hoffnungslosigkeit, Traurigkeit oder Angstgefühle dominieren den Alltag. Auslöser dafür ist in der modernen Welt häufig chronischer Stress – insbesondere bei Frauen. Inzwischen geht die Wissenschaft – die sogenannte Epigenetik – sogar davon aus, dass permanent erhöhte Stresshormone auf unsere Gene einwirken und letztendlich dadurch eine Depression herbeigeführt werden kann. Lassen Sie es auf keinen Fall so weit kommen: Bauen Sie Stress und schlechte Laune rechtzeitig mit Bewegung und Entspannung ab. Nehmen Sie sich am besten täglich eine halbe Stunde Zeit, ziehen Sie sich an einen ruhigen Ort zurück und programmieren Sie Ihre innere Einstellung mit dem Smile-Yogaprogramm wieder auf eine optimistische Zukunft um.

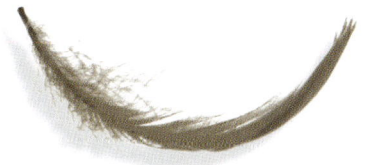

BAUM

WIRKUNG Fördert das körperliche, geistige und nervliche Gleichgewicht, gibt Selbstvertrauen und verbessert das Körperbewusstsein.

In drei Schritten durch die Übung

1   Stellen Sie sich auf Ihre Yogamatte. Verlagern Sie das Gewicht auf das linke Bein, sodass die linke Hüfte sich zur Körpermittelachse verlagert. Verwurzeln Sie sich mit dem linken Fuß im Boden. Richten Sie den Blick in Augenhöhe auf einen festen Punkt vor dem Körper.

2   Beugen Sie das rechte Bein, fassen Sie das rechte Fußgelenk, und legen Sie die Fußsohle an die Innenseite des linken Oberschenkels. Drehen Sie das Bein aus der Hüfte so weit wie möglich nach außen, sodass das rechte Knie zur Seite zeigt. Damit der Fuß nicht rutscht, drücken Sie die Fußsohle und den Bereich des Standbeins, an dem Ihr Fuß anliegt, gegeneinander. Stellen Sie bei Hüftproblemen die Fußsohle an den linken Fußinnenknöchel.

3   Bringen Sie die Hände in Gebetshaltung vor der Brust zusammen **1**. Aktivieren Sie die Muskulatur des Standbeins, während Sie Schultern und Gesicht entspannen. Halten Sie zehn tiefe Atemzüge. Wechseln Sie nach einer kurzen Pause auf das andere Bein.

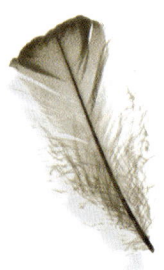

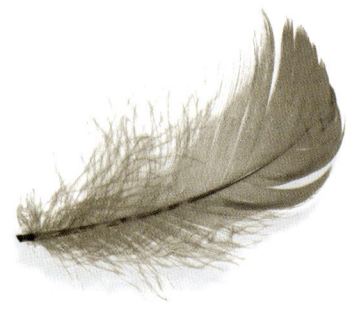

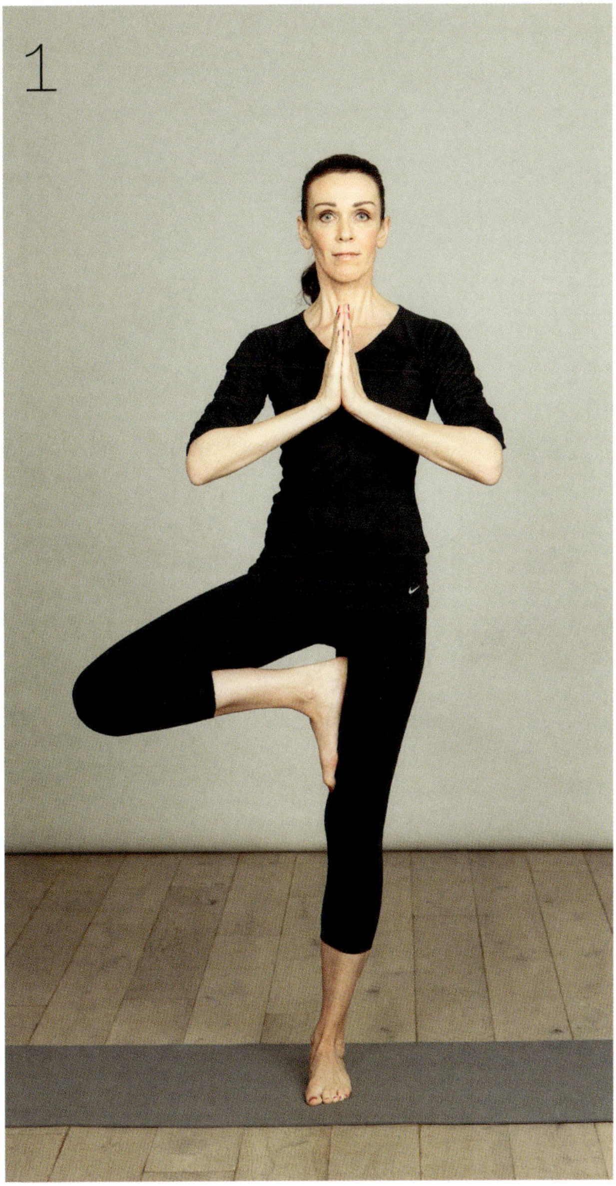

1

→ MEIN TIPP

Je besser es Ihnen gelingt, in Ihrer Vorstellung zum Baum zu werden, der unerschütterlich in seinem Leben verwurzelt ist, desto leichter erreichen Sie Ihr inneres Gleichgewicht.

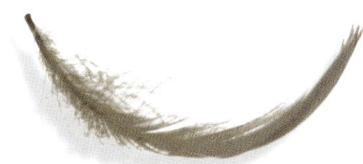

TÄNZER

WIRKUNG Harmonisiert das Nervensystem, entwickelt Körperkontrolle sowie Konzentration, stärkt das Standvermögen und macht die Beine beweglich.

In drei Schritten durch die Übung

1 Verlagern Sie im Stehen das Gewicht auf das linke Bein, sodass die linke Hüfte sich zur Körpermittelachse verlagert. Verwurzeln Sie sich mit dem linken Fuß im Boden. Richten Sie den Blick in Augenhöhe auf einen festen Punkt vor dem Körper.

2 Bringen Sie die linke Hand zur linken Hüfte. Beugen Sie das rechte Knie, und fassen Sie das Fußgelenk mit der rechten Hand hinter dem Körper. Ziehen Sie den Fuß so weit wie möglich nach hinten oben.

3 Strecken Sie einatmend den linken Arm nach oben. Heben Sie die Brust an und lassen Sie dort Weite entstehen. Stellen Sie sicher, dass die rechte Hüfte nicht gedreht und das Bein direkt hinter dem Körper angehoben ist **2**. Verharren Sie in der Endposition so lange wie möglich. Wechseln Sie nach einer kurzen Pause auf das andere Bein.

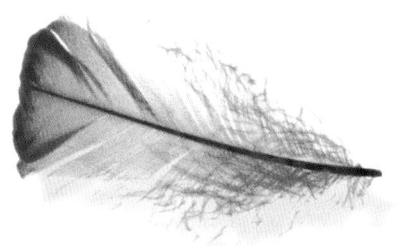

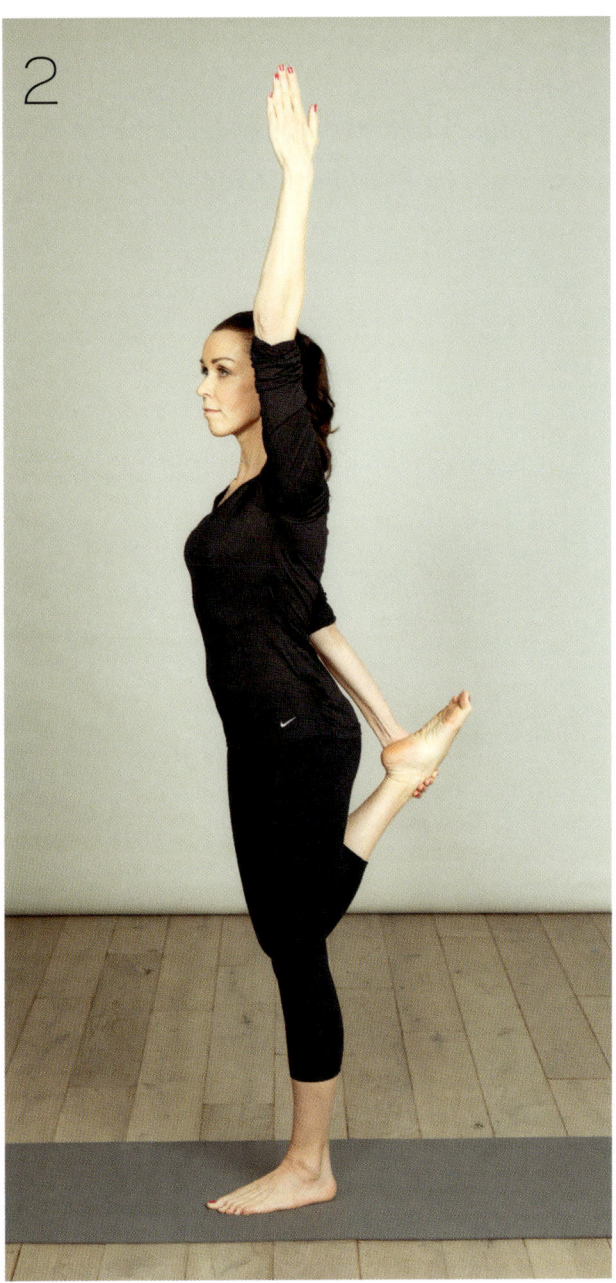

→ MEIN TIPP

Üben Sie bei Schwindel und Gleichgewichtsstörungen Standhaltungen, wie den Tänzer oder den Baum, regelmäßig - sie helfen, die Balance wiederzufinden. Stellen Sie sich dann in die Nähe einer Wand, damit Sie sich abstützen können. Falls Sie wackeln, seinen Sie entspannt mit sich, und steigern Sie langsam die Übungsdauer.

STUHL-FLOW

WIRKUNG **Stärkt das Durchhaltevermögen, gibt Kraft, vertieft die Atmung und regt den Stoffwechsel an.**

In drei Schritten durch die Übung

1   Stellen Sie die Füße dicht beieinander, sodass sich die großen Zehen berühren. Beugen Sie ausatmend die Knie, schieben Sie den Po nach hinten, und setzen Sie sich auf einen imaginären Stuhl. Strecken Sie gleichzeitig die Arme nach oben und ziehen Sie den Bauchnabel Richtung Wirbelsäule. Die Knie zeigen geradeaus nach vorne.

2   Breiten Sie tief einatmend die Arme seitlich in Schulterhöhe so weit wie möglich aus – als wollten Sie gleich jemanden ganz herzlich in Ihre Arme schließen. Die Handflächen zeigen nach vorne, die Schulterblätter streben zueinander und der Brustraum ist weit **3**.

3   Umarmen Sie sich tief ausatmend, runden Sie den Rücken und bringen Sie das Kinn zum Brustbein. Der Bauchnabel zieht gleichzeitig Richtung Wirbelsäule **4**. Öffnen Sie einatmend wieder weit die Arme. Wiederholen Sie den Flow insgesamt fünfmal. Kommen Sie zum Schluss in den aufrechten Stand und spüren Sie einen Moment nach.

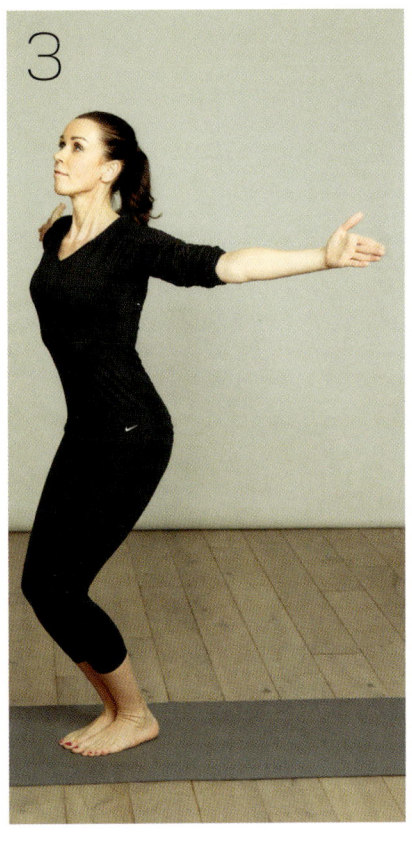

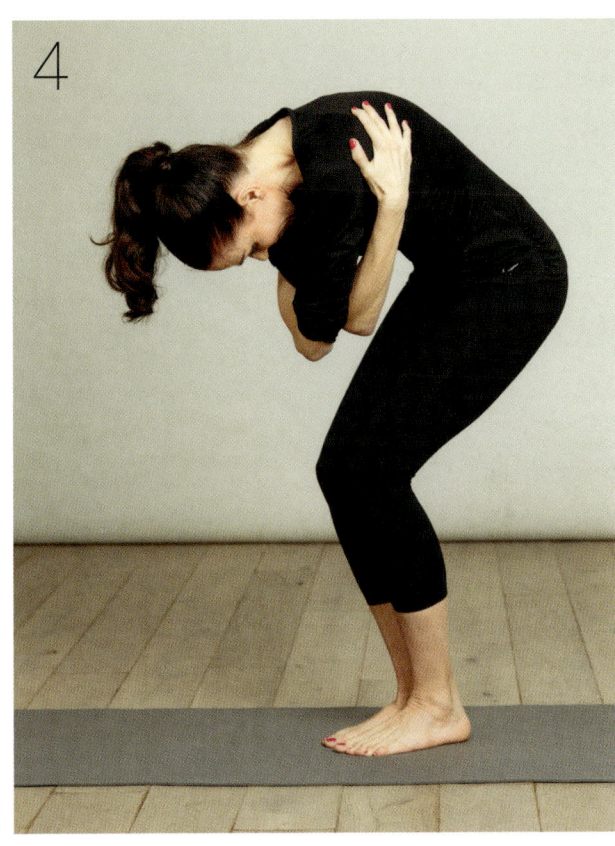

→ MEIN TIPP

Diese kraftvolle Haltung können Sie jederzeit auch ohne Yogamatte praktizieren – besonders, wenn Sie lange gesessen haben. Sie fördert den venösen und lymphatischen Rückfluss, da die Muskelpumpe in den Beinen aktiviert wird.

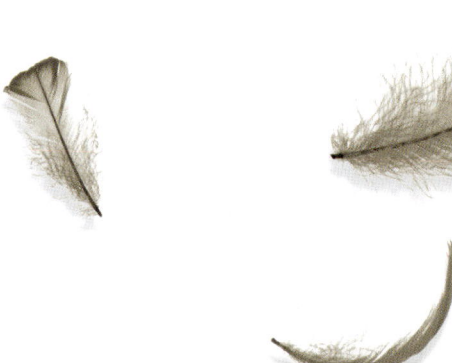

KRIEGER 1 MIT ADLERARMEN

WIRKUNG **Verleiht Zuversicht, stärkt das Durchhaltevermögen, gibt Kraft, dehnt die Schulterblätter und fördert eine freie Atmung.**

In drei Schritten durch die Übung

1   Stellen Sie sich in die Mitte der Yogamatte, machen Sie mit dem rechten Fuß einen großen Schritt nach vorn und mit dem linken einen Schritt nach hinten. Beugen Sie das rechte Bein, führen Sie das Knie ganz leicht nach außen. Stellen Sie den hinteren Fuß auf die Zehenspitzen und strecken Sie das Bein. Richten Sie das Becken parallel nach vorne aus.

2   Heben Sie einatmend die Arme angewinkelt an, legen Sie den linken Ellenbogen in den rechten, sodass sich Unterarme und Handrücken berühren. Die Ellenbogen streben auf Schulterhöhe nach vorne und die Schulterblätter ziehen Richtung Po. Die Unterarme und Finger zeigen senkrecht nach oben. Bringen Sie Spannung in die Arme, ziehen Sie die Schulterblätter auseinander **5**. Halten Sie fünf tiefe Atemzüge.

3   Wechseln Sie die Seite: Der linke Fuß ist vorn, der rechte hinten. Heben Sie für die Adlerarme einatmend die Arme angewinkelt an, legen Sie den rechten Ellenbogen in den linken, sodass sich die Unterarme und Handrücken berühren. Halten Sie fünf tiefe Atemzüge. Lösen Sie die Arme und bringen Sie die Füße nebeneinander.

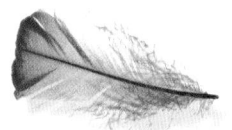

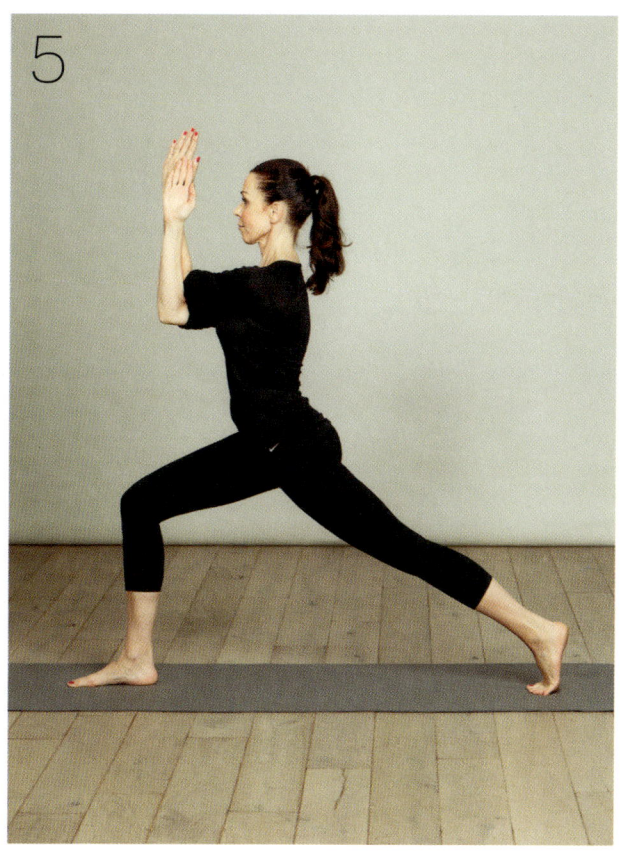

5

→ MEIN TIPP

Je größer Sie die Schrittweite wählen, desto anspruchsvoller ist es, das Becken parallel nach vorn auszurichten. Wählen Sie daher für die korrekte Ausführung der Übung eine für Sie passende Schrittweite.

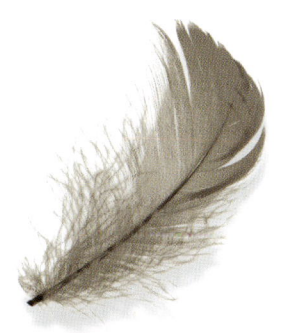

HERABSCHAUENDER HUND

WIRKUNG **Erfrischt den Geist, regeneriert das vegetative Nervensystem, verbessert die Atemkapazität, dehnt die Rückseite des Körpers und kräftigt die Arm- und Schultermuskulatur.**

In drei Schritten durch die Übung

1   Pressen Sie im Vierfüßlerstand die schulterbreit geöffneten Hände in den Boden, spreizen Sie die Finger und stellen Sie die Zehen auf.

2   Schieben Sie mit der Ausatmung den Po nach hinten oben, ohne den Rücken zu runden. Strecken Sie die Beine, senken Sie die Fersen ab und lassen Sie den Kopf entspannt hängen. Wenn Ihr Rücken sehr steif ist, beugen Sie die Beine etwas an. Je mehr Sie sie anbeugen, desto besser werden Sie den Rücken strecken können.

3   Ziehen Sie den Bauchnabel Richtung Wirbelsäule und die Schulterblätter Richtung Po. Drehen Sie die Oberarme von außen nach innen, sie tragen Ihr Gewicht. Dehnen Sie genüsslich die Rückseite des Körpers **6**. Verweilen Sie im herabschauenden Hund weitere drei bis fünf Atemzüge. Lassen Sie dann die Knie behutsam zum Boden sinken und spüren Sie im Sitzen einen Moment nach.

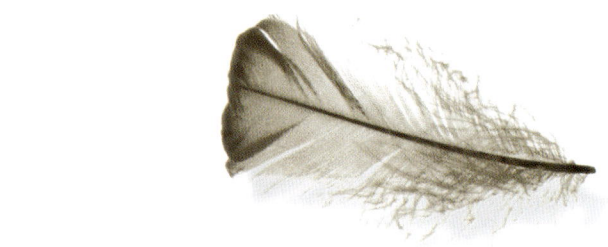

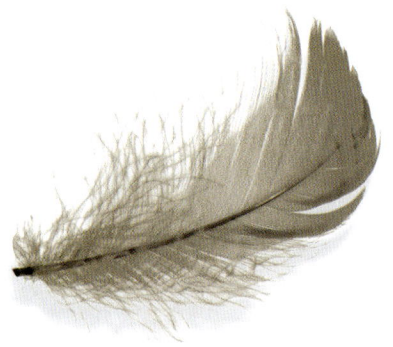

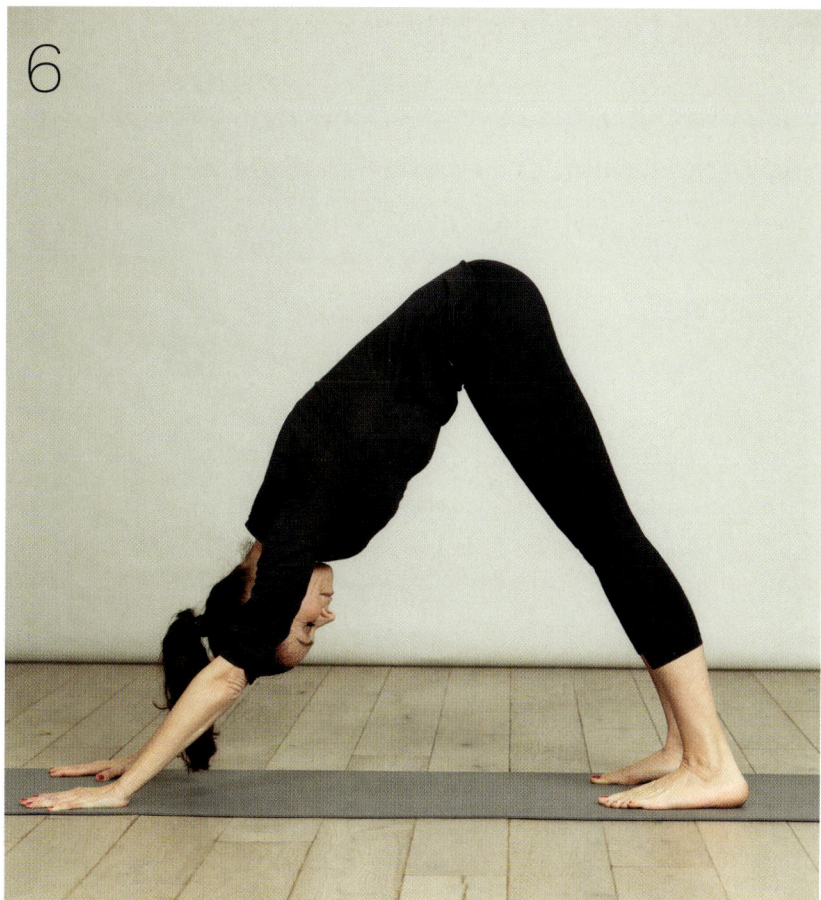

→ MEIN TIPP

Der herabschauende Hund hilft Ihnen, den Kopf
vollkommen »loszulassen« und den Geist zu entspannen. Stellen Sie sich vor, wie Sie sich mit jeder
Ausatmung mehr und mehr von schlechter
Stimmung befreien.

SEITSTÜTZ

WIRKUNG **Stärkt das Durchhaltevermögen, schenkt große innere Kraft, stabilisiert den Geist und kräftigt die gesamte Körpermuskulatur.**

In drei Schritten durch die Übung

1   Kommen Sie in den Vierfüßlerstand. Stellen Sie die Zehen auf, und strecken Sie ein Bein nach dem anderen nach hinten aus, bis Ihr Körper eine gerade Linie bildet.

2   Verlagern Sie Ihr Gewicht auf die rechte Hand und auf die rechte Fußaußenkante. Heben Sie Ihre linke Schulter, bis sie sich senkrecht über der rechten befindet. Strecken Sie den linken Arm senkrecht nach oben, sodass beide Arme eine Gerade bilden. Heben Sie die untere Hüfte nach oben, stabilisieren Sie den Körper in einer Linie **7**. Der Halt kommt aus der starken Körpermitte. Halten Sie drei bis fünf tiefe Atemzüge.

3   Führen Sie ausatmend die linke Hand langsam zum Boden und stellen Sie sie unter dem Kopf auf. Wiederholen Sie die Übung auf der anderen Seite.

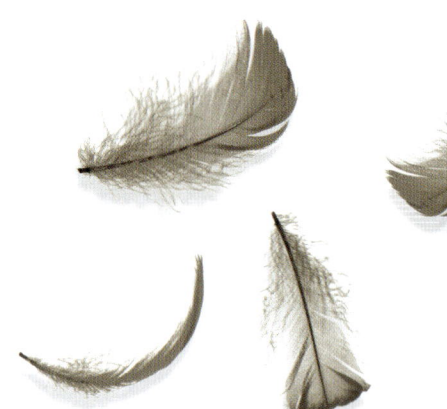

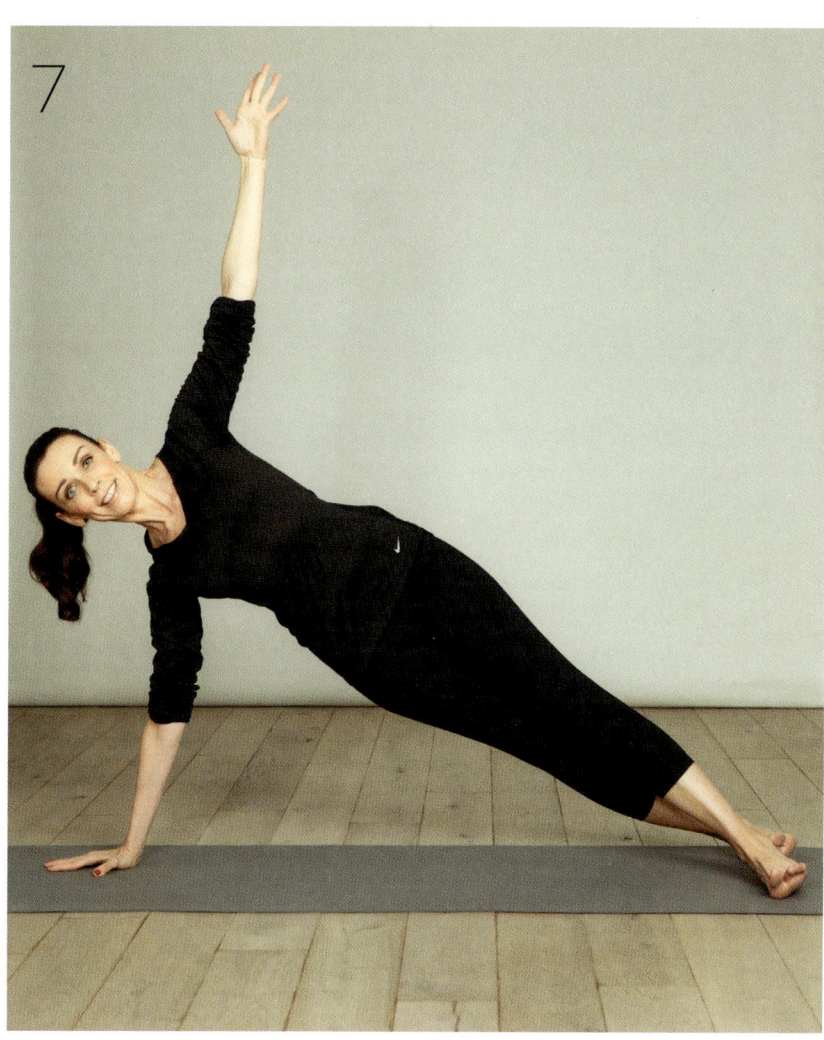

7

→ MEIN TIPP

Falls Ihnen noch die nötige Kraft für die Übung fehlt, probieren Sie den gestützten Seitstütz: Legen Sie sich dafür auf Ihre rechte Körperseite, sodass Kopf und Füße eine Linie bilden. Stellen Sie das linke Bein im rechten Winkel gebeugt vor dem Körper auf. Stützen Sie sich auf den rechten Unterarm am Boden ab. Der Ellenbogen befindet sich unter der Schulter. Heben Sie einatmend das Becken an, und drücken Sie sich kraftvoll vom Boden weg. Strecken Sie den linken Arm senkrecht nach oben. Wechseln Sie auf die andere Seite.

POWER-KATZE

WIRKUNG **Intensiviert den Stoffwechsel, stärkt das Durchhaltevermögen, gibt Kraft und sorgt für Ausdauer.**

In drei Schritten durch die Übung

1   Kommen Sie in den Vierfüßlerstand. Die Hände befinden sich unter den Schultern, die Knie unter den Hüften. Strecken Sie mit einer tiefen Einatmung das rechte Bein weit nach hinten. Flexen Sie den Fuß, sodass die Zehen zum Boden zeigen. Der Nacken ist in Verlängerung der Wirbelsäule **8**.

2   Ziehen Sie tief ausatmend den Bauchnabel Richtung Wirbelsäule, beugen Sie das rechte Knie, führen es Richtung gesenkten Kopf, und runden Sie den Rücken. Bringen Sie Knie und Nase so dicht es geht zueinander. Schieben Sie die Schulterblätter auseinander **9**.

3   Strecken sie tief einatmend das Bein wieder nach hinten. Wiederholen Sie insgesamt zehn Atemzüge und synchronisieren Sie die Atmung mit der Bewegung. Üben Sie dann mit dem linken Bein.

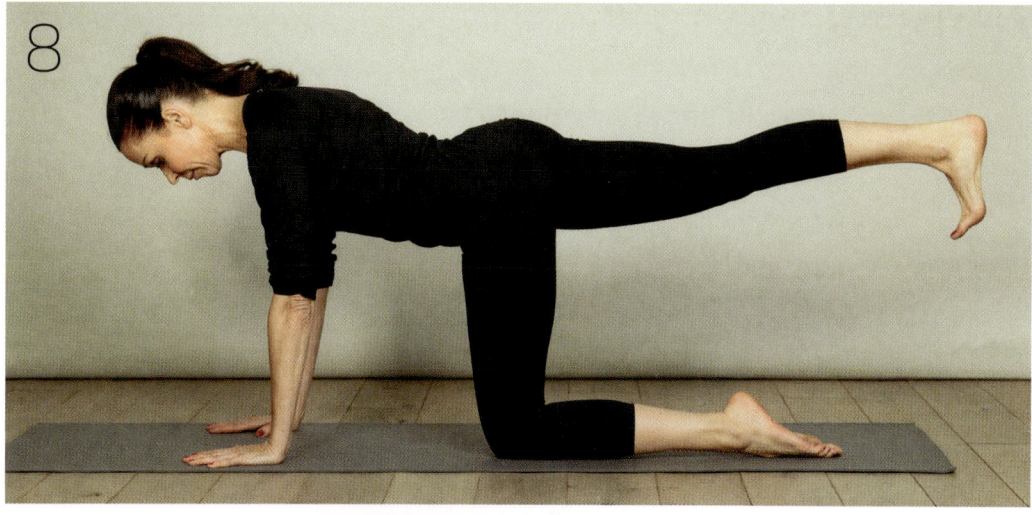

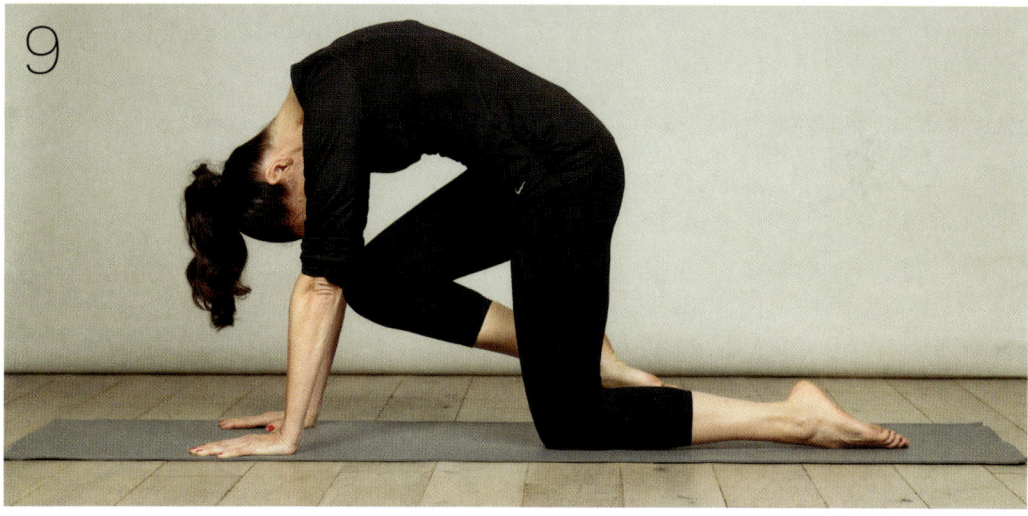

→ MEIN TIPP

Beginnen Sie in einem langsamen Atemrhythmus zu üben, steigern Sie in der Folge das Tempo. Finden Sie Ihre eigene Geschwindigkeit, um neue Energie zu mobilisieren.

DREHSITZ

WIRKUNG **Vermittelt Zufriedenheit, gleicht energetische Ungleich-gewichte zwischen den Körperhälften aus, beruhigt den Geist, verbessert die Verdauung und regt die Flankenatmung an.**

In drei Schritten durch die Übung

1   Setzen Sie sich mit gestreckten Beinen auf Ihre Yogamatte. Stellen Sie den rechten Fuß an der Innenseite des rechten Beines auf Kniehöhe auf. Das linke Bein ist gestreckt, der Fuß ist geflext, sodass die Zehen nach oben zeigen. Wenn Sie Mühe haben, gerade zu sitzen, legen Sie sich eine zusammengefaltete Decke oder ein flaches Kissen unter den Po.

2   Legen Sie die Hände um das rechte Knie. Richten Sie die Wirbelsäule lang auf, heben Sie den Brustkorb an. Strecken Sie einatmend den rechten Arm senkrecht nach oben, und stellen Sie die Hand ausatmend in einer Halbkreis-bewegung hinter dem Po ab. Umgreifen Sie mit dem linken Arm das rechte Knie und legen Sie die Hand auf den Oberschenkel. Ziehen Sie die Schultern weg von den Ohren.

3   Richten Sie einatmend die Wirbelsäule auf, und drehen Sie ausatmend die Wirbelsäule ein wenig weiter nach rechts. Der Kopf folgt der Drehbewegung, der Blick geht schräg nach rechts hinten. Der Nacken ist lang. Drehen Sie die rechte Hüfte etwas nach vorn und die linke etwas nach hinten **10**. Bleiben Sie fünf bis zehn Atemzüge, wechseln Sie dann die Seite.

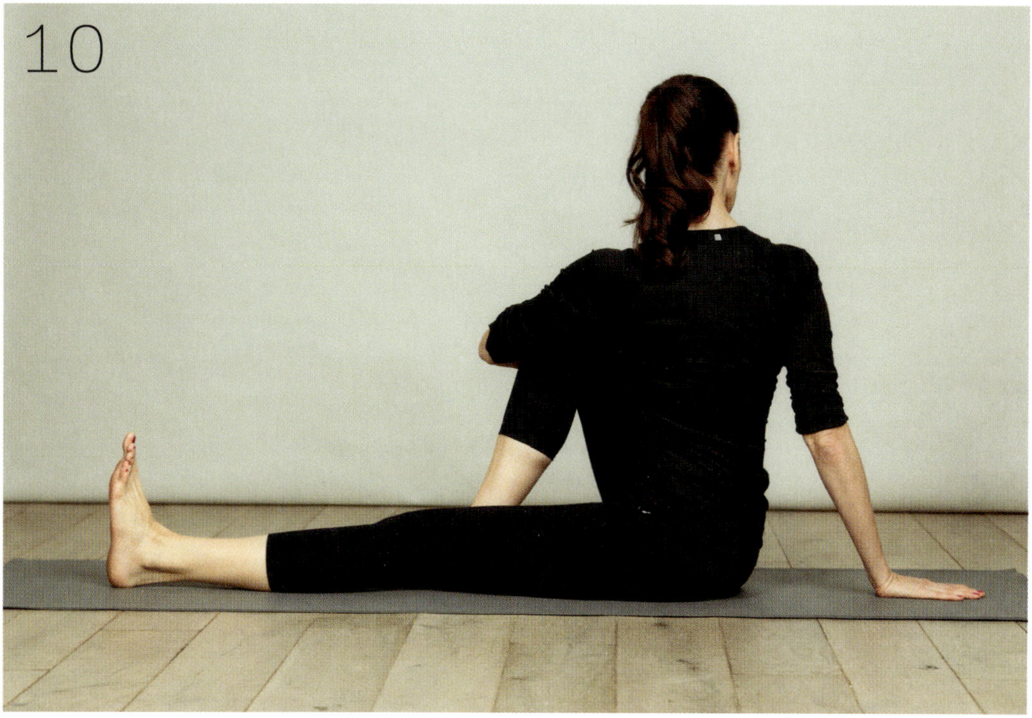

10

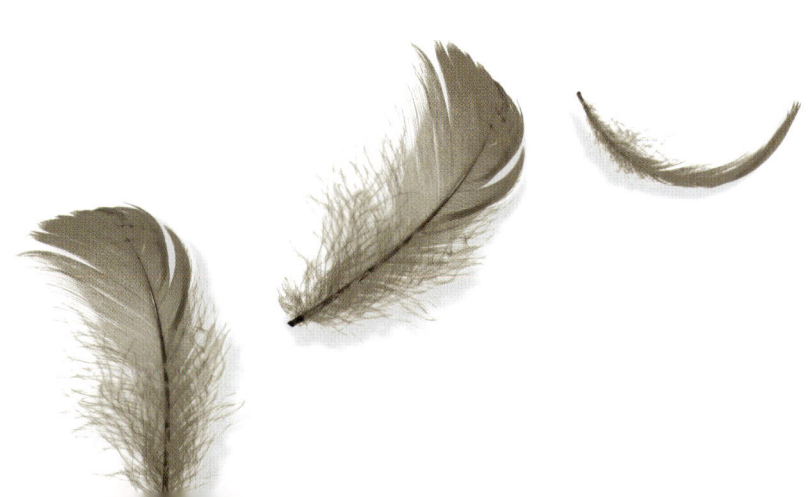

→ MEIN TIPP

Der Drehsitz hat eine entgiftende Wirkung. Unterstützen Sie den Körper darin, indem Sie tief in den Bauch ein- und ausatmen.

FERSENSITZ

WIRKUNG Hilft ins Hier und Jetzt zurückzufinden, erdet durch den Kontakt zum Boden und harmonisiert Körper und Geist.

In drei Schritten durch die Übung

1   Kommen Sie in den Fersensitz und legen Sie die Hände auf die Oberschenkel. Spüren Sie Ihre innere Mittelachse und richten Sie sich an ihr nach oben und unten aus. Entspannen Sie Schultern und Gesicht. Finden Sie eine Position für Ihren Kopf, in der sich der Nacken wohlfühlt. Schließen Sie die Augen **11**.

2   Atmen Sie ruhig und tief. Fangen Sie an, in Gedanken Ihre Atmung mitzuzählen: Zählen Sie bei der Einatmung bis drei und bei der Ausatmung bis sechs. Erhöhen Sie nach kurzer Zeit auf vier bei der Ein- und auf acht bei der Ausatmung. Üben Sie so einige Minuten.

3   Lösen Sie den Sitz, indem Sie die Beine nach vorne ausstrecken. Kreisen Sie einige Male die Füße, um die Durchblutung wieder anzuregen.

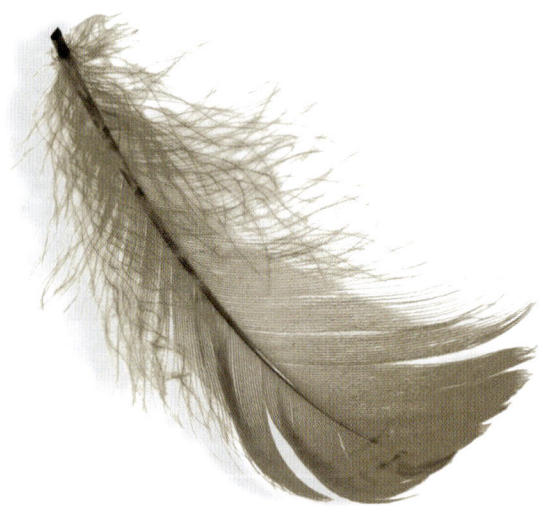

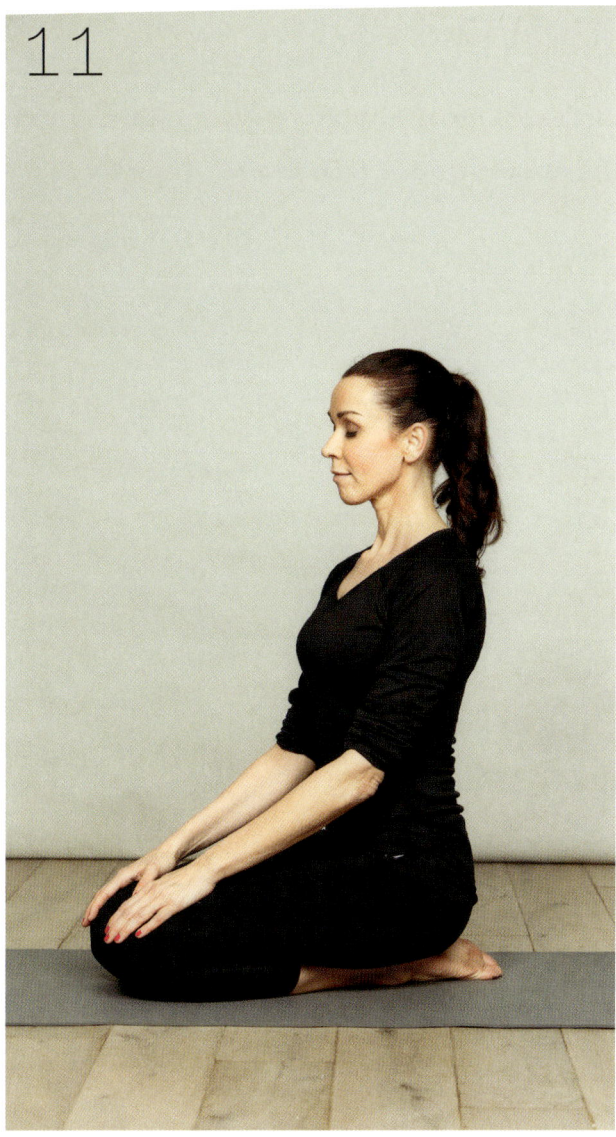

→ MEIN TIPP

Falls Sie sich nicht auf Ihre Fersen setzen können,
legen Sie ein Kissen unter die Fußrücken oder
zwischen Ober- und Unterschenkel - so schlafen
die Beine auch nicht so schnell ein.

REGENERATIVER SCHULTERSTAND

WIRKUNG **Erfrischt bei Müdigkeit und Erschöpfung, regeneriert das Nervensystem und hilft, eine neue Sichtweise zu finden.**

In drei Schritten durch die Übung

1   Legen Sie ein dickes Kissen oder einen Deckenstapel vor eine Wand. Setzen Sie sich seitlich zur Wand auf das Kissen. Neigen Sie den Oberkörper zum Raum, stellen Sie die Hände hinter dem Rücken auf, und legen Sie ein Bein nach dem anderen gegen die Wand. Die Fußsohlen zeigen zur Decke. Legen Sie den Oberkörper auf dem Boden ab.

2   Bringen Sie die Arme seitlich vom Körper entspannt auf den Boden. Die Handflächen zeigen zur Decke. Schließen Sie die Augen und atmen Sie in den Bauch ein und aus **12**. Entspannen Sie auch Nacken, Schultern, Beine und Füße. Geben Sie mit jeder Ausatmung Ihr Körpergewicht in den Boden und das Kissen ab. Bleiben Sie einige Minuten in dieser Haltung.

3   Zum Verlassen des regenerativen Schulterstands lösen Sie die Beine von der Wand und kommen Sie langsam über die Seite zum Sitzen.

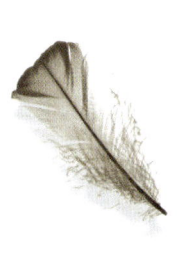
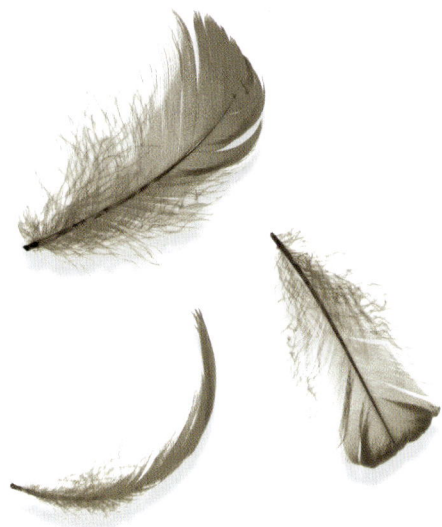

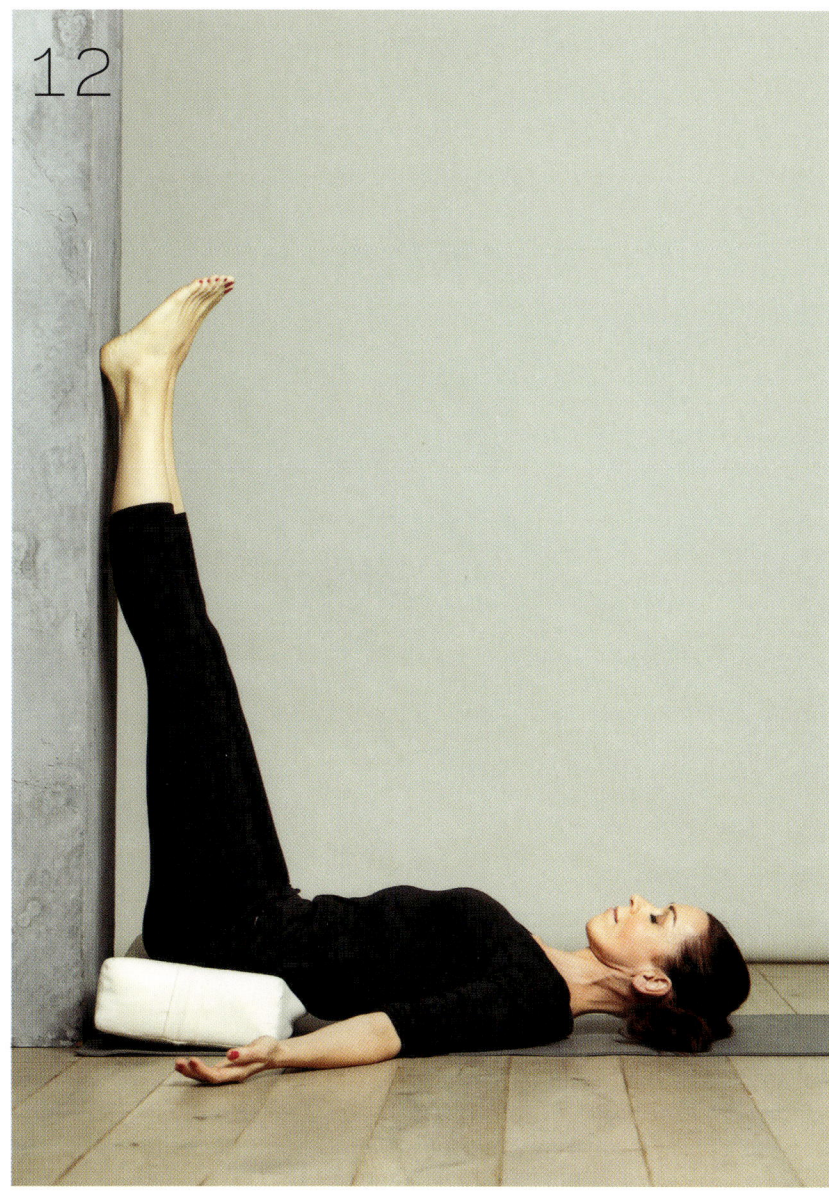

➜ MEIN TIPP

Anstatt die Arme seitlich abzulegen, können Sie auch eine Hand oberhalb und die andere unterhalb des Bauchnabels legen. So spüren Sie, wie sich die Bauchdecke mit der Atmung hebt und senkt. Das hat eine beruhigende Wirkung.

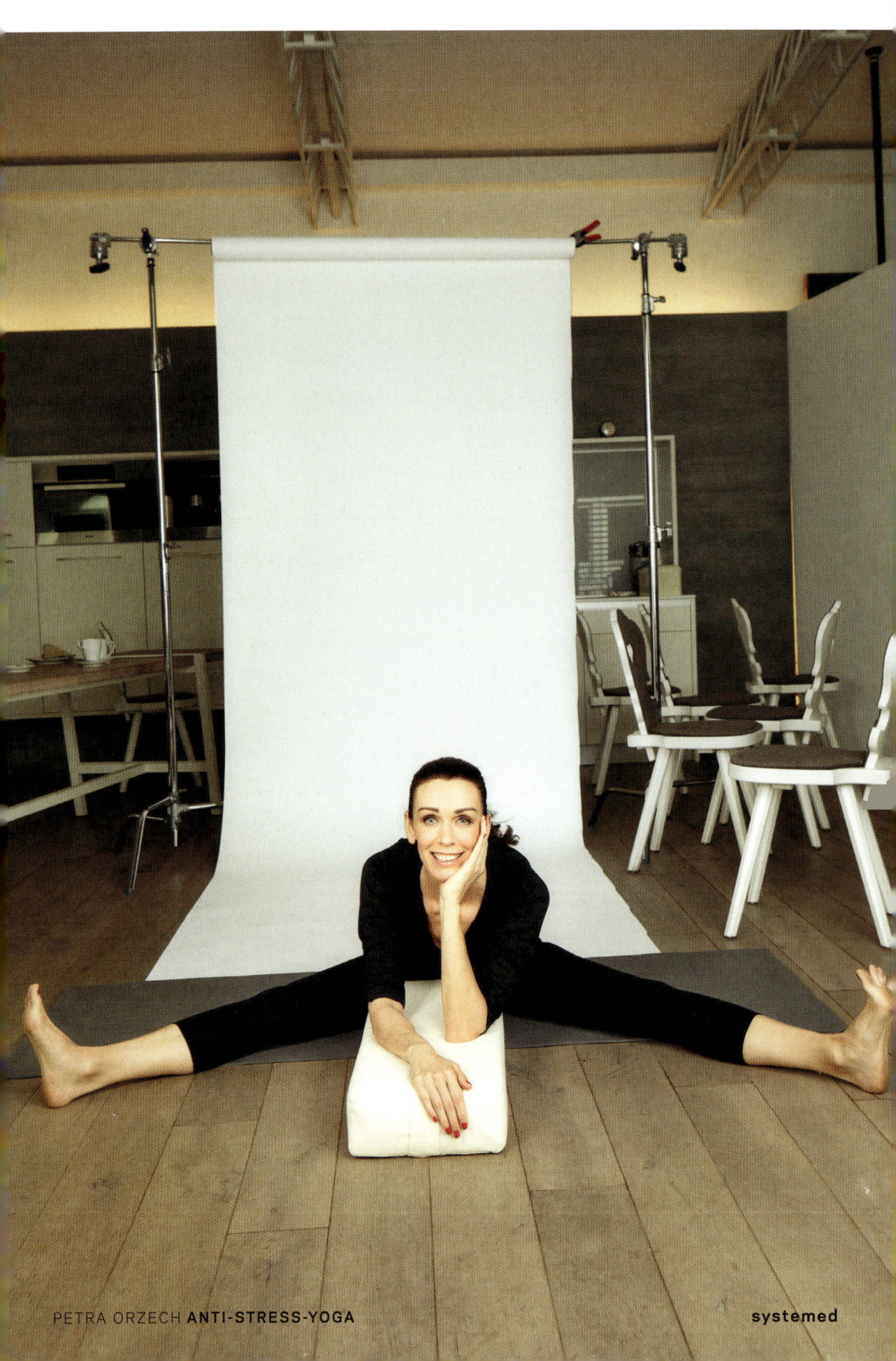

GOOD-NIGHT-YOGA
SORGT FÜR EINEN ERHOLSAMEN SCHLAF

Wer gestresst ist, schläft schlecht. Das ist ganz normal. Machen Sie sich deswegen nicht zu viele Gedanken, sonst vergrößern Sie Ihren Stress noch mehr und schlafen noch schlechter. Fachleute vermuten, dass viele Schlafprobleme auf einen unvorteilhaften Umgang mit Stress zurückzuführen ist. Denn nicht abgebauter Stress lässt Kopf und Körper das Schlafen verlernen. Es gibt kein Zaubermittel gegen Schlafstörungen, doch oft helfen entspannende Yogaübungen. Sie lassen altes, schlechtes Schlafverhalten vergessen. Gleichzeitig sorgen Sie dafür, dass sich neue, geeignete Angewohnheiten einschleichen. Probieren Sie es – vielleicht wird dieses sanfte Good-Night-Yogaprogramm ja zu Ihrem neuen »Einschlafritual«. Es hilft Ihnen dabei, abzuschalten und den Stress des Tages hinter sich zu lassen. Noch ein Tipp: Üben Sie etwa eine Stunde vor dem Schlafengehen in bequemer Kleidung und vielleicht auch schon in Nähe Ihres Bettes.

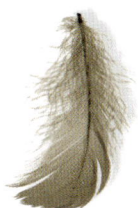

HALTEN SIE FOLGENDE HILFSMITTEL BEREIT

Yogagurt, Yogablock und Yogabolster. Alternativ können Sie auch einen Bademantelgürtel, ein dickes Buch und Kissen oder Decken zum Üben nehmen.

RELAX-SCHULTERBRÜCKE

WIRKUNG **Entspannt Körper und Geist, kräftigt das Zwerchfell und dehnt sanft die Oberkörpervorderseite.**

In drei Schritten durch die Übung

1   Kommen Sie auf Ihrer Yogamatte in Rückenlage, stellen Sie die Füße hüftbreit nah am Po auf. Die Zehen zeigen gerade nach vorne.

2   Heben Sie das Becken und platzieren Sie einen Yogablock (alternativ ein dickes Buch) quer oder hochkant unter Ihrem Kreuzbein. Legen Sie Arme mit den Handflächen nach oben neben den Körper. Die Knie zeigen nach vorne **1**.

3   Geben Sie Ihr Körpergewicht an den Yogablock ab. Atmen Sie zehnmal ruhig und tief in den Bauch ein und aus. Um die Haltung zu verlassen, heben Sie die Fersen, ziehen Sie den Yogablock heraus und rollen Sie den Rücken Wirbel für Wirbel ab.

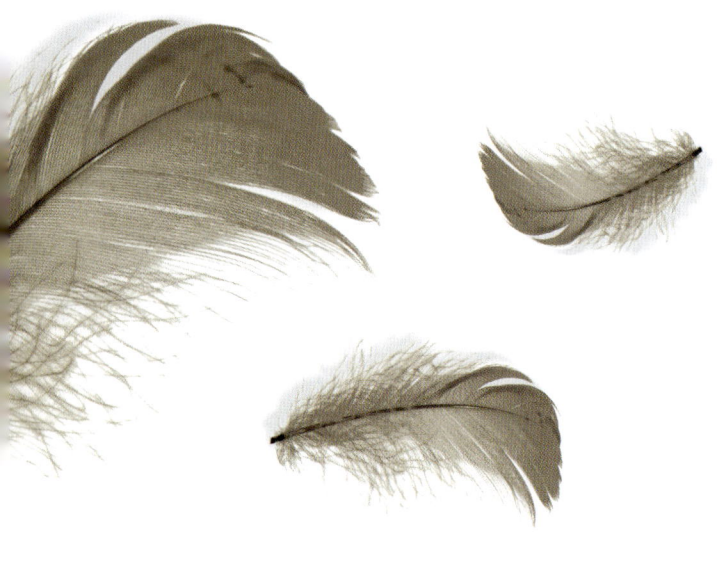

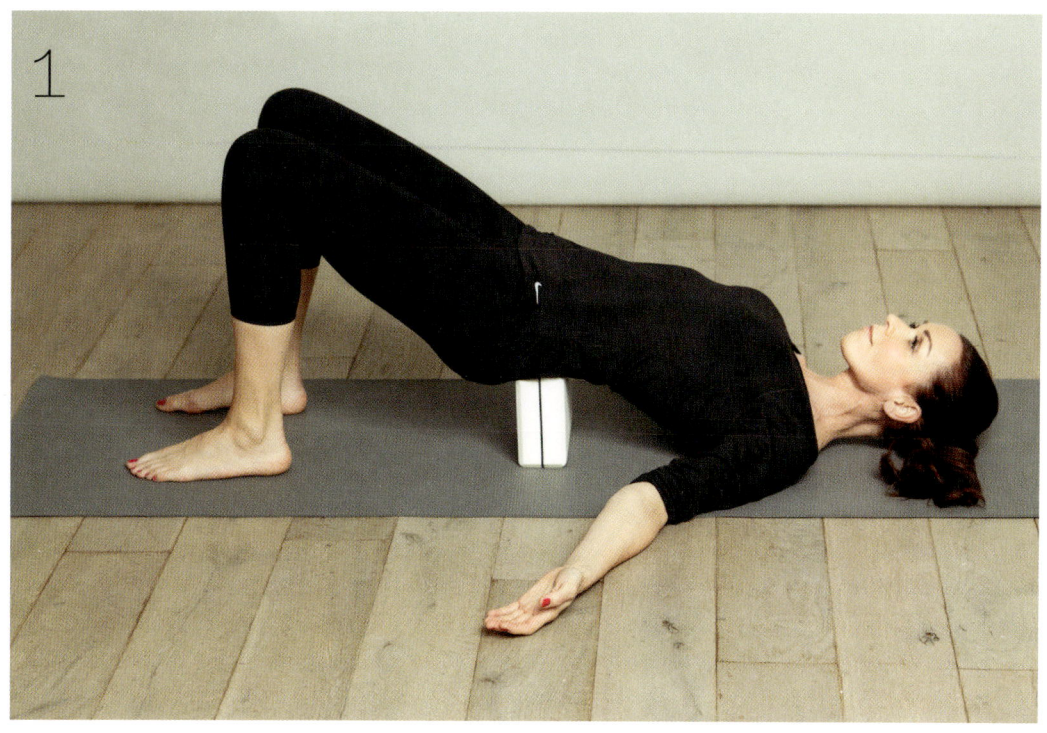

1

→ MEIN TIPP

**Probieren Sie auch mal diese Variante: Legen Sie
Ihre Hände rechts und links vom Bauchnabel ab.
Üben Sie bei jeder Einatmung etwas Widerstand
auf den Bauch aus und bei jeder Ausatmung etwas
Druck. Das unterstützt eine träge Verdauung.**

LIEGENDE BEINDEHNUNG

WIRKUNG Entstaut die Beine und schafft Länge in der Beinrückseite.

In drei Schritten durch die Übung

1. Kommen Sie in Rückenlage. Ziehen Sie ausatmend mit beiden Händen das rechte Knie zur Brust. Das linke Bein ist gestreckt, der Fuß geflext, die Zehen zeigen nach oben. Ziehen Sie die Schultern weg von den Ohren. Halten Sie fünf Atemzüge.

2. Legen Sie einen Yogagurt oder einen Bademantelgürtel um die rechte Fußsohle, greifen Sie beide Enden vom Gurt und strecken Sie einatmend das Bein. Ziehen Sie ausatmend das rechte Bein näher zum Körper heran. Der untere Rücken bleibt am Boden. Schieben Sie die rechte Hüfte nach unten, damit das Becken parallel ausgerichtet bleibt. Halten Sie die Dehnung fünf bis zehn Atemzüge **2**.

3. Drehen Sie nun die rechte Fußspitze vom gestreckten Bein in Richtung linke Schulter. Dadurch verstärken Sie die Dehnung. Halten Sie weitere drei bis fünf Atemzüge. Lösen Sie den Gurt, ziehen Sie das rechte Knie mit beiden Händen noch einmal zur Brust, legen Sie das Bein ab und wiederholen Sie die Übung auf der anderen Seite.

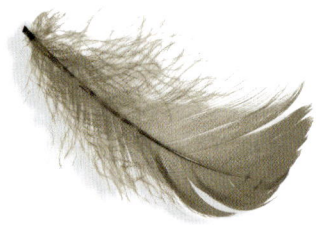

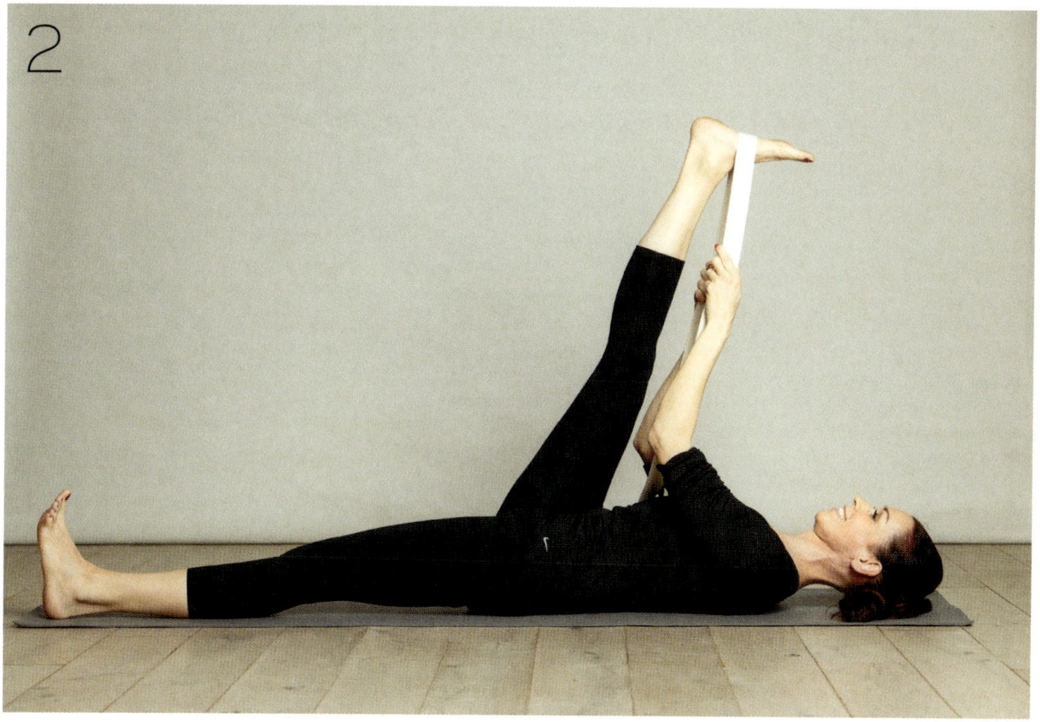

→ **MEIN TIPP**
Wenn Ihnen am Abend mehr nach einer sanften
Dehnung ist, stellen Sie jeweils das am Boden
liegende Bein auf. Das Bein in der Luft bleibt
aber gestreckt.

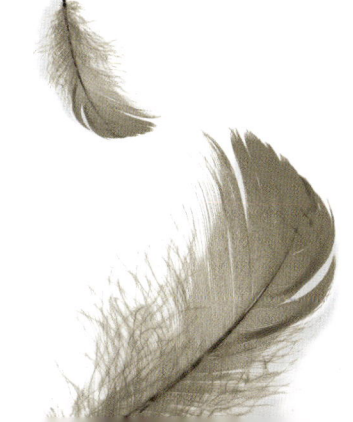

UMGEKEHRTE TAUBE

WIRKUNG **Sorgt für Ausgeglichenheit, verschafft innere Klarheit und dehnt die Leisten.**

In drei Schritten durch die Übung

1   Ziehen Sie in Rückenlage mit beiden Händen das rechte Knie zur Brust. Das linke Bein ist gestreckt, der Fuß geflext, die Zehen zeigen nach oben. Ziehen Sie die Schultern weg von den Ohren.

2   Greifen Sie nun mit der rechten Hand das rechte Knie und mit der linken Hand das rechte Fußgelenk von außen. Ziehen Sie ausatmend den rechten Fuß Richtung Oberkörper, sodass der Unterschenkel parallel zum Rumpf ausgerichtet ist. Atmen Sie ein, und ziehen Sie ausatmend den Unterschenkel so dicht es geht zum Oberkörper ran. Der untere Rücken bleibt am Boden. Schieben Sie die rechte Hüfte nach unten, damit das Becken parallel ausgerichtet bleibt **3**. Halten Sie fünf Atemzüge.

3   Lösen Sie die Haltung, strecken Sie das rechte Bein senkrecht nach oben, schütteln Sie es leicht aus und legen Sie es dann auf dem Boden ab. Wiederholen Sie die Übung auf der anderen Seite.

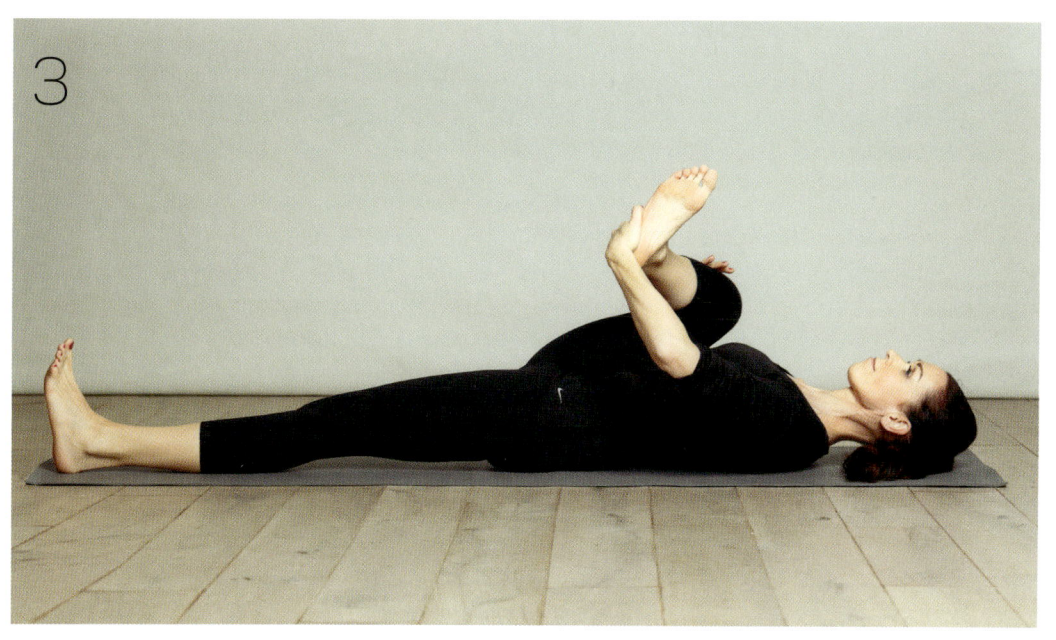

3

→ **MEIN TIPP**
**Praktizieren Sie die umgekehrte Taube bitte nicht,
wenn Sie Hüft- und Kniegelenksbeschwerden haben.**

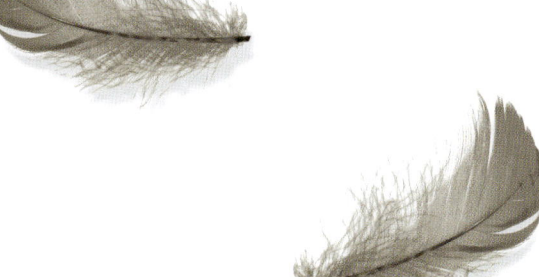

KROKODIL

WIRKUNG **Optimiert die Verdauung, wirkt entspannend, lindert Nacken- und Schulterschmerzen.**

In drei Schritten durch die Übung

1 Kommen Sie in Rückenlage, breiten Sie die Arme seitlich in Schulterhöhe aus. Die Handflächen zeigen zum Boden. Ziehen Sie die Schulterblätter zur Seite und nach unten Richtung Po. Stellen Sie die Beine gebeugt auf, heben Sie das Becken und verlagern es etwa eine Handbreit nach links.

2 Legen Sie das linke Bein auf den Boden und stellen Sie den rechten Fuß auf das linke Knie. Führen Sie langsam das rechte Knie nach links, Richtung Boden. Sobald die rechte Schulter beginnt, sich vom Boden zu lösen, halten Sie inne – Sie haben Ihre vorläufige Endposition erreicht. Drehen Sie den Kopf nach rechts, bleiben Sie entspannt im Nacken **4**.

3 Kommen Sie mit jeder Ausatmung mehr in die Drehung, indem Sie das Knie etwas weiter sinken lassen. Verweilen Sie so lange im Krokodil, wie es Ihnen angenehm ist. Um die Haltung zu verlassen, führen Sie das rechte Knie zurück zur Mitte und lassen Sie es auf den Boden gleiten. Spüren Sie einen Moment nach. Wiederholen Sie die Haltung nach rechts gedreht.

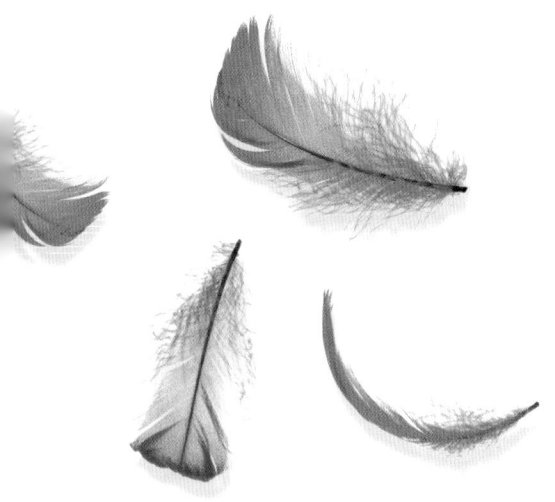

4

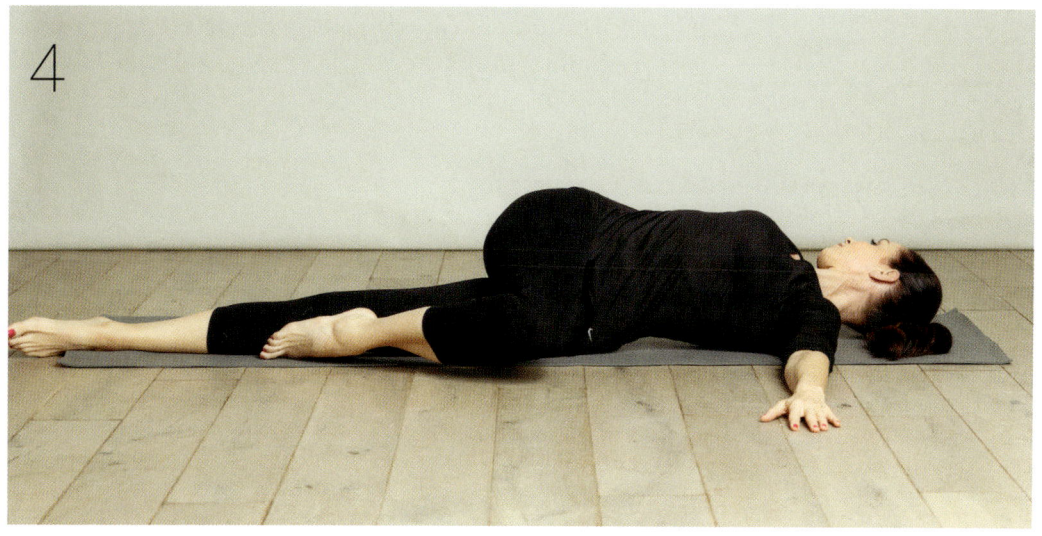

→ MEIN TIPP

Falls während der Drehung in der Wirbelsäule knackt,
brauchen Sie keine Angst zu bekommen, es renken
sich nur ausgerenkte Wirbelgelenke wieder ein.

ENTSPANNTER HUND

WIRKUNG **Entlastet die Wirbelsäule, beruhigt das Nervensystem und entspannt den Nacken.**

In drei Schritten durch die Übung

1   Kommen Sie in den Vierfüßlerstand. Die Hände befinden sich unter den Schultern, die Knie unter den Hüften. Platzieren Sie ein Yogabolster der Länge nach unter Ihrem Brustbein. Statt eines Bolsters können Sie auch zwei gefaltete Decken oder einen Yogablock verwenden. Legen Sie die Stirn auf der Stütze ab.

2   Pressen Sie die aufgefächerten Finger in den Boden, und ziehen Sie die Schultern Richtung Po. Atmen Sie tief ein. Ziehen Sie ausatmend den Bauchnabel Richtung Wirbelsäule, heben Sie gleichzeitig die Knie und strecken Sie die Beine. Aktivieren Sie die Armmuskulatur. Ziehen Sie Ihr Steißbein vom Kopf weg, während Sie gleichzeitig die Beinrückseiten verlängern **5**.

3   Spüren Sie, wie durch das Ablegen des Kopfes der Nacken entspannt und der Geist zur Ruhe kommt. Bleiben Sie mindestens zehn Atemzüge in dieser Position. Um die Haltung zu verlassen, senken Sie die Knie zum Boden ab, bringen Sie den Po zu den Fersen und die Stirn auf den Boden. Die Arme liegen seitlich vom Körper. Spüren Sie einen Moment nach.

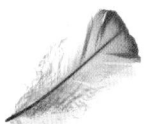

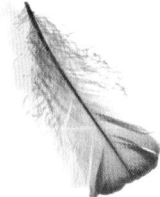

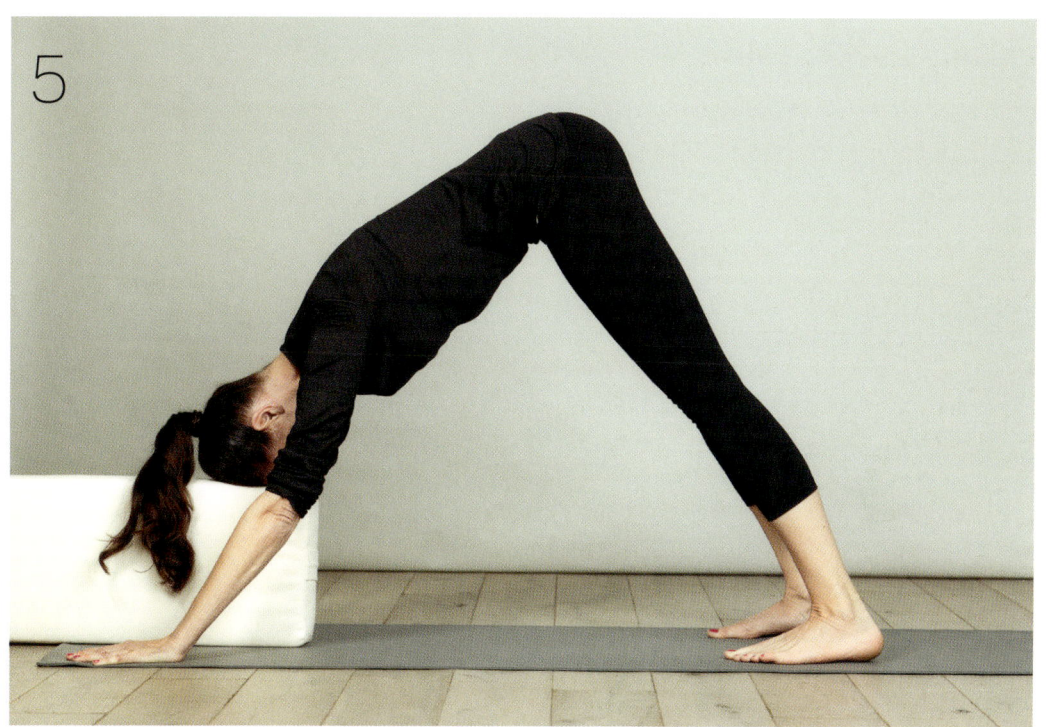

5

➜ **MEIN TIPP**

Nutzen Sie die wohltuende Wirkung von Düften, indem Sie ein mit
ätherischem Lavendelöl beträufeltes Tuch auf Bolster, Decke oder
Block legen. Sie werden schnell die beruhigende und schlaffördernde
Wirkung des Lavendeldufts spüren.

REGENERATIVE WEITE VORBEUGE

WIRKUNG **Hilft bei Schlafstörungen, entspannt die Bauchorgane und regeneriert den Geist sowie die Sinnesorgane.**

In drei Schritten durch die Übung

1   Kommen Sie im Sitzen in eine weite Grätsche. Platzieren Sie vor sich längs ein Yogabolster, einen Yogablock oder zwei gefaltete Decken. Strecken Sie die Beine, flexen Sie die Füße und ziehen Sie die Zehen Richtung Decke. Die Kniescheiben zeigen auch nach oben.

2   Stellen Sie die Fingerspitzen hinter Ihrem Rücken auf, ziehen Sie die Schultern weg von den Ohren, und bringen Sie die Schulterblätter dicht zueinander. Längen Sie einatmend die Wirbelsäule und heben Sie das Brustbein. Kommen Sie ausatmend, vom Brustbein geführt, mit langem Rücken nach vorne. Legen Sie Oberkörper und Stirn auf der Stütze ab **6**.

3   Geben Sie Ihr ganzes Körpergewicht an die Stütze ab. Lassen Sie sämtliche Spannungen los, sodass Sie mit jeder Ausatmung tiefer mit der Übung verschmelzen. Bleiben Sie mindestens zehn Atemzüge in dieser Position. Um die Haltung zu verlassen, rollen Sie sich mit rundem Rücken auf. Ziehen Sie die angewinkelten Beine dicht zum Rumpf heran, spüren Sie einen Moment nach.

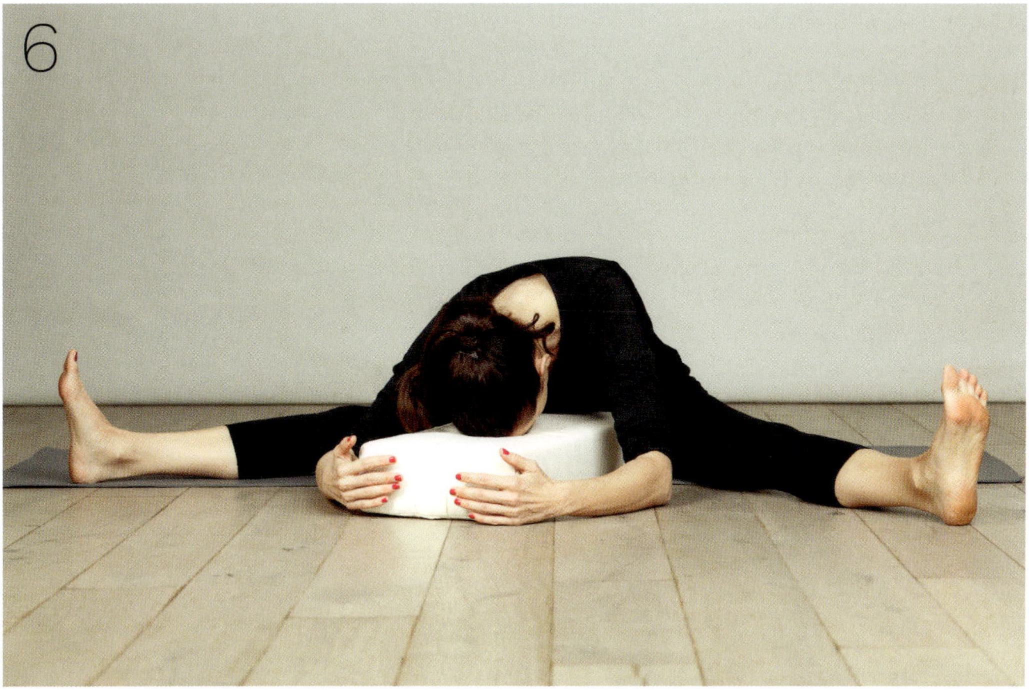

6

→ MEIN TIPP

Beim Üben regenerativer Übungen sollten Sie Ihren Körper die ganze
Zeit warm halten. Ziehen Sie also unbedingt kuschelige, bequeme
Kleidung an.

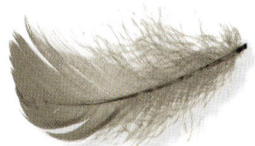

RELAX-SCHILDKRÖTE

WIRKUNG **Öffnet den Rücken als Atemraum, hilft bei Schlafstörungen, regt die Verdauung an und beruhigt das Nervensystem.**

In drei Schritten durch die Übung

1   Grätschen Sie im Sitzen die Beine. Platzieren Sie vor sich längs ein Yoga-bolster, einen Yogablock oder zwei gefaltete Decken. Beugen Sie die Beine leicht, sodass die Fußsohlen zueinander zeigen. Lassen Sie ausatmend erst den Bauch und dann die Stirn auf die Stütze sinken, und umgreifen Sie die Stütze mit den Armen. Schließen Sie die Augen **7**.

2   Geben Sie Ihr ganzes Gewicht an die Stütze ab. Entspannen Sie die Gesichtsmuskeln, Bauchorgane und den Rücken. Atmen Sie ruhig und tief in den Bauch. Verweilen Sie in dieser Position mindestens zwei Minuten.

3   Um die Haltung zu verlassen, drücken Sie sich mithilfe der Hände langsam zum Sitzen zurück. Spüren Sie in Rückenlage einen Moment nach.

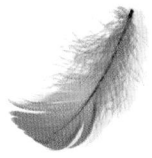

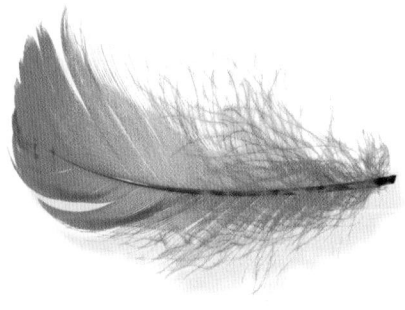

7

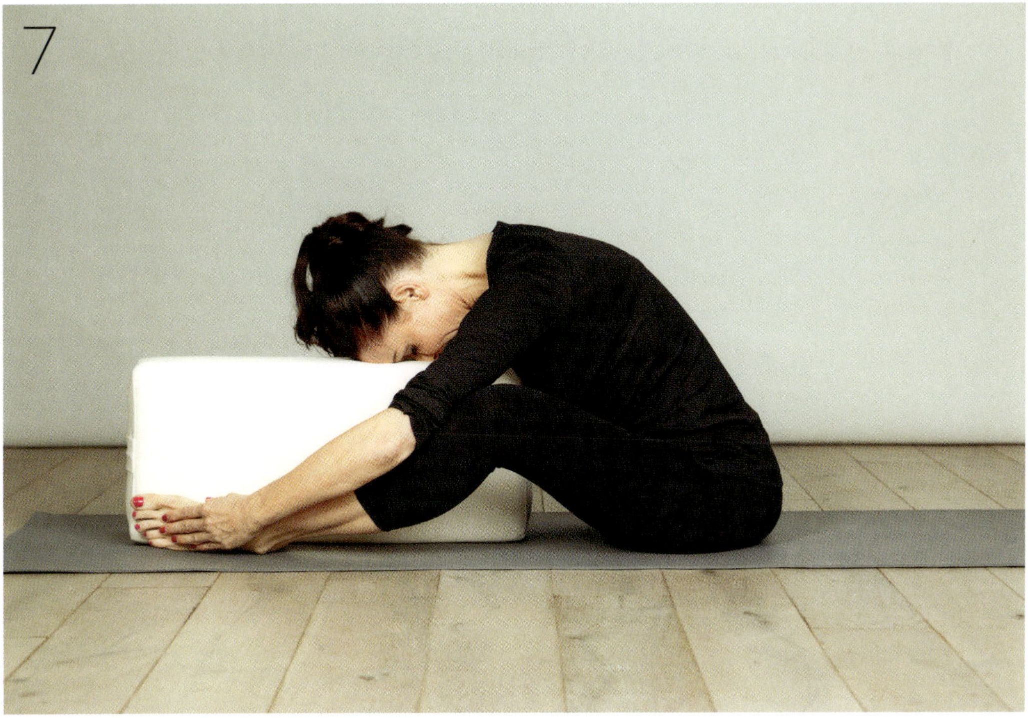

→ MEIN TIPP

Wenn Sie die Körperspannung in dieser Haltung nicht loslassen können, richten Sie Bolster, Decken und Block so ein, dass Sie Ihr Körpergewicht vollständig abgeben können – vielleicht ist auch eine Kombination aller drei Hilfsmittel die perfekte Lösung für Sie.

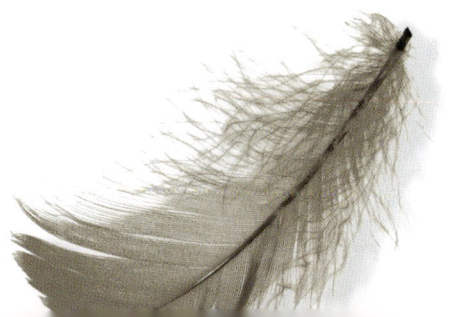

RUHENDER SCHMETTERLING

WIRKUNG Beruhigt das Nervensystem, öffnet die Leisten und den Brustraum und fördert die Durchblutung im Bauch- und Beckenraum.

In drei Schritten durch die Übung

1   Legen Sie sich in Rückenlage auf ein längs ausgerichtetes Yogabolster oder auf zwei gefaltete Decken. Die untere Kante der Stütze befindet sich im Kreuzbein. Falls sich das unangenehm anfühlt, schieben Sie die Stütze etwas weiter nach oben.

2   Stellen Sie die Füße auf, lassen Sie die Knie auseinanderfallen, sodass sie Richtung Boden streben. Die Fußsohlen berühren sich. Strecken Sie die Arme seitlich aus, die Handflächen zeigen nach oben. Schließen Sie die Augen **8**.

3   Atmen Sie ruhig und tief in den Bauch. Lassen Sie mit jeder Ausatmung die Spannung in Hüften und Leisten los. Verweilen Sie in dieser Position mindestens zwei Minuten. Um die Haltung zu verlassen, führen Sie die Knie langsam zusammen. Entfernen Sie die Stütze unter dem Rumpf und spüren Sie in Rückenlage einen Moment nach.

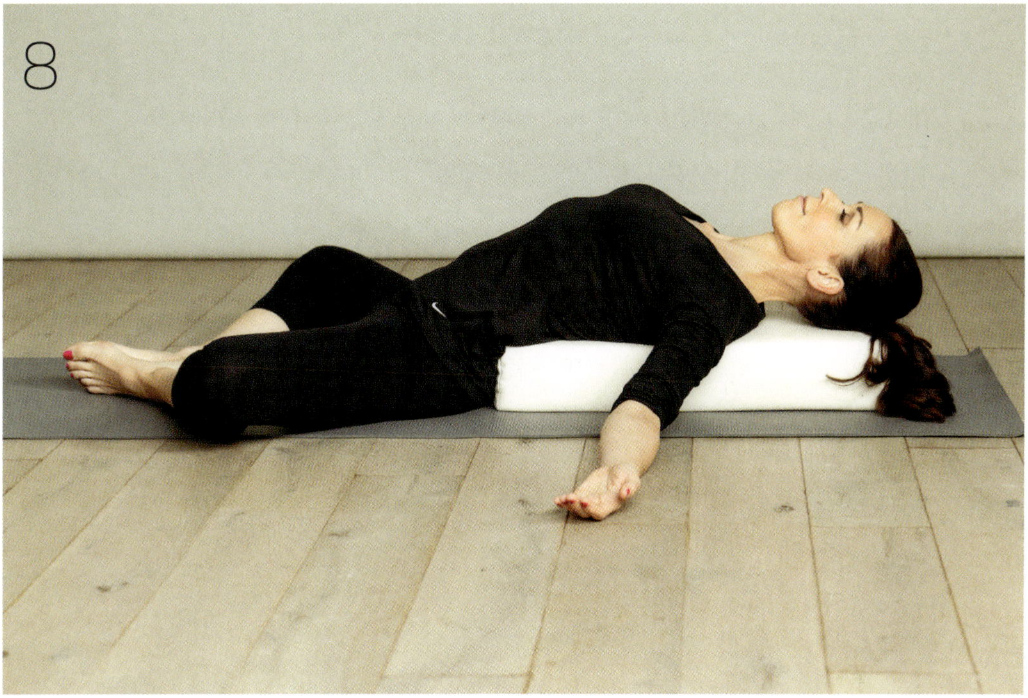

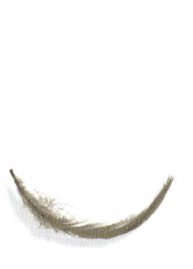

8

→ **MEIN TIPP**

Falls Ihnen die Dehnung in Hüften und Leisten zu
intensiv ist, legen Sie einfach unter jedes Knie ein
kleines Kissen.

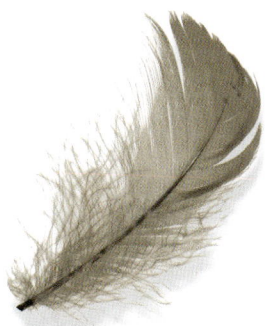

LIEGENDE GRÄTSCHE

WIRKUNG **Fördert den venösen Rückstrom aus den Beinen und regeneriert, stabilisiert und harmonisiert Körper und Geist.**

In drei Schritten durch die Übung

1   Legen Sie Ihre Yogamatte dicht an die Wand. Setzen Sie sich seitlich zur Wand, stützen Sie die Händen hinter dem Rücken auf, und bringen Sie die Beine nacheinander an die Wand. Legen Sie den Rücken auf die Yogamatte und strecken Sie die Beine an der Wand nach oben. Zwischen Po und Wand ist etwa eine Handbreit Abstand.

2   Lassen Sie die Beine in die Grätsche sinken. Legen Sie die Hände auf den Unterbauch, sodass sich die Fingerspitzen leicht berühren. Entspannen Sie Beine, Füße, Schultern, Nacken und Gesicht. Atmen Sie ruhig und tief in den Bauch **9**. Verweilen Sie in dieser Position mindestens zwei Minuten.

3   Um die Haltung zu verlassen, schließen Sie die Beine und rollen Sie sich auf die Seite. Bleiben Sie in Seitenlage noch einen kleinen Moment liegen, bevor Sie sich langsam wieder aufrichten.

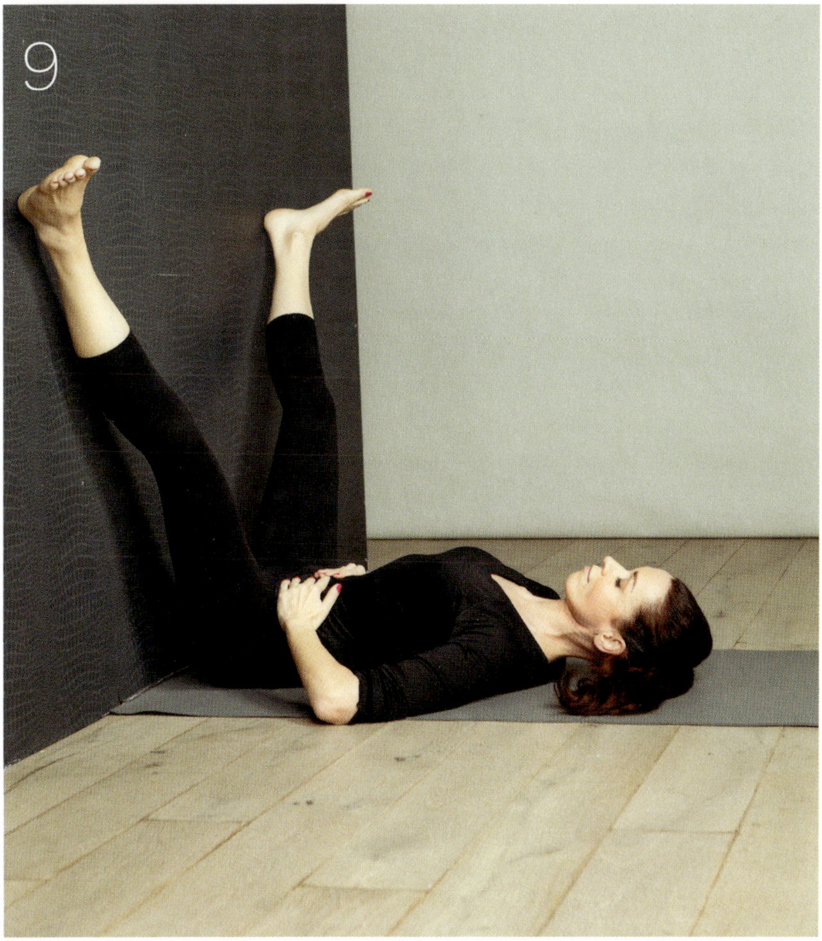

9

→ MEIN TIPP

Um die entspannende Wirkung dieser Haltung noch
zu vertiefen, können Sie sich zusätzlich ein Augen-
kissen auf die Augen legen. Die Schwere des Kissens
lässt die Augen schnell zur Ruhe kommen.

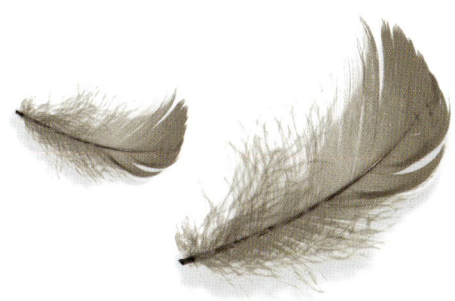

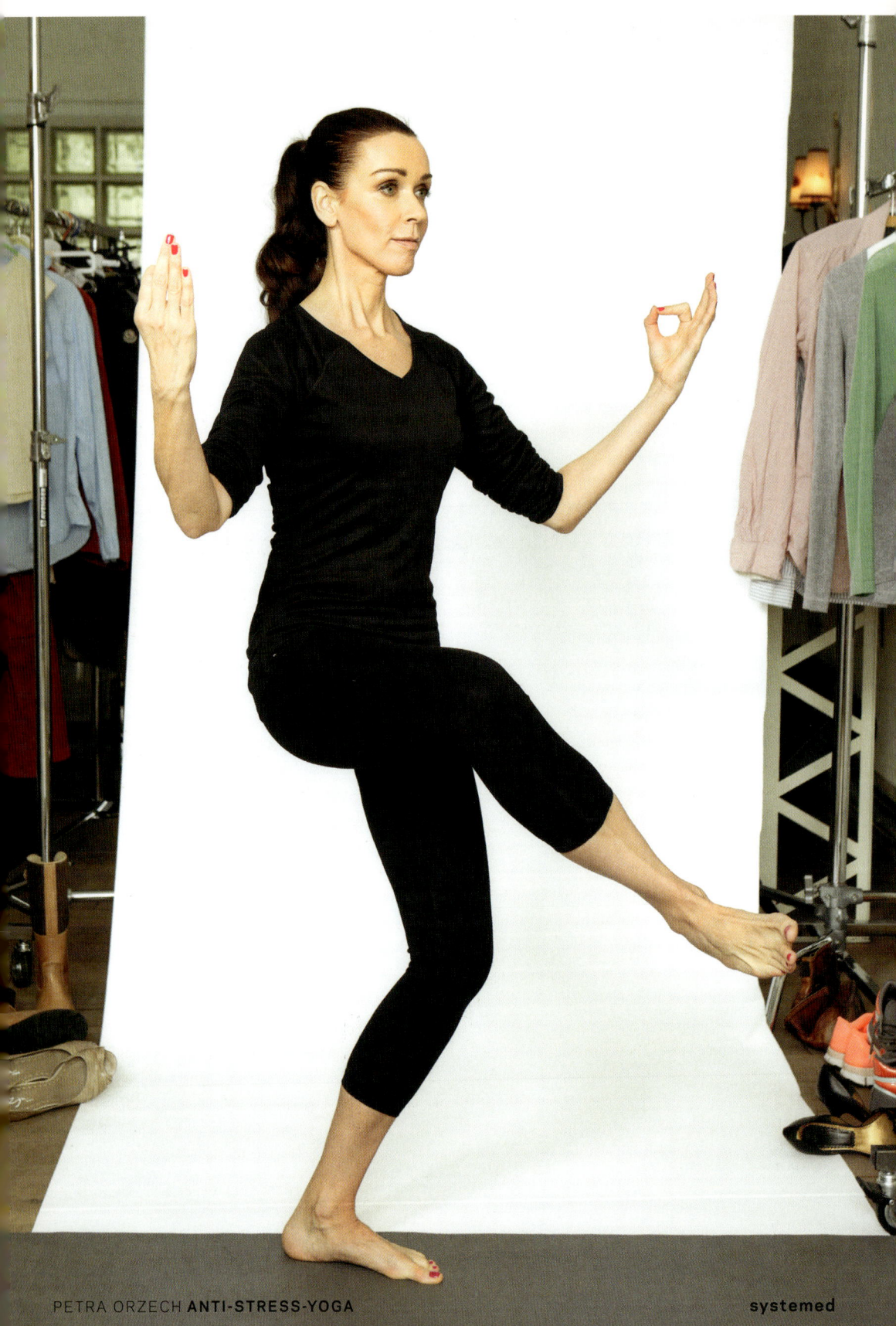

FOKUS-YOGA
WIRKT BEI KONZENTRATIONS-PROBLEMEN

Multitasking? Nein, danke. Unser Gehirn kann es nicht leiden, wenn wir tausend Dinge gleichzeitig machen. Denn am liebsten ist es konzentriert bei einer Sache und belohnt uns dann mit Glückshormonen. Folge: Wir fühlen uns gut, selbstbewusst, voller Energie und können wiederum konzentrierter arbeiten. Doch leider überfordern wir unser Gehirn viel zu häufig, indem wir mit unserer Aufmerksamkeit ständig hin und her springen. Kommt dazu noch die alltägliche Reizüberflutung an Informationen, fühlen wir uns gestresst und mit der Konzentration geht es dahin. Damit Sie wieder mit Ihrer ganzen Aufmerksamkeit in einer Tätigkeit versinken können und Sie in den sogenannten Flow eintauchen können, kommen Sie auf die Yogamatte: Lernen Sie im Fokus-Yogaprogramm einfache Übungen kennen, die Ihnen helfen, Ihren Geist von unnötigem Ballast zu befreien und Ihren Fokus zu schärfen. Nicht nur Ihr Gehirn wird danach glücklich sein.

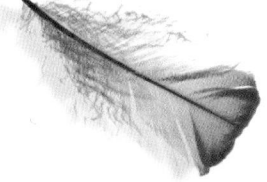

TANZENDE SHIVA

WIRKUNG **Verbessert die Konzentrationsfähigkeit, beruhigt den Geist und lehrt Standvermögen.**

In drei Schritten durch die Übung

1   Stellen Sie sich auf Ihre Yogamatte. Drehen Sie den linken Fuß um etwa 45 Grad nach außen. Verlagern Sie Ihr Gewicht auf das linke Bein. Verwurzeln Sie sich mit dem linken Fuß im Boden. Richten Sie den Blick in Augenhöhe auf einen festen Punkt vor Ihrem Körper.

2   Heben Sie das rechte Bein gebeugt an, flexen Sie den Fuß. Die rechte Ferse ist auf Höhe des linken Knies. Die Zehen zeigen nach außen. Beugen Sie Ihr Standbein leicht.

3   Öffnen Sie einatmend die Arme seitlich, die Handflächen zeigen zueinander. Die Hände befinden sich in Schulterhöhe. Daumen und Zeigefinger berühren sich leicht. Entspannen Sie die Schultern **1**. Verweilen Sie drei bis fünf Atemzüge. Wechseln Sie nach einer kurzen Pause auf das andere Bein.

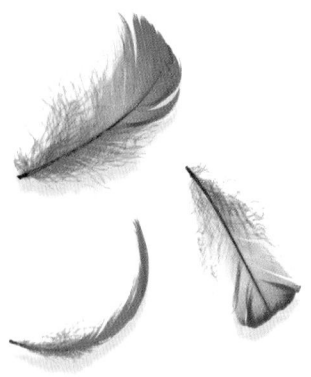

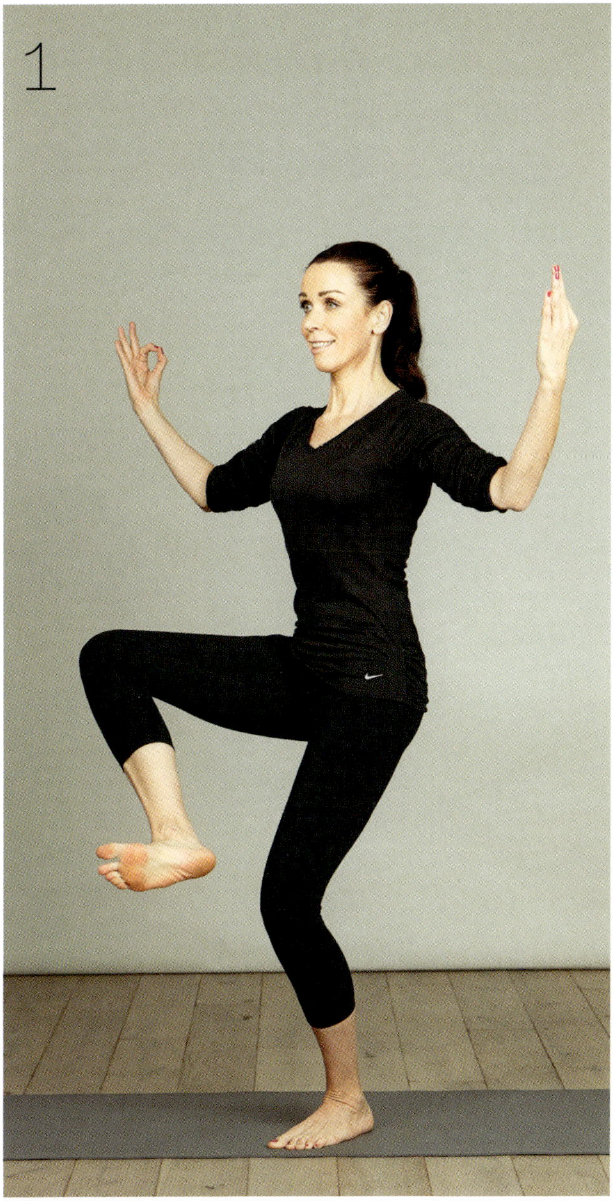

➔ MEIN TIPP

Wenn Sie Mühe haben, das Gleichgewicht zu halten,
dann ist diese Übung besonders wertvoll für Sie.
Wenn Ihnen das Ausbalancieren leicht fällt und Sie
eine Herausforderung brauchen, üben Sie auf einer
mehrfach gefalteten Yogamatte.

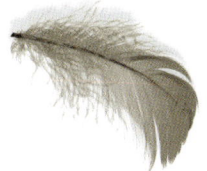

DREIECK

WIRKUNG **Stabilisiert und fokussiert den Geist, kräftig die Beinmuskulatur und gleicht Körperasymmetrien aus.**

In drei Schritten durch die Übung

1 Stellen Sie sich in die weite Grätsche, und breiten Sie die Arme seitlich in Schulterhöhe aus. Drehen Sie den rechten Fuß um 90 Grad nach außen und gleichzeitig den linken Fuß circa 15 Grad einwärts.

2 Ziehen Sie den rechten Arm und den Oberkörper so weit es geht nach rechts. Legen Sie dann Ihre rechte Hand vor das Schienbein oder auf das Schienbein, ohne dabei viel Gewicht an das Bein abzugeben. Der linke Arm zeigt gestreckt zur Decke. Wenden Sie einatmend Ihren Blick nach oben zur linken Hand **2**.

3 Aktivieren Sie Bein- und Rumpfmuskeln. Halten Sie drei Atemzüge. Verlassen Sie die Haltung, indem Sie sich vorstellen, dass Sie jemand an der linken Hand wieder hoch in den Stand zieht, und richten Sie sich auf. Wechseln Sie die Seite.

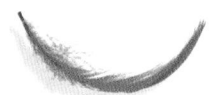

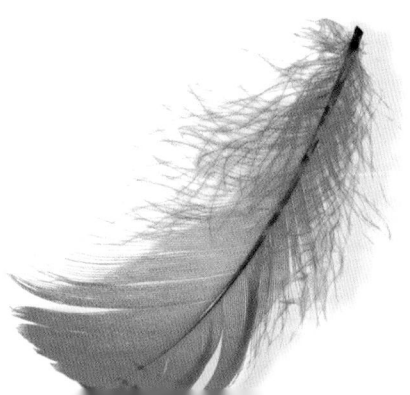

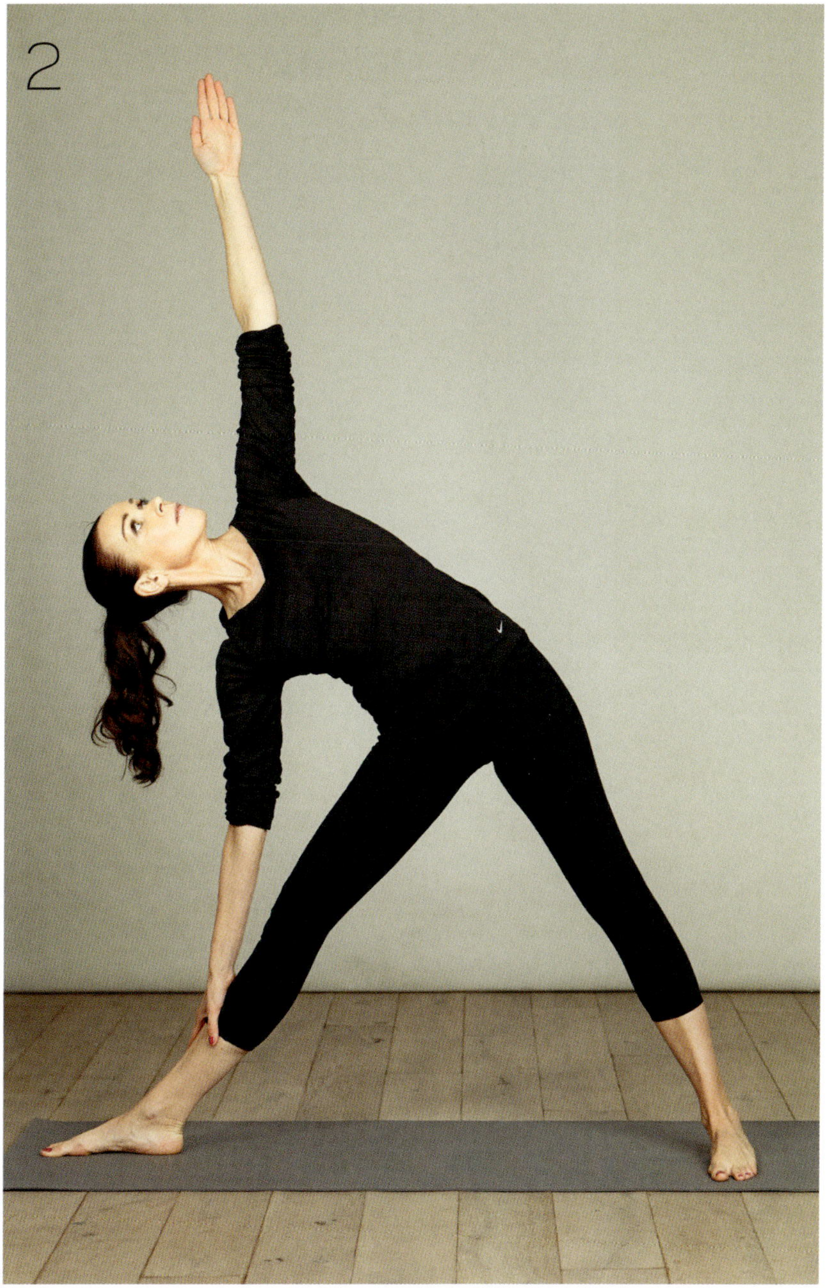

→ MEIN TIPP

Schauen Sie bei Nackenproblemen im Dreieck nicht
zur oberen Hand, sondern in Richtung Körpervorder-
seite. Das ist weniger anstrengend für den Nacken.

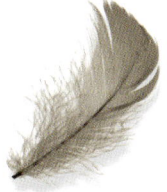

GEGRÄTSCHTE VORBEUGE

WIRKUNG **Beruhigt die Nerven, entspannt die Sinnesorgane, entlastet das Herz, verbessert die Atmung und strafft den Bauch.**

In drei Schritten durch die Übung

1 Stellen Sie Ihre Füße mit einem Abstand von circa 1,40 Meter gegrätscht auf und drehen Sie die Zehen leicht einwärts.

2 Ziehen Sie ausatmend den Bauchnabel Richtung Wirbelsäule und beugen Sie gleichzeitig den Oberkörper aus der Hüfte mit langem Rücken nach vorne. Stellen Sie die Hände schulterbreit neben dem Kopf ab. Die Ellenbogen sind gebeugt, der Nacken ist lang. Ziehen Sie die Schultern weg von den Ohren. Aktivieren Sie Ihre Beinmuskeln **3**.

3 Lassen Sie mit jeder Ausatmung die Kopfkrone weiter Richtung Boden schmelzen – vielleicht berührt sie ihn sogar. Halten Sie insgesamt zehn ruhige, tiefe Atemzüge. Um die Haltung zu verlassen, bringen Sie die Hände an Ihre Hüfte, spannen Sie Rumpf- und Beinmuskulatur an, und kommen Sie einatmend mit geradem Rücken nach oben.

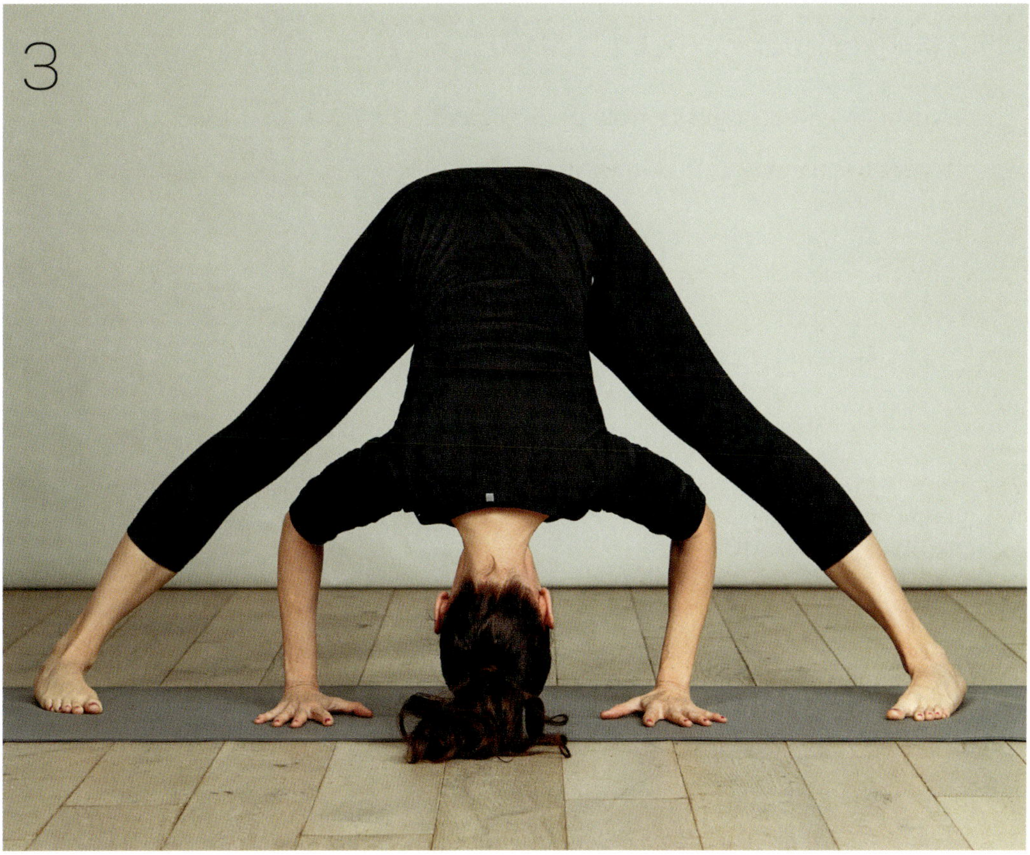

→ MEIN TIPP

Je weiter die Beine gegrätscht sind, desto leichter wird die Übung. Falls Sie Ihnen dennoch schwer fällt oder Sie zu erschöpft sind, stützen Sie Ihre Kopfkrone mit einem dicken Kissen ab. Bei verspanntem Rücken können Sie Arme und Kopf auch auf einem Stuhl abstützen.

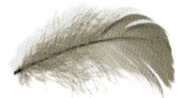
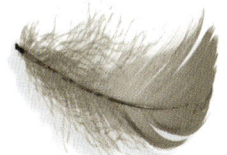

KOPF-ZUM-KNIE-FLOW

WIRKUNG Reduziert Stress, beruhigt den Geist, hilft, den Blutdruck zu senken und dehnt Rücken-, Nacken- sowie Schultermuskulatur.

In drei Schritten durch die Übung

1   Setzen Sie sich mit ausgestreckten Beinen auf die Yogamatte. Beugen Sie das rechte Bein und legen Sie den Fuß so nah wie möglich an Ihr Becken heran. Aktivieren Sie die linke Beinmuskulatur und flexen Sie den Fuß, sodass die Zehen nach oben zeigen.

2   Richten Sie einatmend den Rücken lang auf, und beugen Sie sich mit geradem Rücken ausatmend so weit wie möglich nach vorne zu Ihrem linken Bein. Fassen Sie je nach Flexibilität Ihr linkes Schienbein, Ihren linken Fuß oder greifen Sie mit beiden Händen um den Fuß herum. Der Nacken ist lang und der Blick geht Richtung Boden **4**. Halten Sie fünf Atemzüge.

3   Richten Sie sich einatmend auf, und stellen Sie die rechte Hand hinter der rechten Hüfte auf – die Fingerspitzen zeigen nach hinten. Bringen Sie Gewicht auf die rechte Hand, den rechten Unterschenkel, den linken Fuß und heben Sie den Po so hoch an wie Sie können. Bringen Sie den linken Arm in Verlängerung Ihrer linken Flanke über den Kopf. Ihr Brustbein strebt nach oben. Der Nacken ist in Verlängerung der Wirbelsäule **5**. Halten Sie drei tiefe Atemzüge. Setzen Sie sich ausatmend zurück auf die Matte und wechseln Sie auf das andere Bein.

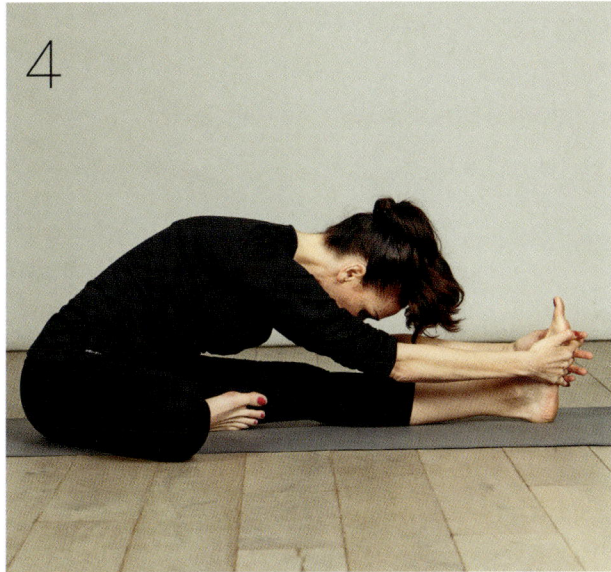

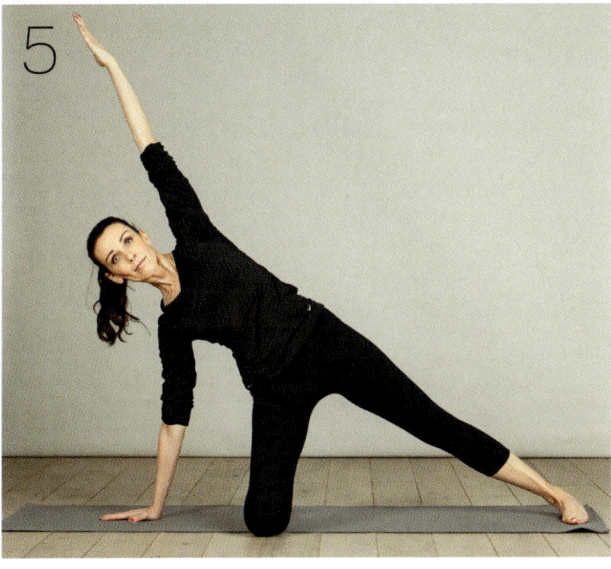

→ **MEIN TIPP**
Falls Sie Knieprobleme haben, stützen Sie das gebeugte Bein mit einem Kissen unter dem Knie ab.

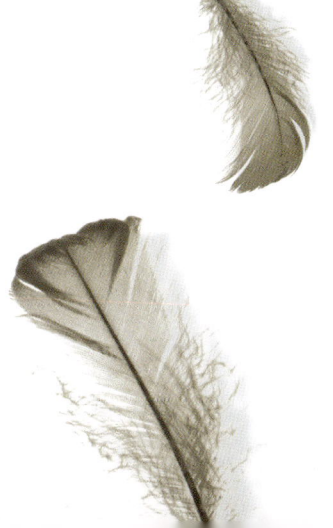

KOBRA

WIRKUNG **Fokussiert die Gedanken, stabilisiert den Geist, steigert das Durchhaltevermögen und regt die Verdauung an.**

In drei Schritten durch die Übung

1   Kommen Sie in Bauchlage, bringen Sie die Stirn zum Boden. Die Beine liegen nebeneinander, sodass sich die Fußballen berühren. Pressen Sie Füße und Knie in die Yogamatte. Stellen Sie die Hände unter Ihre Schultern, ziehen Sie die Ellenbogen dicht an den Brustkorb. Spreizen Sie die Finger.

2   Richten Sie einatmend den Oberkörper mit Kraft der Rückenmuskulatur – nicht aus den Armen – auf. Das Brustbein strebt nach vorn oben, während die Schulterblätter Richtung Po ziehen. Achten Sie darauf, dass Ihr Nacken lang bleibt.

3   Atmen Sie tief bis zu den Schlüsselbeinen ein. Halten Sie drei bis fünf Atemzüge **6**. Senken Sie ausatmend den Oberkörper mit langem Rücken, und legen Sie die Stirn auf der Matte ab.

BOGEN

WIRKUNG **Öffnet den Brustraum, stärkt die Rückenmuskeln, fokussiert und klärt den Geist.**

In drei Schritten durch die Übung

1   Kommen Sie in Bauchlage, bringen Sie die Stirn zum Boden. Die Arme liegen neben dem Körper. Beugen Sie die Beine, bringen Sie die Fersen Richtung Po. Fassen Sie mit den Händen die Fußgelenke von außen, wobei Ihre Daumen nach unten weisen. Falls Ihre Hände nicht an die Füße reichen, schlingen Sie einen Yogagurt um Ihre Füße.

2   Drücken Sie einatmend die Unterschenkel gegen die Hände, wodurch sich der Oberkörper wie ein gespannter Bogen langsam vom Boden abhebt. Das Brustbein strebt nach vorne und der Nacken ist lang **7**.

3   Drücken Sie mit der Ausatmung die Unterschenkel weiter weg und heben Sie den Oberkörper weiter an. Wenn Sie tiefer in die Übung gehen möchten, heben Sie auch die Oberschenkel vom Boden. Halten Sie fünf Atemzüge. Lösen Sie ausatmend die Haltung auf, und kommen Sie in die Bauchlage. Formen Sie mit den Händen ein Kissen, legen Sie die Stirn darauf ab und spüren Sie ein paar Atemzüge nach.

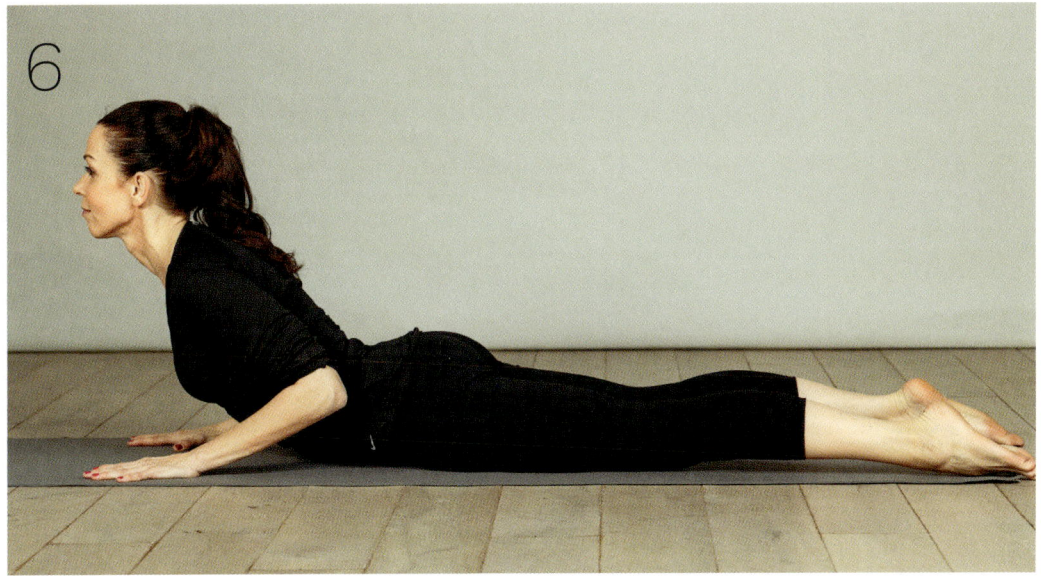

→ MEIN TIPP

Sie können die Kobra auch dynamisch üben. Heben Sie dafür einatmend den Oberkörper wie beschrieben an und senken ihn gleich wieder ausatmend zum Boden ab. Üben Sie fünf Runden in Ihrem Atemrhythmus.

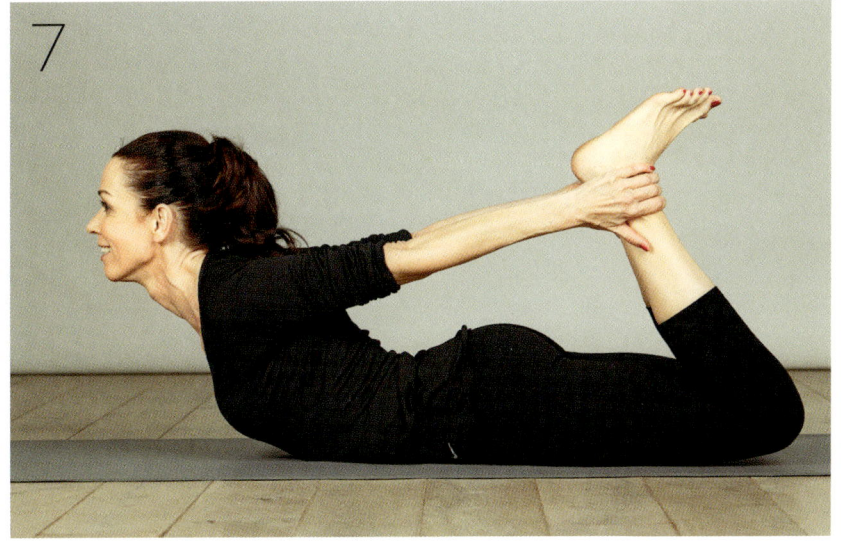

→ MEIN TIPP

Durch unsere oft einseitige vornübergebeugte Haltung, wie etwa bei Computerarbeit, ist unsere Brustwirbelsäule oft versteift. Nutzen Sie diese Übung zur Mobilisierung der Brustwirbelsäule – so können Sie wieder tiefer atmen und neue Energie schöpfen.

REGENERATIVER BLICK

WIRKUNG **Belebt und entspannt die Augenmuskeln und erhöht die Zirkulation des Kammerwassers.**

In drei Schritten durch die Übung

1 Kommen Sie in eine aufrechte, bequeme Sitzhaltung Ihrer Wahl. Strecken Sie in Schulterhöhe die Arme seitlich aus. Die Daumen zeigen nach oben, die Finger sind eingerollt.

2 Positionieren Sie Ihre Daumen so, dass Sie sie noch eben im äußeren Blickfeld sehen können, wenn Ihr Kopf gerade nach vorne ausgerichtet ist. Ist das nicht der Fall, bringen Sie die Daumen weiter nach vorne, bis Sie in Ihr Blickfeld rücken.

3 Richten Sie nun Ihre Augen nacheinander auf folgende Punkte, ohne dabei den Kopf zu bewegen: rechten Daumen – den Raum zwischen den Augenbrauen – linken Daumen – den Raum zwischen den Augenbrauen – rechten Daumen. Wiederholen Sie diesen Zyklus insgesamt zehnmal.

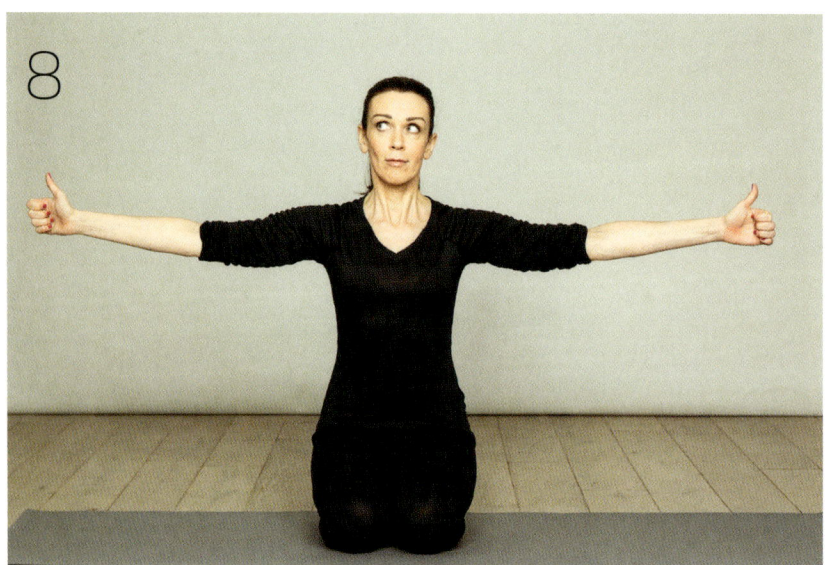

→ **MEIN TIPP**
Wenn Ihre Augen durch lange Büroarbeit ermüdet sind, praktizieren Sie zwischendurch mehrmals den regenerativen Blick. Alternativ können Sie mit geöffneten Augen auch eine »liegende Acht« beschreiben. Üben Sie die »Acht« auch in die entgegengesetzte Richtung.

FRIEDVOLLER BLICK

WIRKUNG **Sorgt für mentale Klarheit, verbessert die Konzentrationsfähigkeit und hilft, sich auch im größten Trubel auf das Wesentliche zu konzentrieren.**

In drei Schritten durch die Übung

1   Kommen Sie in eine aufrechte, bequeme Sitzhaltung Ihrer Wahl. Blicken Sie nun geradeaus vor sich in den Raum, ohne etwas zu fokussieren. Obwohl Ihr Blick nach außen gerichtet ist, stellen Sie sich vor, nach innen zu schauen.

2   Entspannen Sie Ihre Gesichts- und Kiefermuskeln. Atmen Sie ruhig und entspannt. Halten Sie Ihre Augen offen und ruhig. Beobachten Sie, wie Ihr Augenblinzeln langsamer wird und Sie Ihre Umwelt nur noch in Umrissen wahrnehmen.

3   Beobachten Sie auch, wie die Spannung aus dem ganzen Körper weicht und Ihre Atmung immer sanfter wird. Versuchen Sie, einige Minuten in dieser Haltung zu verweilen.

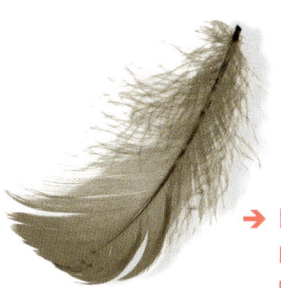

→ MEIN TIPP
Reiben Sie zum Abschluss kräftig die Handflächen aneinander, sodass Wärme entsteht. Legen Sie Ihre Handflächen wie zwei Muscheln auf die geschlossenen Augen. Genießen Sie diese Wohltat einen kleinen Moment. Lösen Sie zunächst die Hände, und öffnen Sie dann langsam Ihre Augen.

KIND

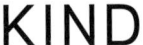

WIRKUNG **Stabilisiert den Geist, beruhigt das Nervensystem, verschafft Klarheit, hilft bei Schlafstörungen und entspannt die Bauchorgane.**

In drei Schritten durch die Übung

1 Kommen Sie in den Fersensitz und bringen Sie die Beine leicht auseinander, sodass Ihr Oberkörper Platz dazwischen findet. Schmiegen Sie ausatmend den Bauch auf die Oberschenkel und die Stirn auf den Boden. Legen Sie die Arme neben dem Körper ab. Die Hände liegen neben Ihren Füßen, die Handflächen zeigen nach oben **9**.

2 Entspannen Sie die Rückseite Ihres Körpers, atmen Sie tief in den Bauchraum und in den Rücken. Lassen Sie mit jeder Ausatmung Ihre Gedanken aus Ihrem Kopf entweichen. Verweilen Sie mindestens zwei Minuten in dieser Haltung.

3 Um die Haltung zu verlassen, stellen Sie die Hände neben den Knien auf und drücken Sie sich langsam hoch, um nun dem Alltag mit Klarheit und Gelassenheit begegnen zu können.

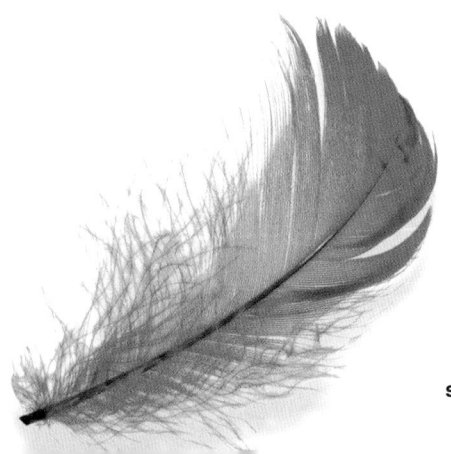

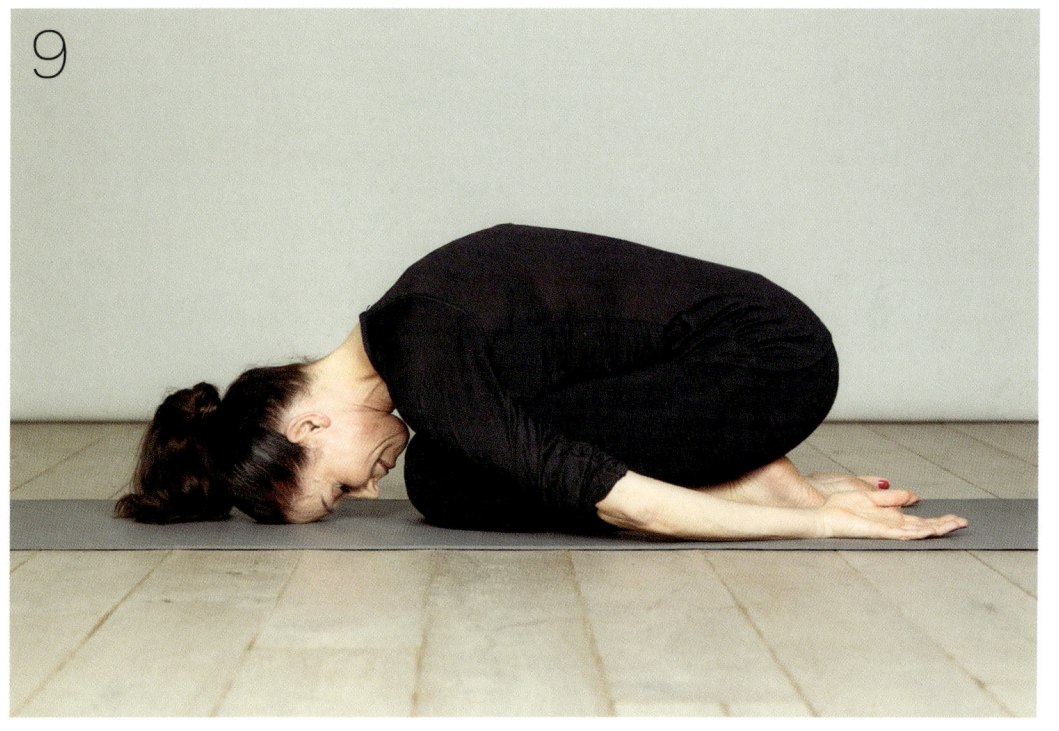

→ **MEIN TIPP**

Legen Sie beide Hände übereinander oder stellen
Sie die zu Fäusten geballten Hände übereinander,
wenn Sie es angenehmer finden, dass der Kopf in
der Haltung des Kindes etwas höher liegt.

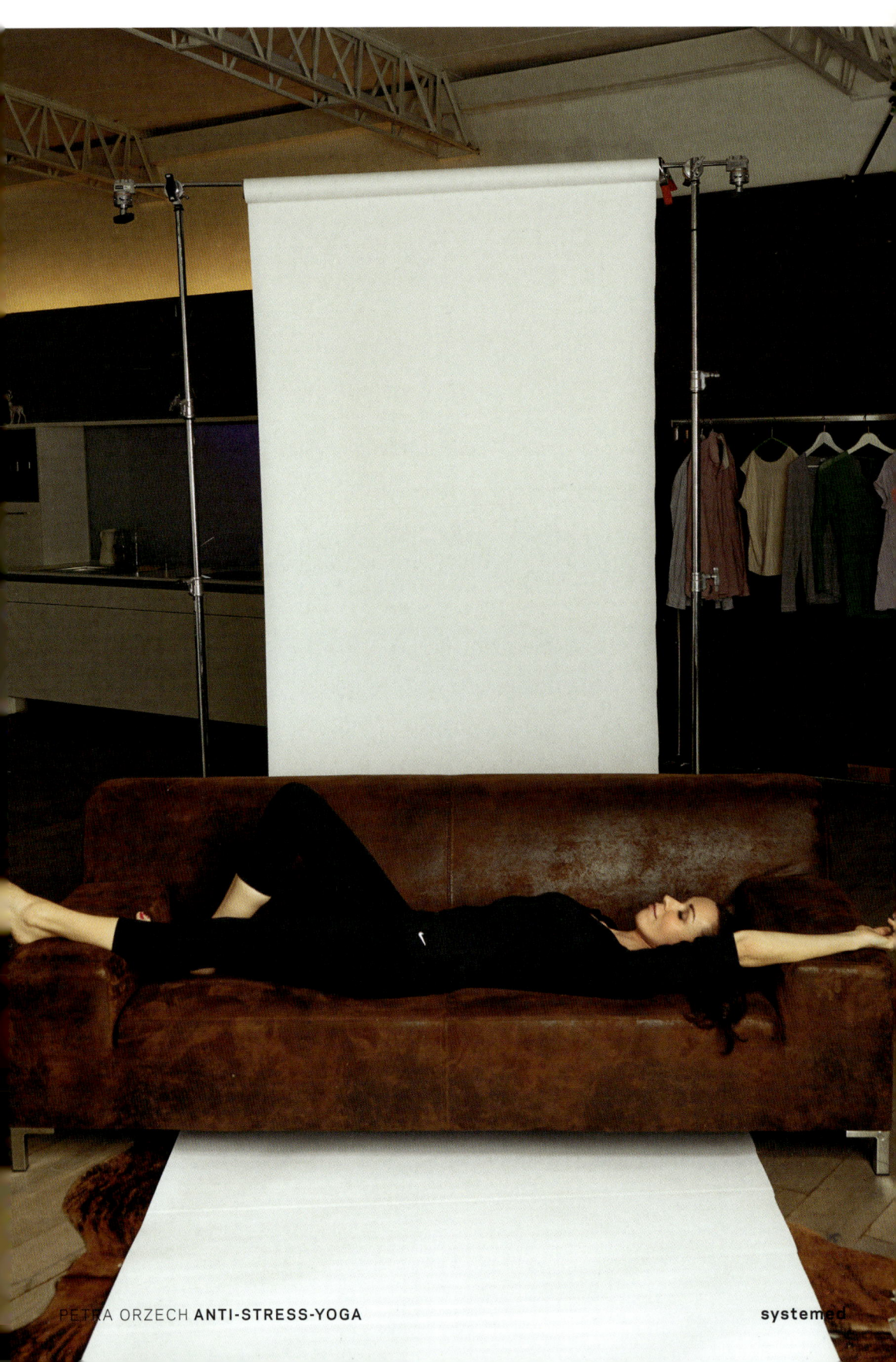

PETRA ORZECH **ANTI-STRESS-YOGA**

BREATH-YOGA
DURCH ATEMÜBUNGEN ZUR INNEREN RUHE KOMMEN

Haben Sie schon einmal bemerkt, wie unterschiedlich Sie atmen, je nachdem in welcher Stimmung Sie gerade sind - ob traurig, gestresst oder verliebt? Die Tiefe und das Tempo Ihrer Atemzüge verändern sich sofort mit der Stimmung. Das Geniale, es funktioniert auch umgekehrt: Mit bewusster Atmung haben Sie Einfluss auf Ihre Stimmungslage und Ihren Energiezustand. Nutzen Sie dieses Wissen bei der nächsten Stressattacke - vertiefen Sie Ihre Atmung, erhöhen Sie die Sauerstoffzufuhr, und beruhigen Sie auf diese Weise Ihr Nervensystem. Effektive Atemübungen, die Sie zu jeder Tageszeit und an jedem Ort durchführen können, finden Sie im nachfolgenden Breath-Yogaprogramm. Also, lassen Sie sich vom Stress nicht die Luft wegschnappen, und gönnen Sie sich eine Atempause.

OM-ATMUNG

WIRKUNG **Baut Stress ab, bringt Ruhe, und erzeugt eine wohltuende Schwingung im Körper.**

In drei Schritten durch die Übung

1   Kommen Sie in eine aufrechte, bequeme Sitzhaltung Ihrer Wahl. Bringen Sie Ihre Hände in Gebetshaltung vor dem Herzen zusammen. Entspannen Sie die Schultern, schließen Sie die Augen und atmen Sie in den Bauch ein und aus. Lauschen Sie eine kleine Weile Ihrem Atem.

2   Atmen Sie tief ein. Lassen Sie dann die Ausatmung über ein offenes, langes A und U mit einem abschließend gesummten M ausfließen (Om besteht aus den drei Buchstaben A-U-M). Wiederholen Sie die Om-Atmung insgesamt drei- bis fünfmal.

3   Beenden Sie die Übung, indem Sie Ihre Hände auf die Oberschenkel ablegen. Spüren Sie der im Kopf und Brustraum erzeugten Vibration mit geschlossenen Augen einen Moment nach.

→ **MEIN TIPP**
Öffnen Sie beim Tönen der Buchstaben A und U entspannt den Mund und schließen Sie beim Buchstaben M sanft die Lippen. Übrigens: »Om« ist ein Laut, der seit Jahrhunderten verwendet wird, um Körper, Geist und Seele in Harmonie zu bringen.

ABKÜHL-ATMUNG

WIRKUNG **Beruhigt und kühlt Geist und Körper, verschafft neue Energie und reduziert den Appetit.**

In drei Schritten durch die Übung

1 Kommen Sie in eine aufrechte, bequeme Sitzhaltung Ihrer Wahl. Die Hände liegen auf den Oberschenkeln. Strecken Sie Ihre Zunge aus und formen Sie sie zu einem Röhrchen.

2 Atmen Sie mit einem zischenden Geräusch die Luft über die Zunge ein, bis die Lungen gefüllt sind. Ziehen Sie die Zunge wieder ein, schließen Sie den Mund und atmen Sie über die Nase tief aus.

3 Wiederholen Sie die Übung insgesamt zehn Atemzüge. Spüren Sie dann einen Moment nach.

→ **MEIN TIPP**
Die Fähigkeit, die Zunge zu einer Röhre zu rollen, ist erblich festgelegt. Sollten Sie die Zunge nicht einrollen können, setzen Sie die Schneidezähne leicht aufeinander und halten Sie Ihre Zungenspitze hinter den entstehenden Spalt. Ziehen Sie die Luft einatmend über die Oberseite der Zungenspitze ein. Das hat den gleichen kühlenden Effekt.

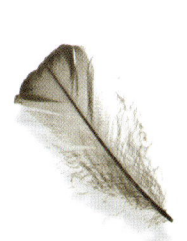
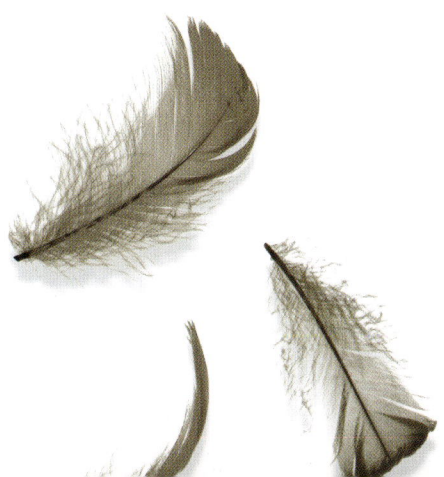

WECHSELATMUNG

WIRKUNG Harmonisiert Körper und Geist, wirkt ausgleichend, hilft bei Müdigkeit, synchronisiert die Gehirnhälften und erhöht die Atemkraft.

In drei Schritten durch die Übung

1   Kommen Sie in eine aufrechte, bequeme Sitzhaltung Ihrer Wahl. Legen Sie Ihre Hände auf die Oberschenkel. Prüfen Sie, ob beide Nasengänge frei sind, und beobachten Sie Ihren Atemfluss für einige Atemzüge. Beugen Sie Zeige- und Mittelfinger Ihrer rechten Hand. Ringfinger und kleiner Finger bleiben gestreckt.

2   Atmen Sie ein. Verschließen Sie nun das rechte Nasenloch mit Ihrer rechten Daumenkuppe und atmen Sie tief über das linke Nasenloch aus **1**. Atmen Sie über das linke Nasenloch tief ein, verschließen Sie jetzt auch das linke Nasenloch mit Ihrem rechten Ringfinger und halten Sie einen kleinen Moment die Atmung an.

3   Öffnen Sie Ihr rechtes Nasenloch, atmen Sie darüber tief aus. Atmen Sie hierüber wieder tief ein, verschließen Sie beide Nasenlöcher und halten Sie einen Moment die Atmung an. Öffnen Sie das linke Nasenloch, atmen Sie aus. Achten Sie auf eine gleichmäßige und ruhige Atmung. Wiederholen Sie je zwölf Atemzyklen pro Nasengang. Lösen Sie dann die Hand, legen Sie sie auf den rechten Oberschenkel und spüren Sie einen kleinen Moment nach.

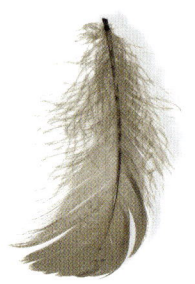

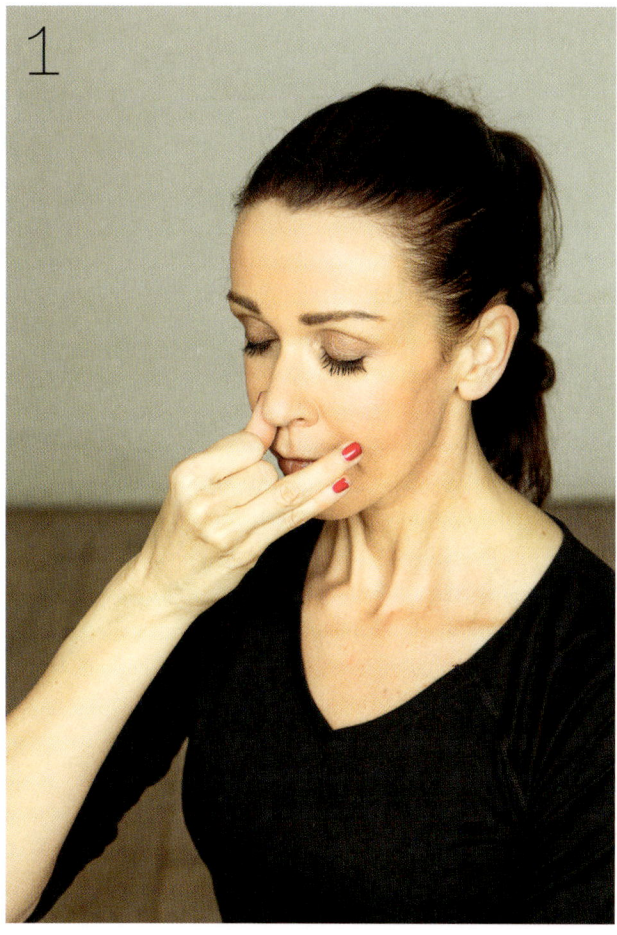

➜ MEIN TIPP

Für die Wechselatmung müssen beide Nasenlöcher frei sein, nur dann entfaltet sich die wohltuende Wirkung auf Körper und Geist. Reinigen Sie daher vor unbedingt Ihre Nase – vielleicht sogar mit einer Nasendusche. Eine solche Nasenspülung befeuchtet zusätzlich die Schleimhäute und beugt Erkältungskrankheiten vor.

TEETASSEN-ATMUNG

WIRKUNG **Beruhigt den Geist, verlangsamt die Atmung und reduziert Stress.**

In drei Schritten durch die Übung

1   Kommen Sie in eine aufrechte, bequeme Sitzhaltung Ihrer Wahl. Bringen Sie Ihre Hände so zueinander, als wollten Sie sie an einer heißen Teetasse wärmen. Führen Sie Ihre Handballen und Daumen zueinander, sodass sie sich berühren. Lassen Sie zwischen den Daumen einen kleinen Spalt geöffnet.

2   Führen Sie Ihre Arme dicht an den Rumpf heran, bringen Sie die Hände nah an den Mund und neigen Sie den Kopf leicht nach vorne. Entspannen Sie Ihre Schultern, schließen Sie Ihre Augen. Atmen Sie durch die Nase tief ein Öffnen Sie leicht den Mund und hauchen Sie langsam Ihren Atem in den Spalt zwischen Ihren Daumen, so als wollten Sie den heißen Tee ein wenig kühlen **2.**

3   Wiederholen Sie diesen Atemzyklus. Bleiben Sie ein bis drei Minuten in dieser Übung. Legen Sie dann Ihre Hände auf die Oberschenkel, öffnen Sie langsam Ihre Augen und heben Sie den Kopf an.

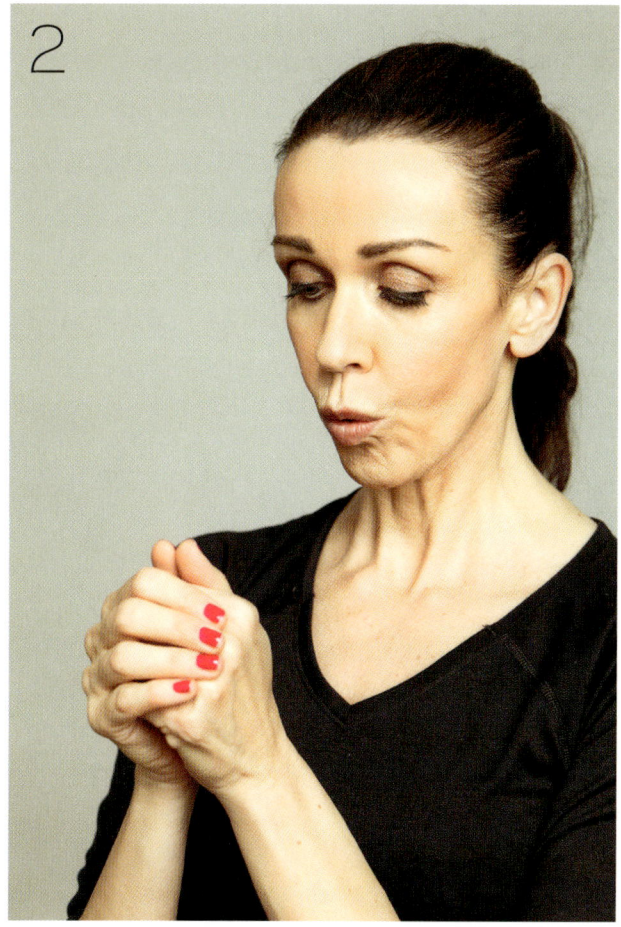

➔ **MEIN TIPP**

Diese Übung aktiviert den Parasympathikus (Ruhenerv) des vegetativen Nervensystems, der für Ruhe und Erholung sorgt. Sie können diese Wirkung noch verstärken, wenn Sie zwischen Aus- und Einatmung eine kleine Atempause machen.

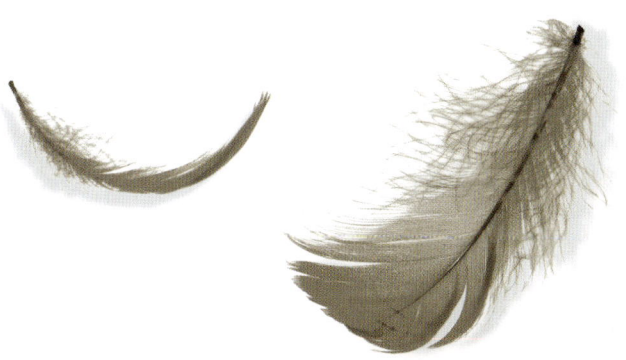

FEUER-ATMUNG

WIRKUNG **Regt Körper und Geist an, wirkt entgiftend, aktiviert den Stoffwechsel und kräftig die Atemmuskulatur.**

In drei Schritten durch die Übung

1   Kommen Sie in eine aufrechte, bequeme Sitzhaltung Ihrer Wahl. Halten Sie sich für einen ersten Versuch der Feuer-Atmung die Hand vor die Nase, als wollten Sie sich schnäuzen. Die Bauchdecke zieht sich dabei nach innen. Konzentrieren Sie sich ganz auf die aktive Ausatmung, die Einatmung erfolgt automatisch.

2   Wenn Ihnen die Atemtechnik klar ist, beginnen Sie mit der eigentlichen Übung. Atmen Sie tief ein. Beginnen Sie dann, wie eben geübt, in relativ schneller Folge schnaubend auszuatmen. Die Einatmung erfolgt weiterhin ohne Ihr Zutun. Der Oberkörper bewegt sich nicht dabei, hier ist nur die Bauchdecke aktiv.

3   Atmen Sie 20-mal rasch in der beschriebenen Weise hintereinander aus. Wenn Sie mehr Übung mit der Feuer-Atmung haben, erhöhen Sie auf 40- bis 60-mal. Spüren Sie nach Beendigung der Übung einen Moment nach.

➜ MEIN TIPP

Da die Feuer-Atmung eine stark reinigende Wirkung auf den Stoffwechsel hat, ist der Morgen die perfekte Zeit zum Üben. So unterstützen Sie die Ausscheidung der über Nacht produzierten Abfall-stoffe und können aktiv in den Tag starten.

BIENENSUMMEN-ATMUNG

WIRKUNG **Hilft bei Nervosität, besänftigt bei innerer Unruhe, regeneriert das Nervensystem und entspannt die Augen.**

In drei Schritten durch die Übung

1   Kommen Sie in eine aufrechte, bequeme Sitzhaltung Ihrer Wahl. Legen Sie die kleinen Finger auf die Unterlippe, die Ringfinger auf die Oberlippe, die Mittelfinger auf die Nasenflügel, die Zeigefinger auf die geschlossenen Augen und die Daumen in die Ohreneingänge. Verschließen Sie so Ihre Sinnespforten (Ohren, Augen, Mund und Nase) mit den Fingerkuppen, ohne Druck auszuüben **3**. Diese Handhaltung wird das »Verschließen der sieben Pforten« genannt.

2   Atmen Sie ruhig und tief über die Nase ein und aus. Summen Sie während des Ausatmung wie eine Biene. Die Vibration werden Sie vor allem im Kopf, Nacken und Brustraum spüren. Das Summen wird Ihre Gedanken überlagern und dadurch helfen, den Geist zu beruhigen.

3   Beenden Sie die Übung nach fünf bis zehn Wiederholungen. Legen Sie Ihre Hände auf die Oberschenkel und spüren Sie mit geschlossenen Augen einen Moment nach.

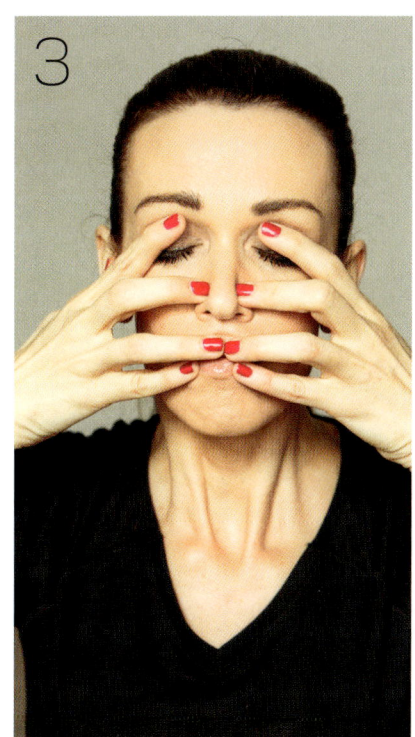

→ MEIN TIPP
Falls Ihnen der innere Ton, der durch das Verschließen der Ohren entsteht, zu laut ist, legen Sie die Hände auf Ihre Oberschenkel. Üben Sie das Bienensummen dann einfach mit geschlossenen Augen.

ICH-BIN-ATMUNG

WIRKUNG **Fördert das Selbstbewusstsein, erzeugt Gelassenheit und Zuversicht.**

In drei Schritten durch die Übung

1   Sie können diese Übung im Sitzen, Stehen oder Gehen üben. Wenn Sie mögen, können Sie sich für die Übung zusätzlich vor einen Spiegel stellen. Beobachten Sie für einen Moment Ihre Atmung, beeinflussen Sie sie nicht.

2   Sagen Sie dann laut oder lautlos zu sich selbst, während der Einatmung »Ich« und während der Ausatmung »bin«. Wiederholen Sie diese Übung insgesamt zehnmal.

3   Bleiben Sie für eine kleine Weile noch in Ihrer ausgewählten Position und lassen Sie die Worte nachwirken. Strecken Sie die Arme lang nach oben, räkeln Sie sich, und gehen Sie dann wieder Ihren Aufgaben nach.

→ MEIN TIPP

Lassen Sie Ihrer Fantasie freien Lauf - Sie können beispielsweise bei der Einatmung auch »Ich« und bei der Ausatmung »kann« sagen. Oder wie wäre es mit »ent« –»spannen«. Finden Sie Ihr persönliches Mantra, das Sie aufbaut.

ENERGIE-ATMUNG

WIRKUNG **Vermittelt Entspannung und innere Stabilität.**

In drei Schritten durch die Übung

1   Stellen Sie die Füße hüftbreit auseinander, beugen Sie leicht die Beine. Verbinden Sie sich in Ihrer Vorstellung mit der Erde. Legen Sie ausatmend die Hände auf die Brust. Atmen Sie ein, strecken Sie die Arme nach oben und längen Sie Ihre Wirbelsäule.

2   Beugen Sie ausatmend den Oberkörper nach unten und stellen Sie sich vor, dass Sie mit den Händen vom Boden Energie aufnehmen können. Rollen Sie einatmend mit rundem Rücken auf und führen Sie ausatmend die aufgenommene Energie mit den Händen zum Herzen.

3   Strecken Sie mit der Einatmung die Arme wieder nach oben und stellen Sie sich vor, dass Sie mit den Händen vom Himmel Energie aufnehmen können. Senken Sie ausatmend die Arme, und bringen Sie die aufgenommene Energie mit den Händen zum Herzen. Strecken Sie einatmend die Arme nach oben und beginnen Sie die Übung von vorne. Wiederholen Sie diese Übung insgesamt fünf- bis zehnmal.

→ MEIN TIPP
Üben Sie die Energie-Atmung am geöffneten Fenster oder draußen an der frischen Luft – so erhalten Sie die maximale Sauerstoffpower.

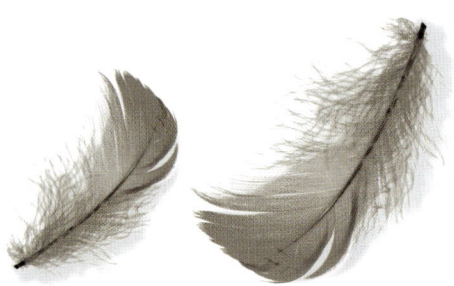

ATEMLENKUNG

WIRKUNG **Verbessert das körperlich-seelische Gleichgewicht, schafft Bodenhaftung, schenkt Ruhe und hilft bei Kopfschmerzen sowie Erschöpfung.**

In drei Schritten durch die Übung

1   Legen Sie sich in Rückenlage auf Ihre Yogamatte. Stellen Sie das rechte Bein angebeugt auf, das linke Bein liegt gestreckt auf dem Boden. Legen Sie den rechten Arm neben Ihren Körper, die Handfläche zeigt nach oben. Strecken Sie den linken Arm nach hinten aus. Achten Sie darauf, bequem zu liegen. Schließen Sie die Augen **4**.

2   Stellen Sie sich nun vor, Sie könnten über Ihre Füße und Hände ein- und ausatmen. Atmen Sie ein – über die linken Fingerspitzen und linken Arm bis zum Brustbein. Atmen Sie aus – über das Brustbein und das linke Bein bis zu den linken Zehen. Atmen Sie ein – über die linken Zehen und das linke Bein bis zum Brustbein. Atmen Sie aus – über das Brustbein und den linken Arm bis zu den linken Fingerspitzen. Fahren Sie damit in Ihrem Atemrhythmus fort. Nehmen Sie wahr, wie sich die Aufmerksamkeit durch Ihren Körper bewegt. Wiederholen Sie insgesamt zehnmal.

3   Wechseln Sie die Seite und lenken Sie Ihre Atmung auf die gleiche Weise durch Ihren Körper. Legen Sie dann das linke Bein auf die Yogamatte, platzieren Sie beide Hände unterhalb des Bauchnabels und spüren Sie einen Moment nach.

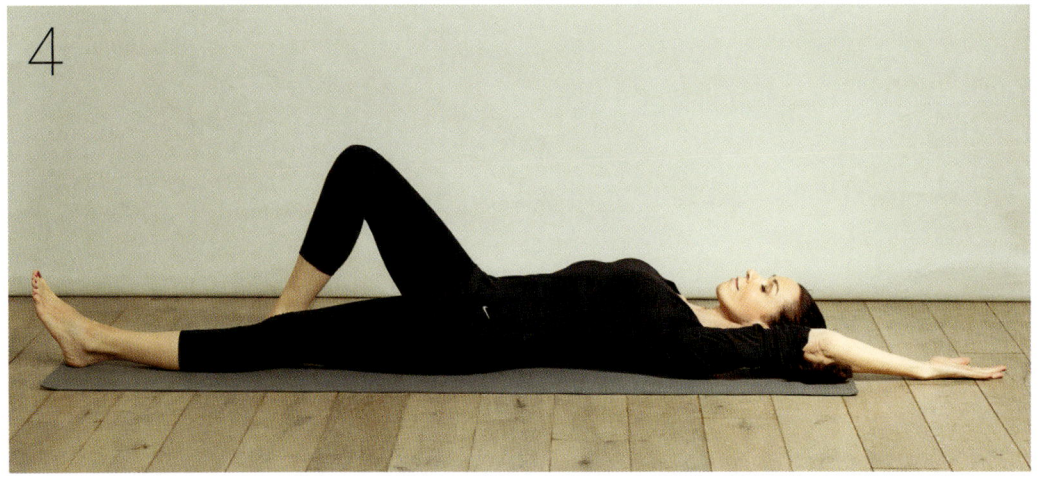

4

→ MEIN TIPP

Durch die Kombination von Atmung und Aufmerk-
samkeit können wir auf unsere Empfindlichkeit
Einfluss nehmen und Kontakt zu unserem Körper
aufnehmen. Nutzen Sie die Atemlenkung, wenn
Ihnen ständig etwas durch den Kopf geht oder
Sie eine innere Leere spüren.

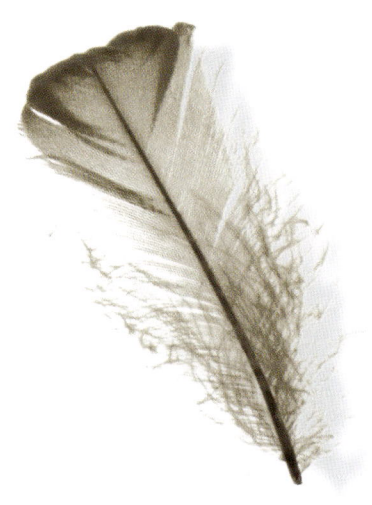

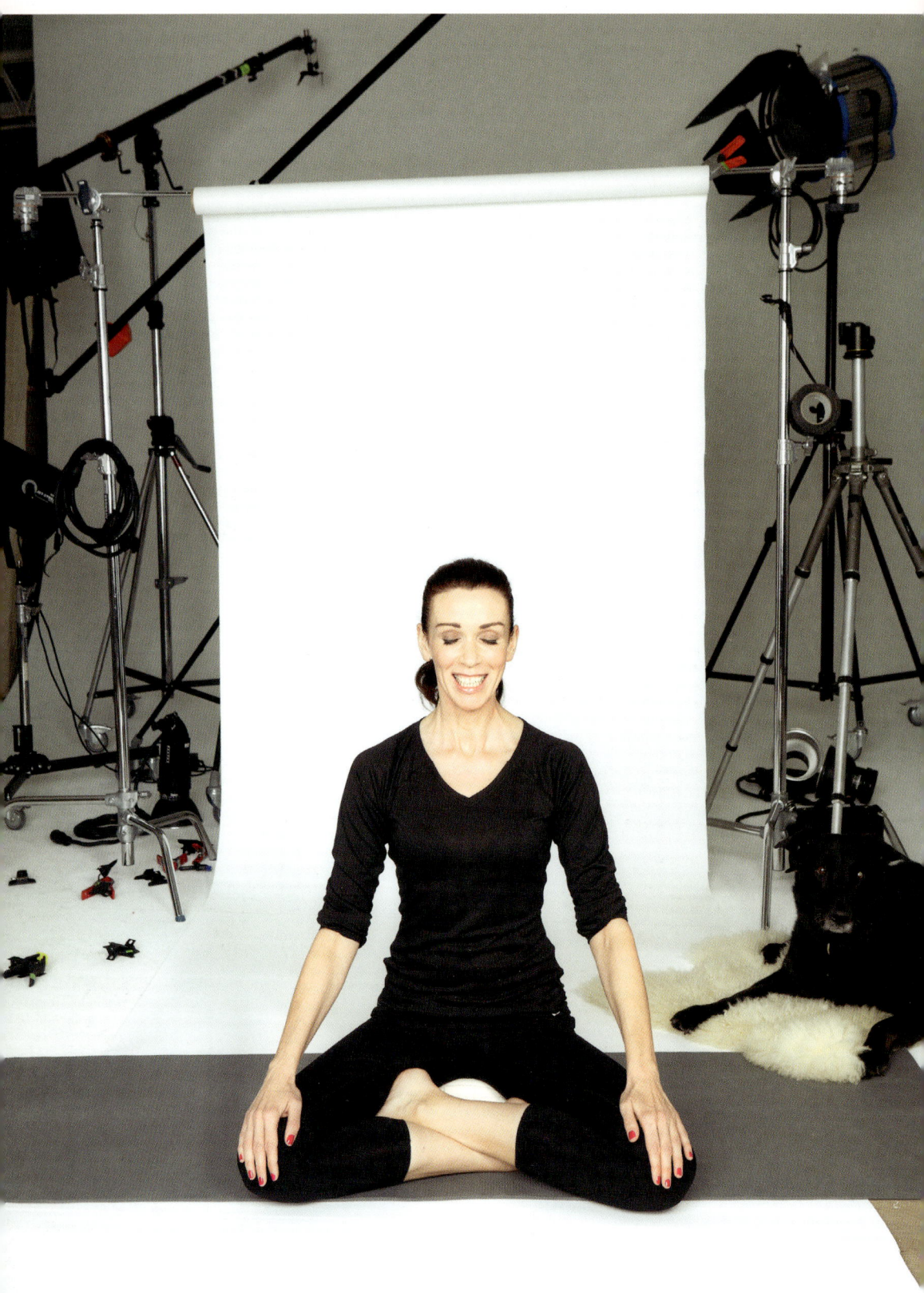

SILENCE-YOGA
MIT MEDITATION UND ACHTSAMKEIT NEUE ENERGIE SCHÖPFEN

Stress lässt die Sehnsucht nach Entschleunigung steigen. So sind viele Menschen auf der Suche nach Strategien, um dem täglichen Tempowahnsinn zu entfliehen. Kann man Stress denn nicht einfach wegdenken? Man kann: mit Achtsamkeitstraining und Meditation. In vielen Untersuchungen konnte gezeigt werden, dass diese Techniken tatsächlich in der Lage sind, die Gehirnströme positiv zu beeinflussen. Nun müssen Sie kein Mönch sein, um solche Wohlgefühle zu erzeugen. Aber Sie brauchen etwas Geduld – das werden Sie schnell merken – denn nichts ist so schwer, wie an nichts zu denken. Daher gelten Achtsamkeits-übungen und Meditationen, die mit Visualisierung arbeiten, als anfän-gertauglich. Machen Sie mit dem Silence-Yogaprogramm Ihre ersten Meditationsschritte: Lernen Sie mit alltagstauglichen Übungen, auf-merksam und konzentriert im Augenblick zu sein. Sie werden Gefühle souveräner steuern können, sodass einem stressfreien und zufriedenen Leben nichts mehr im Wege stehen sollte.

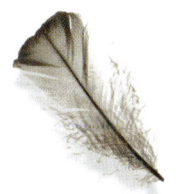

5-MINUTEN-BASIS-MEDITATION

WIRKUNG **Steigert die Konzentrationsfähigkeit, fördert die Achtsamkeit und mindert Stresssymptome.**

In drei Schritten durch die Übung

1   Kommen Sie in eine bequeme Sitzhaltung, die Sie für fünf Minuten beibehalten können. Stellen Sie sich einen Wecker, der nach fünf Minuten klingelt. Schließen Sie die Augen. Atmen Sie einige Male tief und langsam durch die Nase ein und aus, ohne den Atem in irgendeiner Weise zu kontrollieren. Finden Sie Ihren natürlichen Atemrhythmus.

2   Beobachten Sie das Kommen und Gehen des Atems. Lenken Sie Ihre Aufmerksamkeit entweder auf die Empfindungen in den Nasenlöchern, die mit dem Kommen und Gehen des Atems verbunden sind, oder auf das Heben und Senken des Bauches. Entscheiden Sie sich für einen Fokus.

3   Achten Sie nun auf die Eigenschaften des Atems, vielleicht wie eine Mutter, die die Bewegungen ihres kleinen Kindes beobachtet: liebevoll und doch beharrlich und genau. Ist Ihre Atmung lang oder kurz? Sind Ein- und Ausatmung genau gleich lang? Fühlt sich die Atemluft eher warm oder kühl an? Machen Sie zwischen Ein- und Ausatmung eine kleine Pause? Ihre Aufmerksamkeit wird sicher abschweifen, das ist ganz normal, bringen Sie sie dann sanft zum Atem zurück **1**. Meditieren Sie, bis Ihr Wecker klingelt. Öffnen Sie die Augen, bringen Sie langsam wieder Leben in Ihre Arme und Beine.

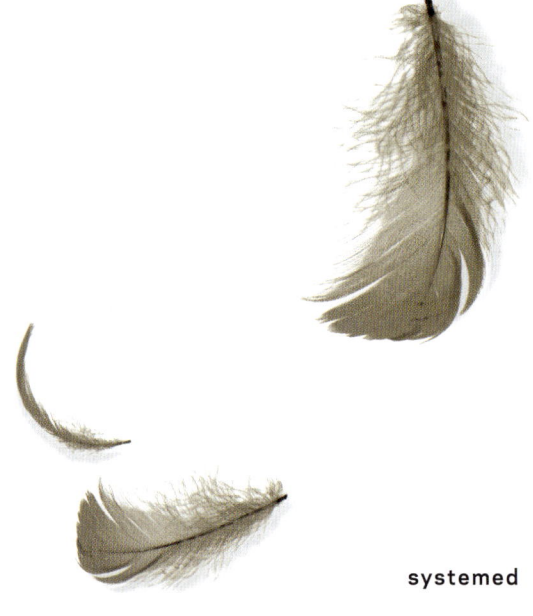

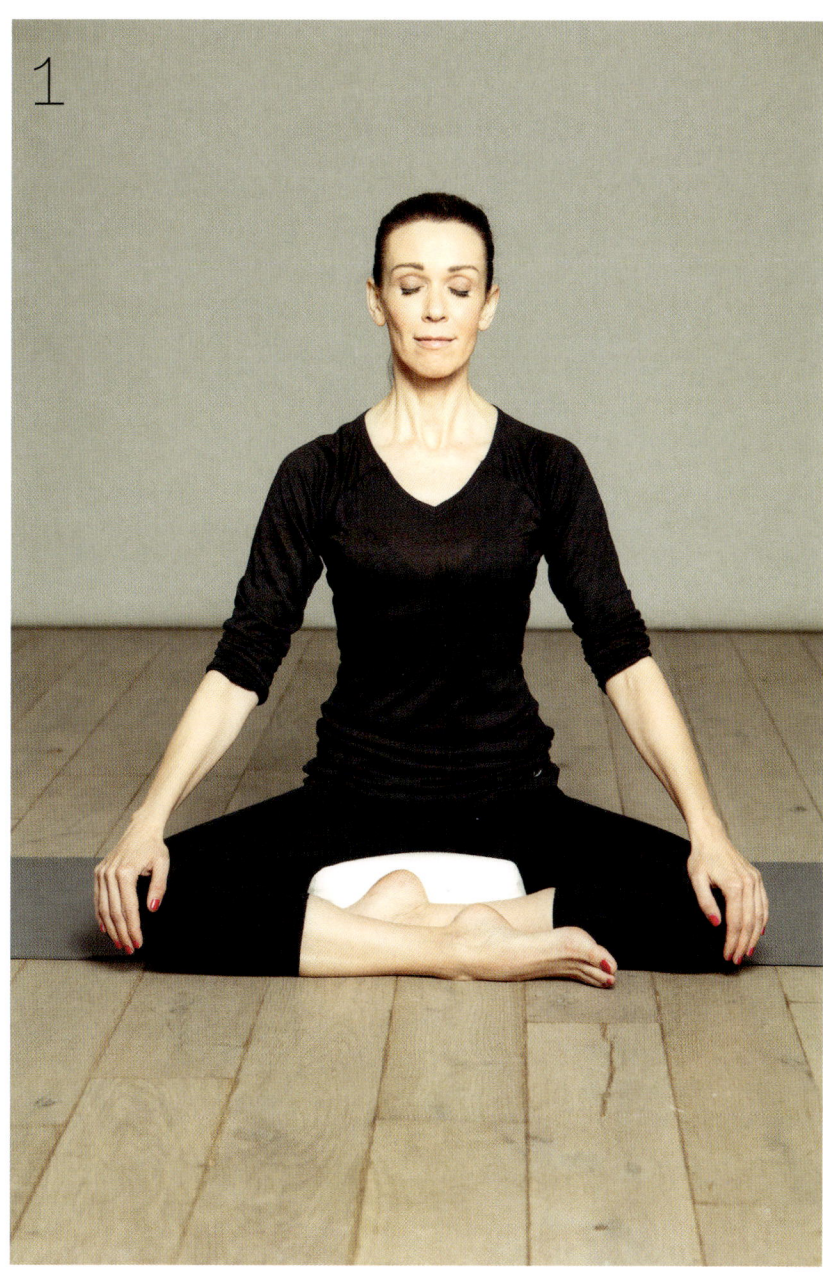

→ **MEIN TIPP**
Diese Übung ist der perfekte Einstieg in die
Meditationspraxis. Wundern Sie sich nicht, wenn
sich anfangs nicht sofort Ruhe einstellt, sondern
unterdrückte Gefühle und Gedanken hochkommen.
Das ist normal und vergeht mit regelmäßiger Praxis.
Seien Sie geduldig mit sich – es lohnt sich.

WOLKEN-MEDITATION

WIRKUNG **Erhöht die Aufmerksamkeit, verbessert die Immunfunktion, schenkt neue Energie und steigert die geistige Wachheit.**

In drei Schritten durch die Übung

1. Kommen Sie in eine bequeme Sitzhaltung. Legen Sie Ihre Hände auf die Knie oder Oberschenkel. Die Handflächen zeigen nach oben. Entspannen Sie die Schultern. Schließen Sie die Augen, lassen Sie die Atmung kommen und gehen.

2. Beobachten Sie das Kommen und Gehen des Atems. Meditieren Sie für eine kleine Weile wie in der 5-Minuten-Basis-Meditation beschrieben.

3. Sehen Sie dann eine schneeweiße Wolke, die über Ihnen schwebt und über Ihrem Kopf innehält. Die Wolke öffnet sich, und es geht ein Regen aus feinem Goldstaub auf Sie nieder. Der Goldstaub prasselt auf Ihren Kopf und Ihre Handflächen nieder und verwandelt sich in energiegeladenes Licht, das von dort Ihren ganzen Körper durchdringt und mit Wärme und Behaglichkeit füllt. Genießen Sie, wie diese wohltuende Energie bis in Ihre letzte Körperzelle vordringt. Verweilen Sie in der Visualisierung so lange, wie es Ihnen angenehm ist.

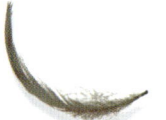

→ MEIN TIPP
Finden Sie die Einbildung mit der Wolke über Ihrem Kopf eigenartig? Wir bilden uns alle ständig irgendetwas ein. Die Frage ist nur, was es ist und wie hilfreich und unterstützend unsere Einbildung ist. Diese ist auf jeden Fall sehr wohltuend.

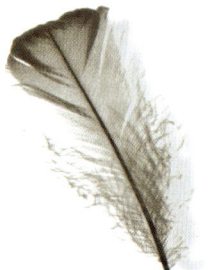

DANKBARKEITS-MEDITATION

WIRKUNG **Schenkt Gelassenheit, hilft bei depressiven Verstimmungen und Unruhe, reduziert Stress und gibt ein Gefühl von innerer Liebe.**

In drei Schritten durch die Übung

1   Kommen Sie in eine bequeme Sitzhaltung. Legen Sie Ihre Hände über Kreuz auf Ihr Herz. Entspannen Sie Ihre Schultern, und lassen Sie Ihre Gesichts-muskeln weich werden. Schließen Sie die Augen, lassen Sie die Atmung kommen und gehen.

2   Spüren Sie in Ihren Herzraum hinein. Lassen Sie von dort ein Gefühl der Wärme, Liebe und Dankbarkeit entstehen. Vertiefen Sie das Gefühl der Dankbarkeit. Fragen Sie, sich wofür Sie dankbar sein können: für Ihre Gesundheit, Ihre Familie, Ihre Arbeit, Ihr Zuhause? Vielleicht sind es auch alltägliche Dinge, wie der freundliche Gruß der Nachbarin oder der Anruf einer guten Freundin.

3   Bleiben Sie mit diesem Gefühl ganz bei sich und nach innen gewandt. Nähren Sie Ihr Herz mit diesem tiefen Gefühl der Dankbarkeit. Verweilen Sie in dieser Meditation so lange, wie es Ihnen angenehm ist.

➜ MEIN TIPP
Ziel der Meditation ist eine wache Entspannung – nicht das Einschlafen. Wenn Sie während der Meditation leicht zusammensacken, richten Sie Ihre Wirbelsäule wieder auf und ziehen Sie die Schultern weg von Ihren Ohren.

ACHTSAM-ESSEN-ÜBUNG

WIRKUNG **Reduziert Stress, hilft im Hier und Jetzt anzukommen, schützt vor dick machenden Essanfällen und lehrt das bewusste Genießen.**

In drei Schritten durch die Übung

1　Nehmen Sie eine Weintraube in die Hand. Betrachten Sie die Frucht. Wie sieht sie aus? Welche Form hat sie? Wie fühlt sie sich an? Gleiten Sie mit Ihren Fingern über die Weintraube. Konzentrieren Sie sich auf sie. Riechen Sie an der Traube.

2　Stecken Sie die Traube in den Mund. Beißen Sie noch nicht zu, sondern ertasten Sie mit der Zunge ihre Struktur – wie fühlt sich das an? Probieren Sie die Frucht an unterschiedlichen Stellen Ihres Mundes **2**. Gibt Sie schon einen Geschmack im Mund? Beginnen Sie nun sehr langsam zu kauen. Versuchen Sie, 30-mal zu kauen. Spüren Sie die Geschmacksveränderungen?

3　Geben Sie beim Schlucken acht darauf, was sich verändert. Wie lässt sich das Verändern des Geschmacks beschreiben. Wenn Gedanken und Gefühle entstehen, beobachten Sie diese Gedanken und Gefühle, ohne sich in ihnen zu verlieren. Kehren Sie einfach zur Weintraube und zum jeweiligen Schritt zurück.

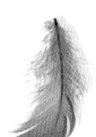
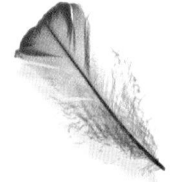

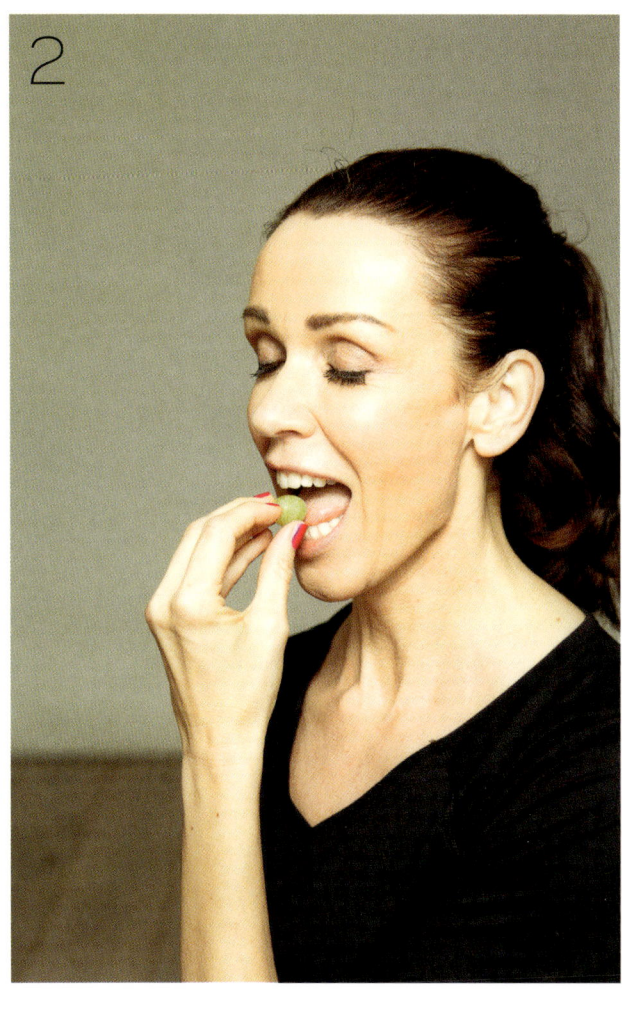

→ **MEIN TIPP**

In stressigen Situationen neigen wir dazu, das Essen zu schlingen, statt zu genießen. Bevor sich ein Sättigungssignal einstellt, haben wir schon reichlich Kalorien aufgenommen. Kein Wunder, dass Stress dick macht. Mit der Achtsam-essen-Übung schaffen Sie nicht nur mehr Bewusstsein für das Essen, sondern lernen auch, länger zu kauen. Denn: Wer kaut, wird schneller satt und bleibt schlank.

ACHTSAM-FÜHLEN-ÜBUNG

WIRKUNG **Stärkt das Körperbewusstsein, schafft Wohlfühlmomente, schenkt Entspannung und lehrt, dass Achtsamkeit fast überall im Alltag anwendbar ist.**

In drei Schritten durch die Übung

1   Machen Sie diese Achtsamkeitsübung beim Duschen – nutzen Sie diese Zeit, um den Moment bewusst wahrzunehmen: Nehmen Sie alle Einzelheiten genau wahr, die jetzt geschehen. Sehen Sie sich in der Dusche um. Schauen Sie die Gegenstände und das Wasser genau an. Wenn andere Gedanken auftauchen, bringen Sie sie sanft zur Beobachtung zurück.

2   Hören Sie auch genau hin – stellen Sie gegebenenfalls das Radio aus. Welche Geräusche produziert das Wasser? Können Sie es hören, wenn das Wasser auf den Boden trifft?

3   Wie fühlt es sich an, wenn das Wasser Ihren Körper berührt? Wie fühlt es sich am Rücken, im Gesicht oder am Bauch an? Spüren Sie in Ihren Körper hinein. Nehmen Sie auch verschiedene Gerüche war. Genießen Sie die aufmerksame, nicht wertende Beobachtung Ihrer Sinneseindrücke.

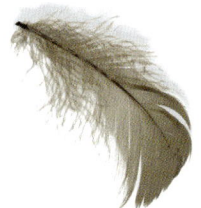

→ MEIN TIPP
Übertragen Sie die Achtsam-fühlen-Übung auf verschiedene Alltagssituationen: Zähneputzen, Kaffeetrinken oder Bettenmachen. Durch solche einfachen Achtsamkeitsübungen gewinnt Ihr Leben an Tiefe und Qualität.

ACHTSAM-DENKEN-ÜBUNG

WIRKUNG **Hilft, Abstand zu gewinnen, schult einen achtsamen Umgang mit den eigenen Gedanken und verschafft eine positivere Selbstwahrnehmung.**

In drei Schritten durch die Übung

1   Beobachten Sie mehrmals am Tag Ihre Gedanken. Enthält Ihr innerer Dialog abwertende Sätze wie »Das schaffe ich nicht«, »Das kann ich nicht«, »Keiner schätzt meine Arbeit« oder »Ich bin unattraktiv«? Solche negativen Glaubenssätze können sich im Laufe des Lebens in uns verinnerlichen und tragen zu einem negativen Selbstbild bei.

2   Stellen Sie sich vor, eine andere Person würde so zu Ihnen sprechen, wie Sie es häufig in Ihrem Kopf hören. Sie würden das nicht akzeptieren und würden sich wehren oder sich der Situation entziehen. Fallen Ihnen also solche oder ähnliche Negativsätze während dieser Achtsamkeitsübung auf, dann wandeln Sie den kleinmachenden Selbst-Talk bewusst in positive Gedanken um: »Ich schaffe das schon«, »Ich kann das« oder »Ich mag mich, wie ich bin«. Wenn Sie mögen, sprechen Sie die Sätze auch laut aus.

3   Trainieren Sie diesen positiven Selbst-Talk mehrmals am Tag. Dadurch überschreiben Sie langfristig Ihre alten Glaubenssätze durch neue, die Ihnen guttun.

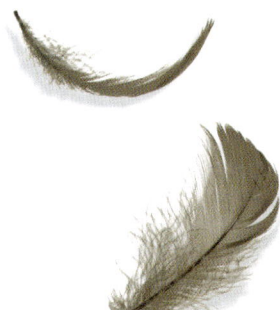

➜ MEIN TIPP
Schreiben Sie Ihre fünf negativsten Selbst-Talk-Sätze auf. Formulieren Sie sie ins Positive um, notieren Sie diese auf kleinen Klebezetteln, die Sie an Ihrem Badezimmerspiegel posten. So können Sie jeden Morgen und Abend Ihre neuen Glaubenssätze wie ein Mantra nutzen.

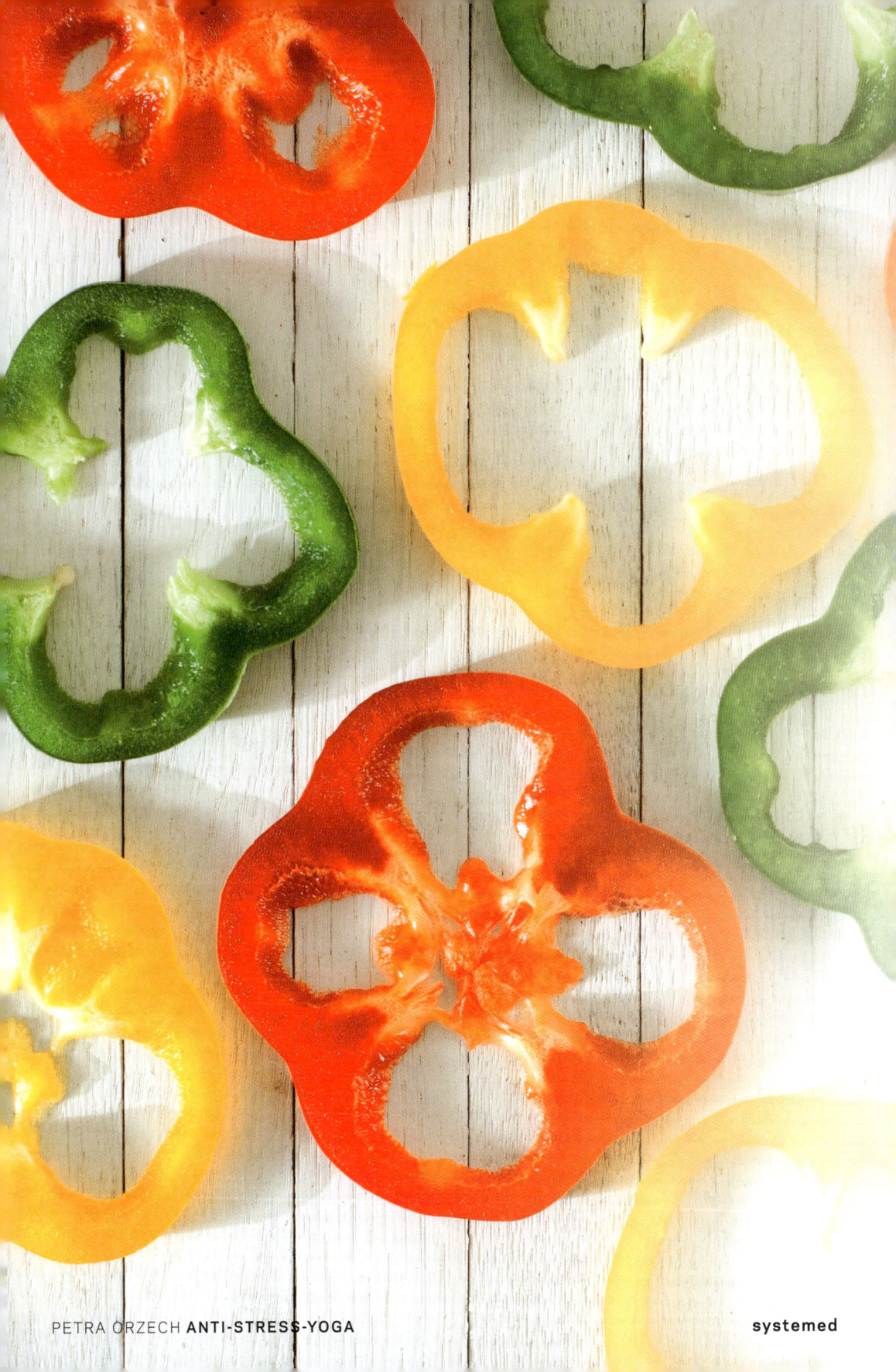

PETRA ORZECH **ANTI-STRESS-YOGA**

systemed

3 ANTI-STRESS-FOOD

Wer unter Druck steht, greift häufig nicht zu den gesündesten Lebensmitteln. Dabei wäre dies genau dann hilfreich und so wichtig: Stress strapaziert nicht nur unsere Nerven, sondern zehrt auch an unseren Nährstoffvorräten. Wer sich nicht darauf einstellt und sein Verhalten entsprechend anpasst, betreibt Raubbau am eigenen Körper, wird krank und wahrscheinlich auch noch dick. Setzen Sie ein Zeichen für Gesundheit und Energie: Lernen Sie mit Anti-Stress-Food eine Ernährungsweise kennen, mit der Sie Stressattacken besser überstehen und top versorgt Ihre Herausforderung meistern. Fast nebenbei verlieren Sie dadurch auch lästige (Stress-) Pfunde. Dass solch ein Essen auch schmeckt, beweisen die leckeren Anti-Stress-Rezepte. Worauf also noch warten? Schenken Sie Ihrer Ernährung ab sofort eine gehörige Portion Aufmerksamkeit.

CLEVER ESSEN
WENN KÖRPER UND GEIST AUSGEPOWERT SIND

Sobald Spitzensportler intensiven Anforderungen ausgesetzt sind, sorgen sie dafür, dass sie von den Nährstoffen, die sie in dieser Zeit benötigen, mehr bekommen. Wenn Menschen im »normalen« Berufsleben hohen Belastungen, wie etwa Stress, ausgesetzt sind, neigen viele dazu, sich noch schlechter zu ernähren als sonst. Dann fällt schon mal eine Hauptmahlzeit aus und man »schiebt sich einen Snack nebenbei rein« und eine Dreiviertelstunde später noch einen, weil der Blutzuckerspiegel nach dem zwischenzeitlichen Hoch schon längst wieder im Keller ist. Folge: Der Spitzensportler ist nach der Belastungsphase stärker, weil er sich dafür ausreichend mit optimaler Ernährung versorgt hat. Der »gestresste Normalbürger« hat immer weniger Energie zur Verfügung, da er, statt sein Nervenkostüm mit vitalstoffreicher Nahrung zu füttern, der Ernährung kaum Beachtung schenkt und sie nicht den erhöhten Bedürfnissen anpasst.

Nach wie vor wird der Einfluss der Ernährung auf die körperliche und geistige Gesundheit unterschätzt. Nicht nur Übergewicht, Diabetes mellitus oder diverse Herz-Kreislauf-Erkrankungen lassen sich mit einer durchdachten Ernährung behandeln oder sogar verhindern – auch Stress mit all seinen Facetten wird durch die Ernährung beeinflusst. Doch warum sehen immer noch viele Menschen das Essen nur als ein notwendiges Übel im Tagesablauf an? Liegt es daran, dass Geschwindigkeit und Effizienz in unserer modernen Gesellschaft als Vorteil gelten und sich das Phänomen »Zeitdruck« auch auf unser Essverhalten auswirkt? Wer sich Zeit für das Mittagessen nimmt, hat wohl nichts zu tun. Schnell und nebenbei lautet die Devise. So schlängeln sich viele Menschen mit Snacks, Fertiggerichten oder Fastfood durch den Tag.

Vielleicht hat es auch damit zu tun, dass wir Gesundheit oft als Ware beziehungsweise selbstverständlich ansehen. Sendet der Körper in stressigen Zeiten Signale, wie Müdigkeit, Rückenschmerzen oder Schlafprobleme, überhören wir sie häufig und sehen die Symptome mehr als einen technischen Defekt. Wir suchen einen Menschen oder eine Medizin, die uns wieder gesund und leistungsfähig macht. Doch da liegt ein Denkfehler vor: Gesundheit müssen wir uns selber aktiv holen. Neben regelmäßiger Bewegung und Entspannung, leistet eben auch Ernährung einen wesentlichen Beitrag dazu. Wie schon der Grieche Hippokrates, der berühmte Arzt der Antike, sagte: »Die Nahrung soll deine Medizin sein und nicht die Medizin deine Nahrung.« Doch welche Nährstoffe benötigt der Körper eigentlich, um Tag für Tag zu funktionieren?

NÄHRSTOFFE-
UNSERE LEBENSGRUNDLAGE

Um tagsüber leistungsfähig zu sein und nachts gut schlafen zu können, benötigt unser Körper in regelmäßigen Rhythmen verschiedene Nährstoffe – am besten aus saisonalen, biologisch angebauten Lebensmitteln. Sie enthalten ein Maximum an Vitalstoffen, die nicht nur Ihre Leistungsfähigkeit, sondern auch Ihre Lebensqualität steigern.

WASSER – wichtig für den Stoffwechsel

Ein Mensch kann einige Wochen ohne feste Nahrung, aber nur wenige Tage ohne Wasser überleben. Wasser ist zwar im klassischen Sinn kein Nahrungsmittel, aber notwendig für alle Stoffwechselfunktionen, wie etwa Herz-Kreislauf-System, Wärmehaushalt und Verdauung. Um geistig und körperlich fit zu sein, ist eine ausgeglichene Flüssigkeitsbilanz absolut notwendig. Der Körper verliert im Schnitt täglich zweieinhalb Liter Wasser über die Harnwege, durch das Schwitzen und die Ausatmung. Dieser Verlust muss ausgeglichen werden. Man rechnet etwa 40 Milliliter Wasser pro Kilogramm Körpergewicht. Neben der Menge ist aber auch die Qualität des Wassers von entscheidender Bedeutung. Auch wenn es auf den ersten Blick vielleicht komisch oder schwierig erscheint, lassen Sie möglichst die Finger von Plastikflaschen: Das in Plastikflaschen vorkommende Bisphenol A geht in die flüssigen Inhalte der Flaschen über. Die Chemikalie hat eine hormonähnliche Wirkung, die eine Gesundheitsgefahr darstellt – insbesondere für Kinder und Schwangere. Ist es schwierig, Wasser in Glasflaschen zu bekommen, trinken Sie Leitungswasser. Erkundigen Sie sich bei Ihrem Wasserwirtschaftsamt nach der Wasserqualität. Zumeist ist sie hervorragend.

KOHLENHYDRATE – Nahrung für den Körper

Kohlenhydrate sind wichtige Energielieferanten: Sie sind der Treibstoff sowohl fürs Gehirn als auch für Muskeln und bestehen aus Zuckermolekülen. Das heißt aber nicht, dass alle kohlenhydratreichen Lebensmittel süß schmecken. In Brot, Kartoffeln oder Nudeln sind zum Beispiel viele Kohlenhydrate enthalten, ebenso im Getreide. Auch Obst enthält reichlich Kohlenhydrate, aufgrund des enthaltenen Fruchtzuckers. Im Verdauungstrakt werden Kohlenhydrate in Einfachzucker (Glucose) zerlegt, um von dort ins Blut zu gelangen. Das Hormon Insulin transportiert die Glucose vom Blut in die Körperzellen. Die Kohlenhydrate aus Gummibärchen und Schokolade bestehen aus sogenannten kurzkettigen Zuckern, die sehr schnell in die Blutbahn gelangen. Allerdings hält ihre Energie im Körper nicht lange vor, obwohl Süßes viele Kalorien hat. Das starke Ansteigen des Blutzuckerspiegels bewirkt eine hohe Insulinausschüttung. Dadurch sinkt der Blutzucker schon nach kurzer Zeit wieder ab – und Heißhunger kommt auf. Komplexe Kohlenhydrate, also langkettige Zucker, sind da bessere Energielieferanten. Wichtige Quellen dafür sind Vollkornprodukte, wie Vollkornbrot, Vollkornreis oder -nudeln, gefolgt von Obst, Gemüse, Hülsenfrüchten und Kartoffeln. Sie enthalten meist auch viele Vitamine, Mineralstoffe und Ballaststoffe.

Kohlenhydrate haben bei vielen Menschen einen schlechten Ruf: Sie gelten als Dickmacher. Eine gesunde Ernährung besteht aber auch aus Kohlenhydraten. Wer wirklich null Kohlenhydrate essen will, um einen Abnahmeeffekt zu erzielen, hält es meist nicht lange durch, zumal in vielen Lebensmitteln eine Nährstoffkombination enthalten ist und man die Nährstoffe gar nicht isoliert voneinander essen kann. Dennoch ist es sinnvoll, für die schlanke Linie drei- bis viermal pro Woche abends auf kohlenhydratreiche Lebensmittel zu verzichten. Ideen dafür finden Sie im Rezeptteil ab Seite 240.

EIWEISS – Baustoff für die Zellen

Ohne Eiweiß, auch Proteine genannt, ist kein Leben möglich. Das Eiweiß und seine Bausteine (Aminosäuren) liefern die Grundsubstanz für die Herstellung von Zellen, Muskeln, Hormonen und Enzymen. Da der Körper nur geringe Mengen Eiweiß speichern kann, muss es der Mensch regelmäßig mit der Nahrung aufnehmen. Empfehlenswert sind für normalgewichtige Erwachsene 0,8 bis 1,2 Gramm Eiweiß pro Kilogramm Körpergewicht. Gute Eiweißquellen sind nicht nur in tierischen, sondern auch pflanzlichen Lebensmitteln, wie etwa in getrockneten Hülsenfrüchten, zu finden: Bohnen, Linsen, Erbsen oder Soja sollten also auch bei Nichtvegetariern auf dem Speiseplan stehen. Ideal zur Versorgung sind auch Milch, Milchprodukte, Eier und nach Belieben Fisch oder Fleisch. Interessant für alle, die gerne abnehmen möchten: Eiweiß sättigt von den drei Nährstoffen am besten und längsten. Wenn also das nächste Mal der kleine Hunger kommt, greifen Sie lieber zu einem halben Liter ungesüßter Buttermilch statt zu einem Schokoriegel.

FETT – mehr als nur ein Kalorienlieferant

Der Mensch braucht Fett – es ist nicht nur Energielieferant und Geschmacksträger, sondern auch ein wichtiger Baustoff im Zellstoffwechsel. Eingebaut im Körpergewebe schützt Fett nicht nur vor Kälte, sondern auch die Organe vor mechanischen Einflüssen. Ebenso unerlässlich ist Fett für die Aufnahme von fettlöslichen Vitaminen im Darm. Auch wenn mancher aus diätetischen Gründen gerne beim Fett spart, ist es nicht unbedingt ratsam, da einige Nahrungsfette lebenswichtige Fettsäuren liefern, die der Körper nicht produzieren kann. Besonders wertvoll, unter anderem für Gesundheit von Herz und Kreislauf, sind Öle mit einfach ungesättigten Fettsäuren, wie Oliven- oder Erdnussöl. Genauso wichtig für ein gesundes Immunsystem sind mehrfach ungesättigte Fettsäuren aus Raps-, Weizenkeim- oder Walnussöl sowie fettreiche Seefische. Vorsicht ist dagegen bei sogenannten Trans-Fettsäuren geboten, die in Pommes frites, Keksen, Croissants oder Kartoffelchips enthalten sind. Bei der Erhitzung von pflanzlichen Ölen werden Fettsäuren in Trans-Fettsäuren umgewandelt – diese sind extrem ungesund: Sie werden vom Körper nicht als Schadstoffe erkannt und wie »normale« Fettsäuren in die Zellen eingebaut. Damit steigt das Risiko für Schlaganfall und Herzinfarkt enorm an.

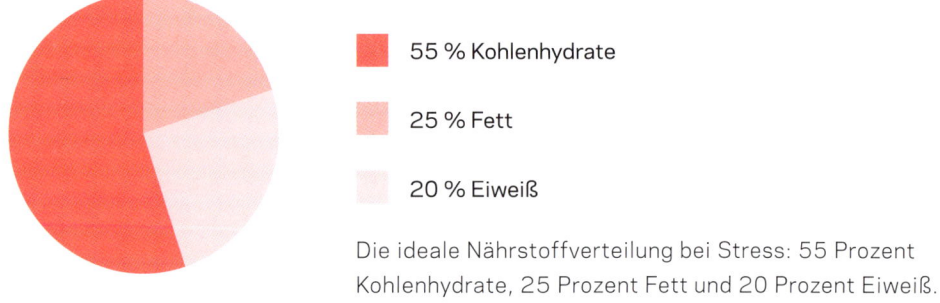

■ 55 % Kohlenhydrate

■ 25 % Fett

■ 20 % Eiweiß

Die ideale Nährstoffverteilung bei Stress: 55 Prozent Kohlenhydrate, 25 Prozent Fett und 20 Prozent Eiweiß.

DER STRESS - STOFFWECHSEL

Ob wir uns wohlfühlen, bestimmt maßgeblich unser Stoffwechsel. Damit er arbeiten kann und wir gesund bleiben, benötigt der Stoffwechsel neben Wasser, Kohlenhydraten, Eiweiß und Fett auch Sauerstoff, Mineralstoffe sowie Vitamine. Ständig werden also Nährstoffe aufgenommen, umgewandelt, abgebaut oder ausgeschieden, sodass sich der Mensch gewissermaßen ständig neu zusammensetzt. Dabei kann aber auch einiges schiefgehen – etwa in intensiven Belastungsphasen.

Chronischer, schädlicher Stress findet bei uns Menschen nicht nur seelisch, sondern auch körperlich in jeder Zelle statt. Auf dieser Ebene hängt die gesunde Stressbewältigung von der Kommunikation der Zellen ab. Grundsätzlich ist unser Organismus auf Herausforderungen perfekt eingestellt. Lang andauernde Belastungen führen dagegen zu Problemen und erfordern außergewöhnlich viel Energie – insbesondere vom Gehirn. Der Körper ist in diesem Zustand bestrebt, alle lebenswichtigen Funktionen, wie etwa Herzschlag und Atmung, aufrechtzuerhalten, während auf Dauer Funktionen wie Verdauung, Immunabwehr und Nervenzellwachstum vernachlässigt werden. Bildlich kann man sich das so vorstellen: Sie betanken Ihr Auto, um sich täglich damit fortzubewegen. Sie nehmen sich aber nie Zeit für Ölwechsel, Reifendruckmessung oder Auswechseln der Scheibenwischer. Über kurz oder lang werden Sie mit Ihrem Auto liegen bleiben oder einen Unfall bauen. Ähnlich verhält es sich in unserem Körper: Geben wir ständig Vollgas, ernähren uns schlecht und gönnen uns keine Pause, betreiben wir Raubbau am eigenen Körper, werden krank und brechen irgendwann zusammen. Stress gilt daher, zu Recht, als Nährstoffräuber.

Damit dem Organismus in hohen Belastungsphasen ausreichend Energie zur Verfügung steht, werden durch den Anstieg der Stresshormone Cortisol, Adrenalin und Noradrenalin Zucker und Fette aus den Reserven mobilisiert. Für die Bildung dieser Hormone benötigt der Körper wiederum Eiweißbausteine. So kommt es in Stresssituationen, neben dem Anstieg von Zucker und Fett im Blut, zu einem vermehrten Eiweißabbau. Gleichzeitig wird die Reaktionsfähigkeit des Immunsystems herabgesetzt, was zu einer erhöhten Infektanfälligkeit führt, wodurch der Bedarf an Vitaminen und Mineralstoffen nochmals steigt. Im Gegenzug nimmt die körpereigene Produktion der »Glückshormone« Dopamin und Serotonin mit der Zeit ab, was Müdigkeit, Antriebslosigkeit und depressive Stimmung zur Folge hat.

Chronischer Stress bedingt eine katabole (abbauende) Stoffwechsellage in den Zellen. Dieser sogenannte zelluläre Stress, der auch als oxidativer Stress bezeichnet wird, gilt inzwischen als Ursache für sehr viele Erkrankungen, den Alterungsprozess und letztendlich den Tod. Zugegeben, das hört sich recht dramatisch an – aber oft helfen solche Darstellungen, das Verständnis zu schärfen und sein Verhalten zu ändern. Und genau darum geht es hier: Um eine, der Situation angepasste, Veränderung der Nahrungsmittelauswahl.

DAS BRAUCHT DER KÖRPER JETZT

Stress werden wir nie ganz vermeiden können. Wer aber die Zusammenhänge zwischen Stress und Ernährung durchschaut und Nahrungsmittel clever auswählt, statt sich sein Essverhalten vom Stress diktieren zu lassen, macht einen wichtigen Schritt zur Stressbewältigung. Denn was als gesund für den Körper gilt, ist auch gesund für den Geist. Die Aussicht auf ein höheres Energieniveau und gute Laune sollte Sie motivieren, zukünftig bei Ihrer Ernährung auf die nachfolgend aufgeführten Inhaltsstoffe großen Wert zu legen.

TRYPTOPHAN – hebt die Stimmung

Anti-Stress-Funktion:

Unser Körper produziert ein »Gute-Laune-Hormon« – das Serotonin. Je mehr Serotonin im Gehirn vorhanden ist, desto ausgeglichener fühlen wir uns und Stressauslöser werden als nicht mehr ganz so stark empfunden. Die Aminosäure Tryptophan, zum Beispiel in Käse, Quark und Geflügel enthalten, ist der Baustein dieses »Gute-Laune-Hormons« und muss mit der Nahrung aufgenommen werden, da der Körper den Eiweißbaustein nicht selber herstellen kann. Weitere Bedingung: gleichzeitiger Verzehr von Kohlenhydraten, wie etwa Nudeln, Kartoffeln, Brot oder Schokolade. Sie sorgen dafür, dass für Tryptophan der Weg ins Gehirn geöffnet und Serotonin produziert werden kann.

Top-Lieferanten:

Käse wie Parmesan, Emmentaler und Camembert, Quark, Geflügel, Rindfleisch, Makrele, Kabeljau, Eier, Linsen, Erdnüsse, Sonnenblumenkerne und Haferflocken.

➔ **MEIN TIPP**

Schon früh lernen wir, dass Schokolade beruhigt. Doch es muss keine ganze Tafel sein: Um die Aminosäure Tryptophan in das Gehirn zu schleusen, reicht eine Rippe Schokolade – am besten eine mit 75 Prozent Kakaoanteil. Denn dunkle Schokolade enthält Antioxidantien und hilft zusätzlich beim Aufbau des körpereigenen Muntermachers Dopamin.

TYROSIN – steigert die Motivation

Anti-Stress-Funktion:

Aus der Aminosäure Tyrosin wird im Nebennierenmark der Botenstoff Dopamin gebildet, der bei Bedarf direkt ins Blut abgegeben wird. Zwar kennt man noch nicht alle Eigenschaften des Hormons Dopamin, doch man weiß, dass es für Konzentration, Motivation und Motorik sehr wichtig ist. Empfinden von Freude und Zuversicht führt man auch auf eine verstärkte Ausschüttung von Dopamin zurück. Um unsere Glücksgefühle aufzubauen, ist Dopamin neben Serotonin der entscheidende Botenstoff. So gilt die Aminosäure Tyrosin als »Wachmacher«, da nach ihrem Genuss die Dopaminkonzentration im Körper ansteigt.

Top-Lieferanten:

Käse wie Gouda, Edamer, Parmesan und Brie, Lammfleisch, Schweinefleisch, Lachs, Heilbutt, Forelle, Erbsen, Sojabohnen und Kichererbsen.

→ **MEIN TIPP**

Auch wenn in Obst und Gemüse kaum Tyrosin enthalten ist, können sich Vegetarier problemlos mit dieser Aminosäure versorgen: Erbsen, Linsen und Sojabohnen weisen teilweise sogar höhere Tyrosingehalte als Fleisch auf. Absolute Spitzenwerte bietet Käse.

MAGNESIUM – das Anti-Stress-Mineral

Anti-Stress-Funktion:

Jede Art von Stress erfordert eine Extraportion an Magnesium, da der Mineralstoff bei der Reizleitung von den Nerven zu den Muskeln hilft. Zusätzlich aktiviert er rund 300 Enzyme, unter anderem welche, die für die Energiegewinnung verantwortlich sind. Liegt ein Magnesiummangel vor, potenziert er die Freisetzung von Stresshormonen wie Adrenalin – und diese wiederum verstärken Magnesiumverluste über den Urin. So kann sich leicht ein gefährlicher Teufelskreis entwickeln. Ein Mangel führt aber auch zu Schlafstörungen, Konzentrationsschwäche, Nervosität und Muskelkrämpfen sowie in schweren Fällen zu Herzrhythmusstörungen.

Top-Lieferanten:

Sonnenblumenkerne, Kakaopulver, Weizenkeime, Sojabohnen, Hirse, Haferflocken, getrocknete Feigen und Papaya, Mandeln, Erdnüsse und magnesiumreiches Mineralwasser.

→ **MEIN TIPP**

Mischen Sie sich Ihr eigenes Anti-Stress-Studentenfutter – bestehend aus Mandeln, Erdnüssen, getrockneten Feigen und Papayas. Das können Sie prima überall mit hinnehmen, sodass Sie immer bestens mit Magnesium versorgt sind.

B-VITAMINE – stärken die Nerven

Anti-Stress-Funktion:

Die Vitamine der B-Gruppe sind wasserlöslich und haben ein sehr breites Wirkungsspektrum. Hervorzuheben ist allerdings das Nervensystem: B-Vitamine sind an der Synthese von Neurotransmittern (Botenstoffe, die Reize von einer Nervenzelle zur anderen übertragen) beteiligt und damit für unsere psychische Gesundheit und das Wohlbefinden mitverantwortlich. Außerdem spielen sie bei der Energiegewinnung aus der Nahrung eine große Rolle und haben dadurch Einfluss auf das Immun- und Nervensystem. Bedeutsam gegen Stress sind hier vor allem die Vitamine B_1, B_2, B_6, Folsäure (B_9) und B_{12}. Bereits ein leichter Mangel führt zu Müdigkeit, depressiven Stimmungen und Gedächtnis- sowie Konzentrationsbeschwerden.

Top-Lieferanten:

Hefe, grünes Blattgemüse, Spargel, Tomaten, Eier, Käse, Vollkornprodukte, Fisch, Hülsenfrüchte, Nüsse, Schweinefleisch, Hühnerfleisch, Leber, Kartoffeln und Nüsse.

→ MEIN TIPP

B-Vitamine sind extrem empfindlich, sodass lange Lagerung und Kochzeiten sie zerstören. Fertiggerichte und Kantinenmahlzeiten enthalten oft nur 90 Prozent der ursprünglich enthaltenen B-Vitamine. Wer gestresst ist, sollte daher unbedingt frische Mahlzeiten in den Speiseplan einbauen. So mancher Gestresste fühlt sich allein dadurch schon nach wenigen Tagen besser und ist dem Alltag plötzlich wieder gewachsen.

OMEGA-3-FETTSÄUREN – sorgen für gute Laune

Anti-Stress-Funktion:

Wissenschaftler gehen davon aus, dass ein Mangel an Omega-3-Fettsäuren zur Entstehung von Stimmungstiefs und Depressionen beiträgt. Beugen Sie vor, zum Beispiel mit Raps- und Rapskernöl. Ebenfalls sehr empfehlenswert: Lein-, Hanf- und Walnussöl sowie Walnüsse. Olivenöl dagegen ist zwar reich an einfach ungesättigten Fettsäuren und wertvollen Fettbegleitstoffen, doch es enthält kaum Omega-3-Fettsäuren. Nicht zuletzt: Essen Sie ein bis zwei Fischmahlzeiten in der Woche – sie liefern reichlich kostbare »Gute-Laune-Fettsäuren«. Auf dem Teller sollten Arten wie Lachs oder Hering landen. Thunfisch hat zwar den höchsten Gehalt an gesunden Fettsäuren, ist aber in vielen Teilen der Erde überfischt.

Top-Lieferanten:

Lachs, Makrele, Hering, Sardine sowie Walnuss-, Raps-, Hanf- und Leinöl.

→ MEIN TIPP

Wenn Sie Ihren Speiseplan mit Lein- und Hanföl anreichern möchten, kaufen Sie zunächst lieber kleine Flaschen davon. Da sich beide Öle durch ein intensives Aroma auszeichnen, können Sie so testen, welches Ihnen besser schmeckt. Probieren Sie mal Hanföl für die Salatvinaigrette oder Quark mit Leinöl und Schnittlauch zu Pellkartoffeln – ein Küchenklassiker.

ANTIOXIDANTIEN – schützen vor zellulärem Stress

Anti-Stress-Funktion:

Besonders wichtig bei hohen Belastungen ist eine gute Versorgung mit sogenannten »Radikalfängern«, auch Antioxidantien genannt. Antioxidantien neutralisieren aggressive Sauerstoffmoleküle, die während des Stoffwechsels entstehen, die Zellen schädigen, das Immunsystem schwächen und den Alterungsprozess vorantreiben. Dieser Vorgang wird auch als »oxidativer Stress« bezeichnet. Psychischer und körperlicher Stress, Nahrungsmittelzusätze sowie schädliche Fette (Trans-Fettsäuren) im Essen erzeugen besonders viele freie Radikale. Die Vitamine A, C und E sind sehr wirkungsvolle Radikalfänger. Weitere essenzielle Radikalfänger sind Spurenelemente wie Zink, Selen und Kupfer. Schließlich findet sich eine Unzahl von Antioxidantien unter den sekundären Pflanzenstoffen. Sie sind in Obst, Gemüse, Hülsenfrüchten und Nüssen enthalten. Ihnen werden zahlreiche gesundheitsfördernde Wirkungen zugeschrieben – von blutdrucksenkend über entzündungshemmend, bis hin zu antikanzerogen.

Top-Lieferanten:

Frisches Obst und Gemüse, hochwertige Öle, Nüsse, Samen und Keimlinge.

→ **MEIN TIPP**

Statt einer isolierten Aufnahme von Vitaminen und Mineralstoffen in Tablettenform nutzen Sie lieber das Geschenk der Natur: Genießen Sie biologisch angebautes Obst und Gemüse – da sind alle Antioxidantien in perfekter Kombination enthalten. Wenn es geht, essen Sie auch die Schale mit. Gesünder und günstiger können Sie sich nicht vor oxidativem Stress schützen.

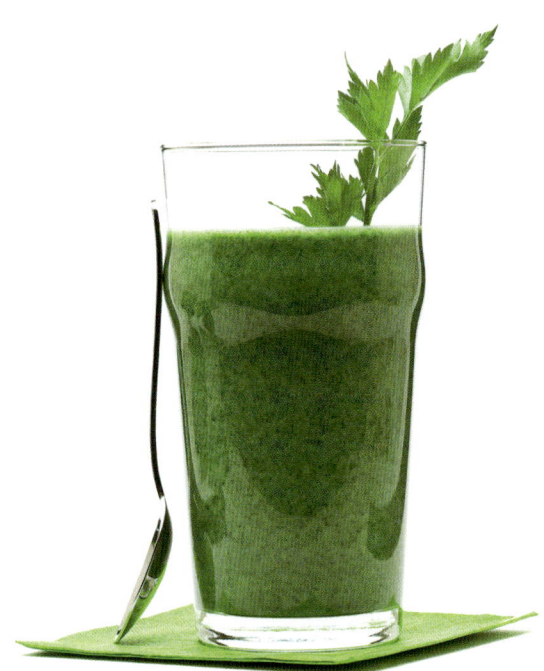

→ INNOVATIV UND SUPERGESUND: GRÜNE ANTI-STRESS-SMOOTHIES

Stecken Sie Spinat mal mit einer Banane in den Mixer – im Handumdrehen entsteht daraus ein grüner Smoothie. Ein Getränk aus Grünpflanzen, Obst und Wasser, das dem Körper hoch konzentrierte Vitalstoffe liefert. Der Clou ist der Mixer: Durch das Zerkleinern wird die Zellstruktur des Blattgrüns aufgebrochen. So kommt man an die guten Sachen, die beim unzulänglichen Kauen nicht geknackt werden und dann dem Körper verloren gehen. Dazu gehört neben Vitaminen, Mineralstoffen, sekundären Pflanzenstoffen, Antioxidantien und Spurenelementen der grüne Pflanzenfarbstoff Chlorophyll. Er gibt den grünen Smoothies den Extra-Vitalstoff-Kick. Auch wenn der grüne Farbstoff viele gesundheitsfördernde Eigenschaften besitzt, eine ist von entscheidender Bedeutung: Chlorophyll bekämpft oxidativen Stress und stärkt unser Immunsystem, das bei Überforderung ja häufig geschwächt ist. Je dunkelgrüner eine Pflanze ist, desto mehr Chlorophyll enthält sie. Beste Quellen: Spinat, Petersilie, Kresse, Löwenzahn und Brennnessel. Aus Spinat können Sie beispielsweise im Handumdrehen einen grünen Smoothie zaubern. Geben Sie dafür eine Banane, zwei Äpfel, zwei Stiele Petersilie, zwei Handvoll Spinat und einen halben Liter Wasser in einen Mixer. Pürieren Sie alles, bis es fein zerkleinert ist. Falls etwas vom Smoothie übrig bleibt, geben Sie die Reste in eine verschließbare Glasflasche oder Thermoskanne. So bleibt er gekühlt bis zu drei Tage haltbar. Tipp: Statt beim Nachmittagstief zum Kaffee zu greifen, streuen Sie zusätzlich einen Teelöffel Matcha-Grünteepulver in den Smoothie. Im Gegensatz zum Kaffee bewirkt dieser Tee keine kurze, sondern eine lang anhaltende, angenehme Wachheit und Konzentrationsfähigkeit.

FIGURFREUNDLICH ESSEN
WENN STRESS DICK MACHT

Akuter Stress verschlägt uns den Appetit – chronischer Stress löst dagegen Hunger aus. Unter Fachleuten gilt ständige Anspannung inzwischen als einer der stärksten Dickmacher. Grund: Dauerdruck greift in den Stoffwechsel und in den Hormonhaushalt ein und lässt uns immer dicker werden. Erschwerend kommt hinzu, dass wir seit den Kindheitstagen gelernt haben, das Essen trösten kann. So helfen Schokoriegel und Pizza uns auch heute noch, Stress und damit verbundene Probleme erstmal zu verdrängen und kurzfristig ein Gefühl der Zufriedenheit zu erzeugen. Dass ein solches Verhalten langfristig Bauch, Beine und Po polstert, versteht sich von selbst. Wer jetzt glaubt, mit Crashdiäten Gewicht zu verlieren, der wird eines Besseren belehrt: Drastische Kalorienreduktionen sind für den Organismus zusätzlicher Stress und verschlimmern die ganze Lage nur noch. Ein Teufelskreis. Lernen Sie hier die möglichen Ursachen und Zusammenhänge kennen, warum Stress dick macht, um dann gezielt mit den besten Schlankstrategien aus Ernährungswissenschaft und Ernährungspsychologie in ein leichteres Leben zu starten.

FIGURFALLE 1: CORTISOL
Das Dickmacher-Stresshormon

Erst wenn der Stress andauert, wird es brenzlich für die Figur. Warum? Die Stresshormone Adrenalin und Noradrenalin schüttet der Körper bei Belastung sofort aus und baut sie schnell wieder ab. Cortisol dagegen wird erst nach etwa 40 Minuten freigesetzt. Es sorgt dafür, dass wir in Stress-situationen immer genug Zucker im Blut zur Verfügung haben, damit wir jederzeit mit ausreichend Energie versorgt sind. Das ist grundsätzlich gut gedacht, hat nur eine Nebenwirkung: Chronischer Stress, also ständig zu viel Cortisol, bewirkt das Gleiche wie der Verzehr von Eis, Hamburger und anderen kurzkettigen Kohlenhydraten. Wir werden bald nicht nur wieder heißhungrig, sondern langfristig eben auch dick. Denn ist der Blutzucker erhöht, egal, ob durch Stress oder Kohlenhydrate, führt das zu einer Insulinausschüttung im Blut und damit zum Stopp der Fettverbrennung – ein biochemisches Gesetz. Dazu kommt: Dauerstress mit seinem hohen Cortisolpegel hemmt die Produktion des Glückshormons Serotonin – einer unser natürlichen Appetitzügler. Und steigt das Cortisol, sinkt der DHEA (Dehydroepiandrosteronwert). DHEA ist eine Vorstufe des Hormons Testosteron.

Wenig Testosteron bedeutet sowohl für Männer als auch für Frauen: niedriges Energieniveau, kein Muskelaufbau und gedrosselte Fettverbrennung. Kein Wunder also, dass Überlastung zu Übergewicht führt.

SCHLANK-STRATEGIE: Hormonfreundlich essen

Ganz klar, Cortisol muss abgebaut werden – durch Bewegung. Perfekt dafür geeignet sind Light-Yoga (Light-Yoga, Seite 110) und SOS-Yoga (SOS-Yoga, Seite 24). Probieren Sie es aus. Und was passiert beim Essen? Hier zeigt eine hormonfreundliche Ernährung Wirkung: Sie reguliert den Blutzucker und mit ihm das Fettspeicher- und Heißhungerhormon Insulin. Zusätzlich erhöht sie die Stressresistenz – Cortisol wird also nicht gebraucht. In der Praxis sieht das so aus: Achten Sie bei Dauerbelastung auf ausreichend Eiweiß und schaffen Sie im Tagesverlauf kohlenhydratfreie Phasen. So verbrennen Sie Fett und können sich von überflüssigen Pfunden sowie dem Jo-Jo-Effekt verabschieden. Das alles, ohne zu hungern, denn Eiweiß besitzt den höchsten Sättigungswert. Nicht zu vergessen: Eiweiß wird für die Produktion des Glückshormons Serotonin benötigt, und nebenbei wird durch eine eiweißreiche Kost auch noch die Thermogenese gesteigert: Verpuffung von Kalorien über die Haut in Form von Wärme. Eiweiß ist sozusagen die Grundlage für einen schlanken Körper. Wie solch eine Küche in der Praxis aussieht, finden Sie ab Seite 240). Hier gibt es sättigende Genussrezepte, die fröhlich stimmen, entspannt und zufrieden machen.

→ **MEIN TIPP**

Wenn Sie wissen wollen, ob Sie übergewichtig sind, sollten weder Ihre Waage noch der Body-Mass-Index (BMI) Ihre einzige Messlatte dafür sein. Beide berücksichtigen nicht die Verteilung des Körperfettes. Das ist aber ausschlaggebend dafür, ob Ihr Körpergewicht eine gesundheitliche Gefahr und ein erhöhtes Risiko für Herzinfarkt oder Schlaganfall darstellt. Besonders das Bauchfett, wie es der sogenannte »Apfeltyp« aufweist, gehört zu dieser Risikogruppe. Der Speckmantel an Po, Hüften und Beinen beim »Birnentyp« ist dagegen nicht so bedrohlich. Ob Sie zu viel Bauchfett haben, können Sie mit der Messmethode Waist-to-hip-ratio (WHR) ermitteln: Teilen Sie dafür Ihren Taillenumfang durch Ihren Hüftumfang – jeweils in Zentimetern. Der WHR-Grenzwert liegt bei Frauen unter 0,85 und bei Männern unter 1,0. Sollte Ihr Wert höher sein, ergreifen Sie die im Buch empfohlenen Maßnahmen und lassen Sie sicherheitshalber Ihre Blutwerte beim Arzt durchchecken.

FIGURFALLE 2:
Snacking und der ewige Hunger

Wenn Zeitmangel und Dauerdruck geregelte Mahlzeiten nicht möglich machen, kommt es für den Betroffenen meist doppelt dick. Nicht bloß, weil die schnellen Mahlzeiten von der Hand in den Mund oft vor Kalorien nur so strotzen, sondern auch, weil die Fettspeicherung auf Hochtouren läuft. Das Problem ist, dass diese Menschen keine Strategie, keinen Plan für die Nahrungsaufnahme und den

Rhythmus haben. Es wird gegessen, wann und wo immer sich die Gelegenheit bietet. »Snacking« heißt dieser Trend, den die Lebensmittelindustrie mit immer neuen hoch kalorischen Kreationen bedient. Meist in einer Kombination aus reichlich Kohlenhydraten und Fett. Treiben wir mit der permanenten Esserei den Blutzuckerspiegel in die Höhe, schickt die Bauchspeicheldrüse Insulin ins Blut, um die Zuckerflut in die Körperzellen zu transportieren. Wie wir schon wissen, blockiert Insulin im Blut für viele Stunden die Fettverbrennung. Doch nicht nur das: Der Blutzucker sinkt schon nach kurzer Zeit so tief, dass an das Gehirn die Meldung »Unterzuckerung« rausgeht. Folge: Heißhunger auf schnell und leicht verfügbare Snacks. So schießt der Blutzucker wieder weit nach oben, um von dort erneut in eine Unterzuckerung abzufallen. Übergewicht ist vorprogrammiert. Das ständige Auf und Ab raubt dem Körper auch sämtliche Energie, sodass es kein Wunder ist, wenn man nach einem »Snacking-Tag« erschöpft auf dem Sofa endet.

SCHLANK-STRATEGIE: Das richtige Timing

Unsere Bauchspeicheldrüse produziert durch dieses Daueressen kontinuierlich Insulin. Das Fatale: Die Körperzellen gewöhnen sich daran, stumpfen ab und reagieren nicht mehr auf das Hormon. Der Zucker bleibt im Blut und die Bauchspeicheldrüse produziert immer mehr und mehr Insulin, damit der schädliche Zucker, der sonst Gefäße und Nerven angreift, aus dem Blut kommt. Insulinresistenz, die Vorstufe von Diabetes, liegt vor. So weit sollte es erst gar nicht kommen. Auch wenn Ihr Beuteschema »gefährliche« Snacks sind und es Ihnen schwer fällt, regelmäßige Mahlzeiten einzuhalten, Ihrer Gesundheit und Figur zuliebe lohnt sich ein Umdenken. Setzen Sie sich zunächst zumindest bei einer Mahlzeit am Tag in Ruhe hin, essen Sie langsam und fokussiert, schalten Sie Handy und Computer aus. Es sind ja nur 15 Minuten. Der Effekt ist jedoch riesig: Man nimmt etwa 20 Prozent weniger Kalorien zu sich, da man das Sättigungsgefühl wahrnimmt. Meist entfällt der sonst nachfolgende Snack, auch weil man das Essen registriert hat. Steigern Sie sich mit der Zeit auf drei Hauptmahlzeiten mit vier bis fünf Stunden Esspause dazwischen. So geben Sie Ihren Fettzellen die Möglichkeit, sich zu öffnen und die Fettverbrennung zu starten. Nebeneffekt: Sie bleiben tagsüber konzentrationsfähig und abends unternehmungslustig.

→ MEIN TIPP

Es gibt noch einen Grund, auf Fertigprodukte und Snacks zu verzichten – sie sind nicht nur randvoll mit Kalorien, sondern auch mit dick machenden Zusatzstoffen. Ein Blick auf die Zutatenliste entlarvt die No-Goes für die schlanke Linie:

GLUTAMAT – der Geschmacksverstärker beeinflusst die Appetitregualtion des Sättigungszentrums im Gehirn und fördert damit die Entstehung von Übergewicht.

SÜSSSTOFFE – gaukeln dem Körper süße Kalorien vor, die gar nicht da sind. Das Gehirn nötigt uns mit Appetit, bis es richtigen Zucker bekommt und wir haben im Endeffekt mehr gegessen. Ähnliches gilt für künstliche Aromastoffe.

FRUKTOSE – der künstlich zugesetzte Fruchtzucker wird im Körper schneller zu Fett umgewandelt als normaler Haushaltszucker. Dazu drosselt er die Ausschüttung des Sättigungshormons Leptin. Fruktose wird deswegen auch Diabetikern nicht mehr empfohlen.

TRANS-FETTSÄUREN – die künstlichen Fette, die vor allem in Frittiertem wie Pommes frites, Apfeltaschen, Donuts und Chips vorkommen, haben in vielen Versuchen gezeigt, dass sie sich bevorzugt als zusätzliches Gewicht am Bauch ablagern.

FIGURFALLE 3:
Sauer macht nicht lustig, sondern dick

Ernährungssünden in Kombination mit Dauerstress lassen im Körper reichlich Säuren entstehen, die die Säure-Basen-Balance empfindlich stören. Rücken ständig neue Säurebildner nach, überfordert das unsere Entgiftungsorgane Leber, Niere, Lunge, Darm und Haut. Als Notlösung lagert der Körper die Abbauprodukte im Bindegewebe ab. Die Folge: Säuren blockieren die Nährstoffversorgung der Zellen, behindern den Fettabbau und der träge gewordene Stoffwechsel lässt den Körper im wahrsten Sinne sauer reagieren. Schon bald zeigen sich die ersten Fettpolster, die sich von Diäten nicht beeindrucken lassen. Drastische Kalorienreduktionen sind für den Organismus nur neuer Stress. Um das Abnehmen richtig in Gang zu bringen, muss deshalb erst der Säure-Basen-Haushalt in Ordnung gebracht werden. Ob Sie von einer dick und krank machenden Übersäuerung betroffen sind, merken Sie an Symptomen wie Kopfschmerzen, Haut- und Magenproblemen und häufigen Stimmungsschwankungen. Vor allem aber an Erschöpfung, Muskel-, Rücken- und Gelenkschmerzen sowie an hartnäckigen Pfunden, die nicht weichen wollen.

SCHLANK-STRATEGIE: Leichter durch Entgiftung

Mit regelmäßigen Detoxtagen, einer Reinigung von innen, purzeln nicht nur lästige Pfunde, sondern sie verhelfen auch zu neuer Energie. Wie das geht: Verzichten Sie jeden Monat für drei Tage – beispielsweise ein langes Wochenende – auf übersäuernde Lebensmittel wie Kaffee, schwarzen Tee, Softdrinks, Zucker, Weißmehlprodukte, Fertiggerichte, Fastfood, Fleisch, Fisch und Wurstwaren. Und natürlich auf Alkohol und Nikotin. Wenn Sie sich jetzt fragen, was Sie überhaupt essen und trinken können, hier die Antwort: Gemüse, Salat, Kartoffeln, reifes Obst, Joghurt, Molke, Kefir, Quark, Nüsse, Trockenfrüchte, stilles Wasser, Kräutertee, grüner Tee und Kokoswasser von der grünen Kokosnuss. Starten Sie den Tag doch mit einem Obstsalat mit Joghurt, mittags machen Sie sich Pellkartoffeln mit Quark plus Salat und abends genießen Sie eine cremige Gemüsesuppe. Es ist gar nicht so schwierig, wie es auf den ersten Blick aussieht. Alternativ finden Sie im Internet Anbieter von Detoxkuren, die Ihnen das Essen nach Hause liefern.

→ **MEIN TIPP**

Unterstützen Sie während Ihrer Detoxtage die fünf Entgiftungsorgane bei ihrer Arbeit – so kommen Sie noch schneller in Ihre Säure-Basen-Balance zurück. Übrigens: Anfängliche Kopfschmerzen sind bei Detoxkuren ein Zeichen der Entgiftung:
DIE LEBER, das Mega-Entgiftungsorgan, freut sich über einen Leberwickel. Legen Sie dafür ein feucht-heißes Tuch nach dem Mittagessen direkt auf den rechten Oberbauch und decken es mit einem trockenen Tuch ab, eine Wärmflasche verlängert die Wirkung. Auch hilfreich: Artischocke und Mariendistel als Konzentrat oder Dragee.
DIE NIEREN, die Filterspezialisten, unterstützen Sie durch reichlich trinken. Nutzen Sie dafür einen Drink, der bei ayurvedischen Behandlungen eingesetzt wird: Dazu morgens zwei Liter Leitungswasser zehn Minuten kochen, in Thermosflaschen füllen und über den Tag verteilt hinweg tassenweise trinken.

DER DARM, das »zweite Gehirn«, mag gut gekaute Nahrung mit vielen Ballaststoffen und wenig Zusatzstoffen. Plus: Essenspausen zwischen den Mahlzeiten – so hat der Darm Zeit, sich zu regenerieren.

DIE HAUT, unser größtes Organ, entgiftet über ihre Poren, indem wir schwitzen. SOS-Yoga, Light-Yoga, Sauna sowie ein basisches Wannenbad sind die idealen Begleiter an Ihren Detoxtagen.

DIE LUNGE, für den Gasaustausch zuständig, unterstützt den Säure-Basen-Haushalt durch die Ausatmung von Kohlenstoffdioxid. Tiefe, bewusste Atmung, wie beim Yoga praktiziert, entlastet den Körper von überschüssigen Säuren. Auch lautes Lachen und Singen hilft.

FIGURFALLE 4:
Essen aus Frust und Trost – die hungrige Seele

Essen ist mehr als bloße Nahrungsaufnahme. Unsere Ernährung beeinflusst unsere Laune und unser seelisches Wohlbefinden – wie jeder sicher aus eigener Erfahrung weiß. Was wir essen und wie wir essen wird umgekehrt aber auch massiv von unseren Emotionen und Stimmungen beeinflusst. Überarbeitung, Müdigkeit, Einsamkeit, Ärger, Unsicherheit, Traurigkeit und andere Gemütszustände führen häufig zu einem unpassenden Essverhalten, das alles nur noch schlimmer macht: Wer versucht, Stress, Überarbeitung und Frust mit Süßigkeiten zu vertreiben oder mit Chips und Burger zu dämpfen, wird sich vielleicht augenblicklich besser fühlen, ja fast getröstet – aber langfristig mit einem zusätzlichen Problem zu kämpfen haben: Kummerspeck. Experten gehen davon aus, dass emotionales Essen einer der Hauptgründe für Übergewicht ist. Wer Gefühle und Essen vermischt, läuft Gefahr, dass die Nahrungsaufnahme zu einer Ersatzbefriedung für nicht erfüllte Bedürfnisse wird. Sobald unser Belohnungssystem daraus lernt, dass Essen bei Stress hilft, kann sich daraus ein suchtähnliches Reaktionsmuster entwickeln.

SCHLANK-STRATEGIE:
Sich den seelischen Dickmachern stellen

Dieses sogenannte »Comfort Eating« – essen, um sich besser zu fühlen – ist bei negativen Emotionen eine nahe liegende Lösung, aber eben nicht die beste. Sich jetzt das Essen zu verbieten oder mit Schuldgefühlen abzuplagen, macht auch keinen Sinn. Die Lösung heißt, sich seinen Gefühlen zu stellen, und die Kopplung mit dem eigenen Essverhalten zu erkennen. Erste Hilfe: ein Stress-Food-Tagebuch. Schreiben Sie darin nicht nur auf, was und wann Sie gegessen und getrunken haben, sondern auch, wie Ihre Stimmung vor und nach dem Essen war. Notieren Sie dies alles für mindestens eine Woche. Wichtige Fragen für die Auswertung Ihres Tagebuches: Aus welchen Gründen essen Sie? Auf welche Lebensmittel konzentriert sich Ihre Esslust? Wie schnell fällt die Laune nach dem Essen wieder ab? Erkennen Sie ein Muster hinter Ihrem Essverhalten? Durch das Tagebuch wird

Ihnen deutlich werden, welche negativen Emotionen für Ihre Stresspfunde verantwortlich sind. Und Sie werden feststellen, dass dieses Verhalten eine Vermeidungsstrategie ist, mit der Sie es schaffen, Ihre ungeliebten Gefühle zu ignorieren. Das Positive an der Sache: Negative Gefühle haben enorm viel Energie – Energie, die sich bei erster Betrachtung gegen Sie richtet. Bei zweiter Betrachtung trägt diese Energie ein enormes Potenzial zur Veränderung in sich. Nutzen Sie diese, um Ihre seelischen Dickmacher loszuwerden. Es geht jetzt also darum, sich Gefühlen wie Angst, Einsamkeit oder Unsicherheit zu stellen und mit einem, zum negativen Gefühl passenden, neuen Verhalten zu reagieren. Welches Verhaltensmuster dies sein kann, müssen Sie für sich herausfinden und festlegen. Je besser Sie dies im Laufe der Zeit hinbekommen, umso nachhaltiger wird es Sie aus jedem Stimmungstief holen.

→ MEIN TIPP

Fast jeder von uns hat sich im Laufe des Lebens dick machende Gewohnheiten zugelegt. Um uns aufzuputschen trinken wir Kaffee und naschen Süßes. Dabei verlangt der Körper nach frischem Sauerstoff und Bewegung. Anhand Ihres Stress-Food-Tagebuchs haben Sie Ihre dick machenden Gewohnheiten entlarvt. Stellen Sie sich jetzt daraus eine schriftliche Wenn-dann-Liste zusammen. Etwa: Wenn ich müde bin, dann gehe ich 15 Minuten spazieren. Oder: Wenn ich mich einsam fühle, dann rufe ich einen Freund an oder lerne, mich mit mir selber gut zu fühlen. Der achtsame Umgang mit seinen negativen Gefühlen führt vielleicht nicht im ersten Anlauf zum Erfolg – langfristig aber auf jeden Fall.

PRÄVENTIV ESSEN DENN NACH DEM STRESS IST VOR DEM STRESS

Es sind die alltäglichen Anforderungen, Ärgernisse und Verpflichtungen, die uns stressen: Das Gehetze von Termin zu Termin, der Streit mit dem Nachbarn oder die schlechten Schulnoten der Kinder. Jammern und sich mit Kalorienbomben zustopfen bringt nichts. Es muss eine höhere Stress-resistenz her, damit nervige Belastungen von uns abperlen. Dass eine eiweiß- und vitalstoffreiche Ernährung eine perfekte Unterstützung ist, wissen Sie inzwischen. Jetzt geht es darum, das neue Essverhalten nach und nach geschickt in Ihren Alltag zu integrieren. Damit das möglichst ents-pannt und stressfrei über die Bühne geht, kommen hier die Top-Five-Tipps für Ihre Ernährungs-umstellung. Ganz nach dem Motto: Heute noch ein Stress-Esser – morgen schon ein »Relax«-Esser.

TIPP 1: Tag für Tag gesünder essen

Versuchen Sie nicht, Ihre Essgewohnheiten von heute auf morgen auf den Kopf zu stellen. Ihre Ernährungsumstellung soll in kleinen Schritten erfolgen, denn Ihre individuellen Ess- und Trinkge-wohnheiten haben sich über Jahre entwickelt. Eine radikale Umstellung ist daher weder sinnvoll noch nötig. Konzentrieren Sie sich zunächst auf ein oder zwei Schwerpunkte. Diese Initialveränder-ungen sollten Ihnen möglichst leicht fallen, also Ihren Neigungen entgegenkommen. Und sie sollten in Bereichen liegen, von denen Sie sich schnelle Erfolge versprechen. Wenn Sie schon immer Freude am Kochen hatten, dann versuchen Sie, erst einmal da wieder aktiv zu werden. Wenn Sie glauben, dass Ihnen das Einhalten von drei Mahlzeiten am Tag leichter fällt, sollten Sie dort ansetzen.

Idee für den Alltag:

Nutzen Sie für das Erlernen neuer Verhaltensweisen die Macht der Gewohnheit. Ständig neu zu entscheiden kostet Energie. Je regelmäßiger wir etwas tun, desto leichter fällt es uns. Strukturieren Sie deshalb Ihr Vorhaben und machen Sie es so konkret wie möglich. Statt dem vagen Vorhaben, zweimal pro Woche koche ich, beschließen Sie: jeden Sonntag und Dienstag gibt es Essen aus der eigenen Küche. In der nächsten Woche und in der folgenden planen Sie auch wieder im Voraus – so wird daraus mit der Zeit eine selbstverständliche Gewohnheit.

TIPP 2: Wenn der kleine Hunger kommt

Ein wesentlicher Aspekt beim Anti-Stress-Essen ist nicht nur, was, sondern auch wie und wann wir essen. Alle Vorgänge in den Zellen sind normalerweise auf einen Takt von etwa 24 Stunden einge- stellt, und eine Vielzahl von Körperfunktionen unterliegt tagesrhythmischen Schwankungen. Dieser Rhythmus lässt sich durch das Tageslicht, aber vor allem durch die Mahlzeiten synchronisieren. Wer ständig isst, stresst enorm seinen Stoffwechsel. Das macht auf Dauer krank und dick. Wer dagegen seine Ernährung der inneren Uhr anpasst und drei Hauptmahlzeiten am Tag genießt, wird nicht nur energiemäßig, sondern auch stimmungs- und figurmäßig davon profitieren. Wenn Sie es nicht auf Anhieb aushalten, nur dreimal am Tag etwas zu essen, gönnen Sie sich lieber einen Snack, bevor Sie Gefahr laufen, den nächstbesten Kühlschrank auszurauben. Machen Sie den Snack zu Ihrem Komplizen. Die Formel dafür: viel Eiweiß, wenig Kohlenhydrate – das bremst erneuten Heißhunger aus und verschont die Hüften. Haben Sie für solche Situationen sicherheitshalber immer einen Pro- teinsnack, wie Buttermilch, Hüttenkäse oder Mango-Lassi, ein indisches Joghurtgetränk, parat.

Idee für den Alltag:

Minutenrezepte beim kleinen Stresshunger.

30 Sekunden: 2 Scheiben Räucherlachs um je einen Salatgurkenstick wickeln.

... beseitigt Heißhunger und die enthaltenen Omega-3-Fettsäuren puffern Stress ab.

1 Minute: 1 Becher Naturjoghurt und 1 Riegel geraspelte Zartbitterschokolade mischen.

... hebt die Stimmung, da die Kombination die Produktion des Glückshormons Serotonin anregt.

3 Minuten: 1 Glas Milch und 1 EL Kakaopulver aufkochen. Mit 1 Prise Chilipulver und Honig verfeinern.

... Nervennahrung pur – die Idee mit dem Chili stammt schon von den Azteken. Chili soll laut Untersuchungen den Stoffwechsel anregen und glücklich machen.

5 Minuten: 1 Ei kochen.

... sättigt und steckt voll mit Anti-Stress-Aminosäuren, Vitaminen und Mineralstoffen.

TIPP 3: Appetit oder Hunger - der kleine Unterschied

Doch Achtung: Lassen Sie sich vom Heißhunger nicht überlisten. Er ist nur echt, wenn er nach Wasser trinken und Ablenkung (Telefonieren, Fingernägel lackieren) nicht innerhalb von drei bis fünf Minuten verschwindet. Ansonsten ist es einfach nur Appetit. Appetit ist ein Wohlgefühl für die Seele, nicht die Befriedigung des Körpers. Er wird oft von optischen Reizen ausgelöst, etwa durch ein Schälchen Gummibärchen auf dem Schreibtisch. Hätte man die Süßigkeit nicht gesehen, hätten sie auch nicht gefehlt. Auch Fernsehwerbung ist verführerisch: Ein Spot und plötzlich sitzt unstillbarer Chips-Appetit mit auf dem Sofa. Aber nicht nur das überall verfügbare fettreiche und zuckerhaltige Essen stört unser normales Hunger-Sättigungsgefühl, auch Stress bringt es durcheinander. Wir spüren nicht mehr, wann wir echten Hunger haben und wann wir satt sind. Diese Gefühle müssen wir wieder erst bewusst lernen. Fragen Sie sich jedes Mal, wenn Sie Lust auf ein ganz bestimmtes Lebensmittel empfinden: Ist das jetzt wirklich Hunger oder tappe ich gerade in die Appetitfalle? Trinken Sie zwei Gläser Wasser und fragen Sie sich noch einmal. Wenn Sie feststellen, dass sich der Appetit gerade meldet, lenken Sie sich ab, um auf andere Gedanken zu kommen. So lässt er sich meistens vertreiben.

Idee für den Alltag:

Wer ohne Frühstück in den Tag startet, läuft Gefahr, in einer Heißhungerattacke zu enden. Dazu gesellen sich gerne noch eine geringe Leistungsfähigkeit sowie eine schlechte Grundstimmung. Keine gute Basis für einen produktiven Tag. Auch wenn Ihr Zeitbudget morgens knapp ist, probieren Sie es mal mit Instant-Haferflocken plus frisch gepressten Orangensaft. Das ist fix zubereitet und liefert wertvolle Nervennahrung wie B-Vitamine und das Anti-Stress-Mineral Magnesium.

TIPP 4: Vertrauen ist gut, selber kochen ist besser

Sich eine Fertigpizza erst in den Ofen zu schieben, dann in den Mund, das ist auf den ersten Blick leicht. Auf den zweiten wird es allerdings schwer: Antriebslosigkeit, Übergewicht und ein gestresster Stoffwechsel. Nehmen Sie Ihre Ernährung wieder selbst in die Hand: Wer kocht, übernimmt Verantwortung und kontrolliert seine Energie- und Nährstoffversorgung. Dabei muss es keine Sterneküche sein, einfache Gerichte mit vielen frischen Zutaten reichen völlig – wie die leckeren Rezepte ab Seite 240 beweisen. Sie werden nicht nur von den Geschmackserlebnissen begeistert sein, sondern auch davon, wie schnell und günstig selbst gekochtes Essen auf Ihrem Tisch steht.

Idee für den Alltag:

Planen Sie Ihr Essen wie »sich anziehen«: Wer morgens planlos vor dem Schrank steht und irgendetwas überzieht, läuft dementsprechend durch den Tag. Damit Ihnen nicht das Gleiche vor dem Kühlschrank passiert und Sie auf Fertignahrung zurückgreifen müssen, lautet das neue und doch so alte Konzept: Rezepte für eine Woche aussuchen, Einkaufszettel schreiben, einkaufen und dann einfach nur noch schnippeln, kochen und genießen.

TIPP 5: Verbote sind verboten

Auch wenn Fastfood und Süßigkeiten den Stoffwechsel stressen, macht es keinen Sinn, es sich für immer und ewig zu verkneifen. Strikte Verbote verlangen ein Höchstmaß an Kontrolle. Eine Zeit lang kann man solche strengen Regeln durchhalten, aber früher oder später kommt irgendeine Störung von außen, und dann bricht das ganze System zusammen. Sind die selbst gesteckten Grenzen erst mal überschritten und man nascht doch von der verbotenen Schokolade, denken wir: »Jetzt ist es auch egal!« Der Essanfall ist vorprogrammiert und wir fühlen uns hinterher als Versager. Wer sich jetzt mit noch härteren Regeln bestraft, kann schnell in einer ernsthaften Essstörung enden. Starre Vorsätze funktionieren in der Praxis nicht. Anstatt sich vermeintliche Sünden komplett zu versagen, ist es viel klüger, wenn Sie sich ein Limit setzen, nach dem Motto: Eine Tafel Schokolade in der Woche ist okay. Diese sogenannte flexible Kontrolle verschafft Ihnen Spielraum nach oben und unten: Wenn es Ihnen gelingt, die Schokolade liegen zu lassen, gut. Wenn nicht, auch gut. Sie sind schließlich immer noch im Rahmen Ihres Ziels. Die flexible Kontrolle ist übrigens auch ein gutes Werkzeug, um andere Veränderungen in Ihr Leben zu bringen, wie etwa ein gesundes Maß an Bewegung: Sie müssen ja nicht ab sofort jeden Tag auf Ihre Yogamatte. Probieren Sie es vielleicht zunächst mit dreimal pro Woche. Das Leben soll ja schließlich auch Spaß bringen.

Idee für den Alltag:

Zu den schwierigeren Übungen auf dem Weg in ein stressärmeres Leben gehört sicher der Umgang mit gebrochenen Vorsätzen. Auch wenn es mit der flexiblen Kontrolle am Anfang noch nicht so recht klappt, lernen Sie, sich kleine Ausrutscher zu verzeihen und sie nicht als Anfang vom Ende zu sehen. Ganz nach dem Motto: vergeben und vergessen.

GESUND UND LECKER ESSEN
ANTI-STRESS-REZEPTE MIT GENUSSFAKTOR

Sie sind hoch motiviert und möchten nicht nur auf der Yogamatte, sondern auch in der Küche aktiv werden? Das ist clever und smart: Denn selber zu kochen, ist eine perfekte Entschleunigungsmaßnahme, die Sie – wenn möglich – tagtäglich ergreifen sollten, um fit und leistungsfähig zu bleiben oder zu werden. Nutzen Sie dafür die folgenden vitalstoff- und eiweißreichen Rezeptideen. Mit ihnen sind Sie bestens für Ihren Alltag gerüstet und bringen sogar lästige Pfunde zum Schmelzen. Auch wenn Sie das Kochen erst für sich entdecken, entspannen Sie sich – die Anti-Stress-Rezepte können auch Einsteiger gut bewältigen. Einen guten und entspannten Appetit!

BÜRO- UND FEIERABENDREZEPTE

Acht Sattmacherrezepte für Ihr Mittag- und Abendessen, die Ihnen besonders gut helfen, ohne Zwischenmahlzeiten und ohne Heißhunger durch den Tag zu kommen. Nutzen Sie Ihre Essenspause, um neue Kräfte zu sammeln und um einen langen Tag genussvoll zu beenden. Falls Sie mittags keine Gelegenheit zum Kochen haben, bereiten Sie einfach Ihr Essen am Vorabend vor, nehmen es in einer Frischhaltebox mit und genießen es in Ruhe an Ihrem Arbeitsplatz.

RINDFLEISCH MIT AUSTERNPILZEN UND ZUCCHINI

2 Portionen

200 g Austernpilze

200 g mageres Rindfleisch aus der Schulter

1½ EL Rapsöl

60 g Zwiebeln

50 g Schinkenwürfel (mager)

300 g Zucchini

1 Spritzer Zitronensaft

50 g Sauerrahm

Nach Geschmack Petersilie, Salz und Pfeffer

1   Die Austernpilze unter fließendem Wasser kurz abbrausen, putzen und große Pilze in mundgerechte Stücke schneiden. Das Rindfleisch in mundgerechte Würfel schneiden.

2   Das Öl in einer Pfanne erhitzen. Die Zwiebel abziehen, würfeln und im Öl glasig dünsten. Das Fleisch zugeben und rundherum gut anbraten. Dann die Schinkenwürfel zugeben und ebenfalls mit anbraten. Schließlich die Pilze zugeben, kurz schmoren lassen. Mit Salz und Pfeffer würzen.

3   Inzwischen die Zucchini waschen, putzen, längs halbieren und würfeln. Zur Pilzpfanne geben und alles zugedeckt 10 Minuten schmoren. Mit Salz, Pfeffer und etwas Zitronensaft abschmecken. Mit einem Klecks Sauerrahm und mit Petersilie bestreut servieren.

Zubereitungszeit: ca. 30 Minuten

Pro Portion: 334 kcal - 31 g E - 20 g F - 6 g KH

→ **TIPP FÜR VEGETARIER**
Statt Rindfleisch und Schinkenwürfel gewürfelten Tofu in der Pfanne anbraten.

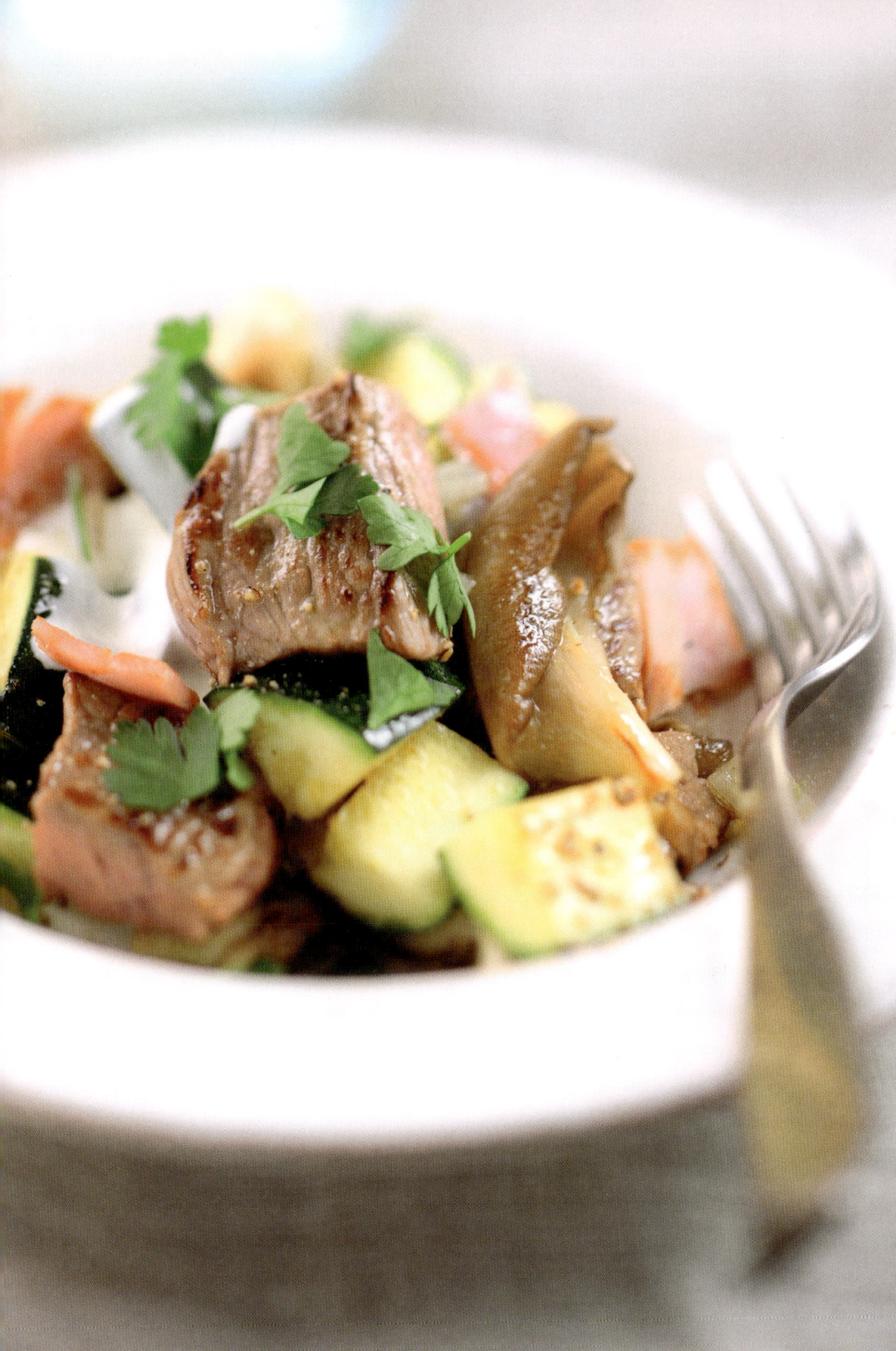

Rezept aus: » LOGI-Methode. Das große LOGI Kochbuch «, systemed Verlag

MEDITERRANE TOFUBRATLINGE IM RUCOLABETT

2 Portionen

Für die Tofubratlinge:

2 Msp. gekörnte Gemüsebrühe (Instantprodukt)

40 g getrocknete Tomaten

300 g Tofu natur

6-8 Stängel Basilikum

1 Ei

40 g Sojamehl

1 EL Olivenöl

Für den Salat:

80 g Rucola (geputzt gewogen)

50 g Radicchio (geputzt gewogen)

240 g Cocktailtomaten

4 EL Balsamico bianco

2 EL Olivenöl

Salz & Pfeffer

1   Die Gemüsebrühe mit 100 ml heißem Wasser verrühren. Die getrockneten Tomaten 20 Minuten zugedeckt darin einweichen und quellen lassen.

2   Dann zunächst den Salat zubereiten. Den Rucola und die Radicchioblätter waschen und trocken schleudern. Die langen Rucolastängel abknipsen und die Blättchen in mundgerechte Stücke zupfen. Die Radicchioblätter in Streifen schneiden. Die Tomaten waschen, trocken tupfen und vierteln. Für das Salatdressing den Essig mit Salz, Pfeffer und schließlich dem Öl gut verrühren. Rucola, Radicchio, Tomaten und das Dressing in einer Schüssel locker mischen. Zugedeckt kühl stellen.

3   Den Tofu in einer Schüssel fein zerkrümeln. Die eingeweichten Tomaten in einem Sieb abtropfen lassen, trocken tupfen und in kleine Würfel schneiden. Das Basilikum waschen und trocken schütteln. Die Blättchen abzupfen und in feine Streifen schneiden. Die Tomaten und das Basilikum unter den Tofu mischen. Das Ei mit einer Gabel unterquirlen. Das Sojamehl darüberstäuben und die Tofu-mischung mit den Händen zu einer homogenen Creme verkneten. Mit Salz und Pfeffer abschmecken. Aus dem Tofuteig 12 tischtennisgroße Kugeln formen. Diese gut zusammendrücken und auf diese Weise zu flachen Bratlingen formen.

4   Das Öl in einer großen beschichteten Pfanne erhitzen. Die Bratlinge darin bei mittlerer Hitze goldgelb ausbacken. Dabei ein- bis zweimal wenden. Den Salat noch einmal gut durchmischen und auf zwei Teller verteilen. Je 6 Bratlinge ins Salatbett setzen und sofort servieren.

Zubereitungszeit: ca. 40 Minuten

Pro Portion: 525 kcal - 36 g E - 37 g F - 14 g KH

→ BÜROTIPP

Alles am Abend zuvor vorbereiten - Dressing in ein Extragefäß geben. Am Arbeitsplatz Dressing mit Salat mischen und Bratlinge nach Belieben kalt oder erwärmt genießen.

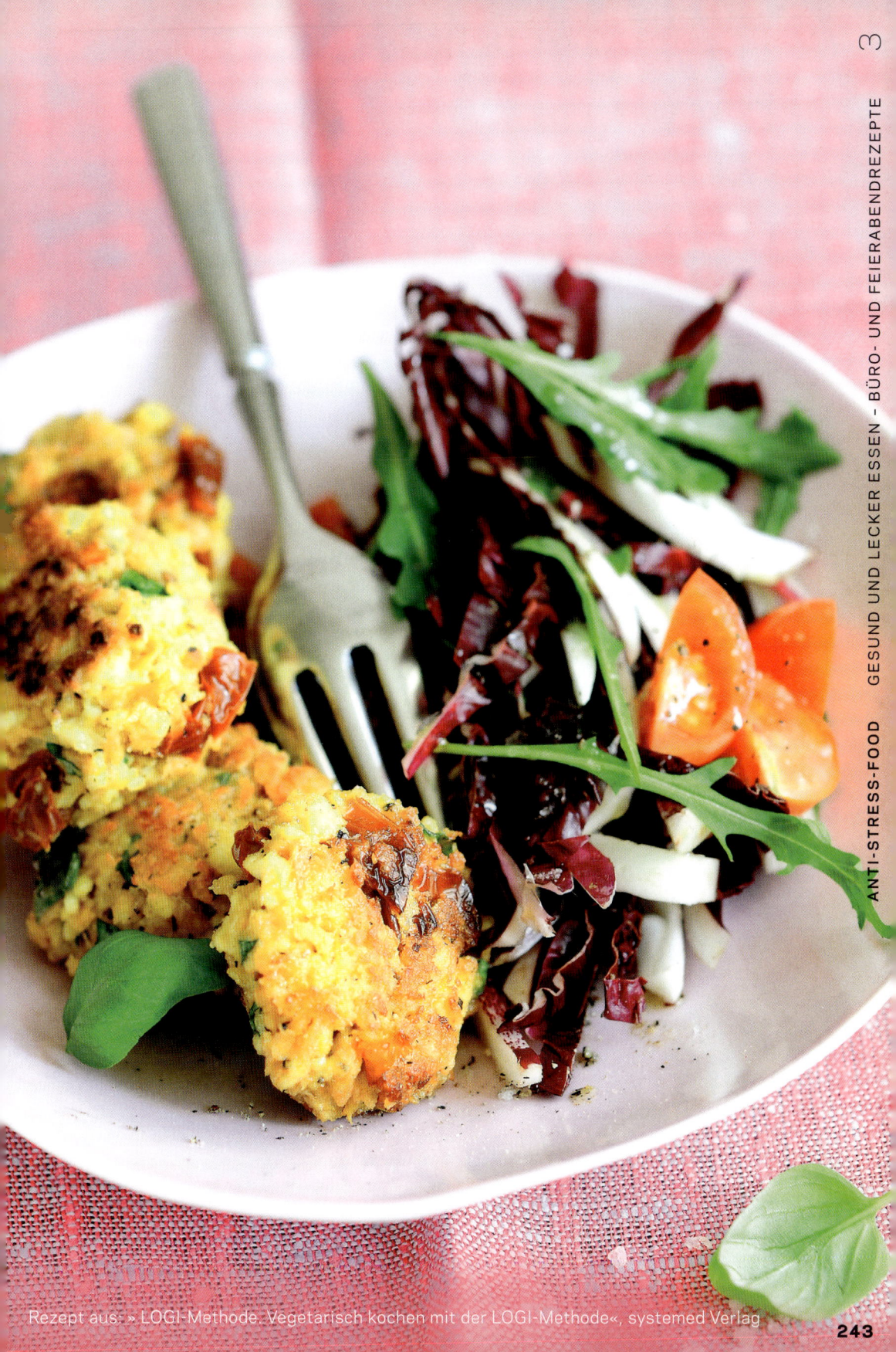

Rezept aus: » LOGI-Methode. Vegetarisch kochen mit der LOGI-Methode«, systemed Verlag

KICHERERBSENEINTOPF MIT HÄHNCHEN

2 Portionen

200 g Kichererbsen aus der Dose

1 Liter Gemüsebrühe

2 Möhren

1 Stange Lauch

150 g Champignons

200 g Hähnchenbrustfilet

1 kleine Dose geschälte Tomaten (400 g)

2 TL Tomatenmark

1 EL Crème fraîche

4 EL Kokosmilch

Nach Geschmack Salz, Pfeffer, scharfes Curry- und Chilipulver

1   Die Kichererbsen in der kochenden Gemüsebrühe 7 Minuten garen. In der Zwischenzeit die Möhren und den Lauch putzen, waschen und in Scheiben schneiden. Das Hähnchenfilet kalt abspülen, trocken tupfen und in Streifen schneiden.

2   Gemüse und Fleisch zu den Kichererbsen geben. Die geschälten Tomaten abtropfen lassen, mit der Gabel zerdrücken und ebenfalls zugeben. Mit Curry- und Chilipulver, Salz und Pfeffer würzen und noch etwa 10 Minuten köcheln lassen. Die Champignons trocken abreiben und blättrig schneiden. Mit Tomatenmark, Crème fraîche und Kokosmilch in den Eintopf geben und noch 5 Minuten garen.

Zubereitungszeit: ca. 30 Minuten

Pro Portion: 217 kcal - 19 g E - 8 g F - 15 g KH

→ TIPP FÜR VEGETARIER
Schmeckt auch prima mit Räuchertofu.

→ BÜROTIPP
Am Vorabend zubereiten und im Büro erwärmen.

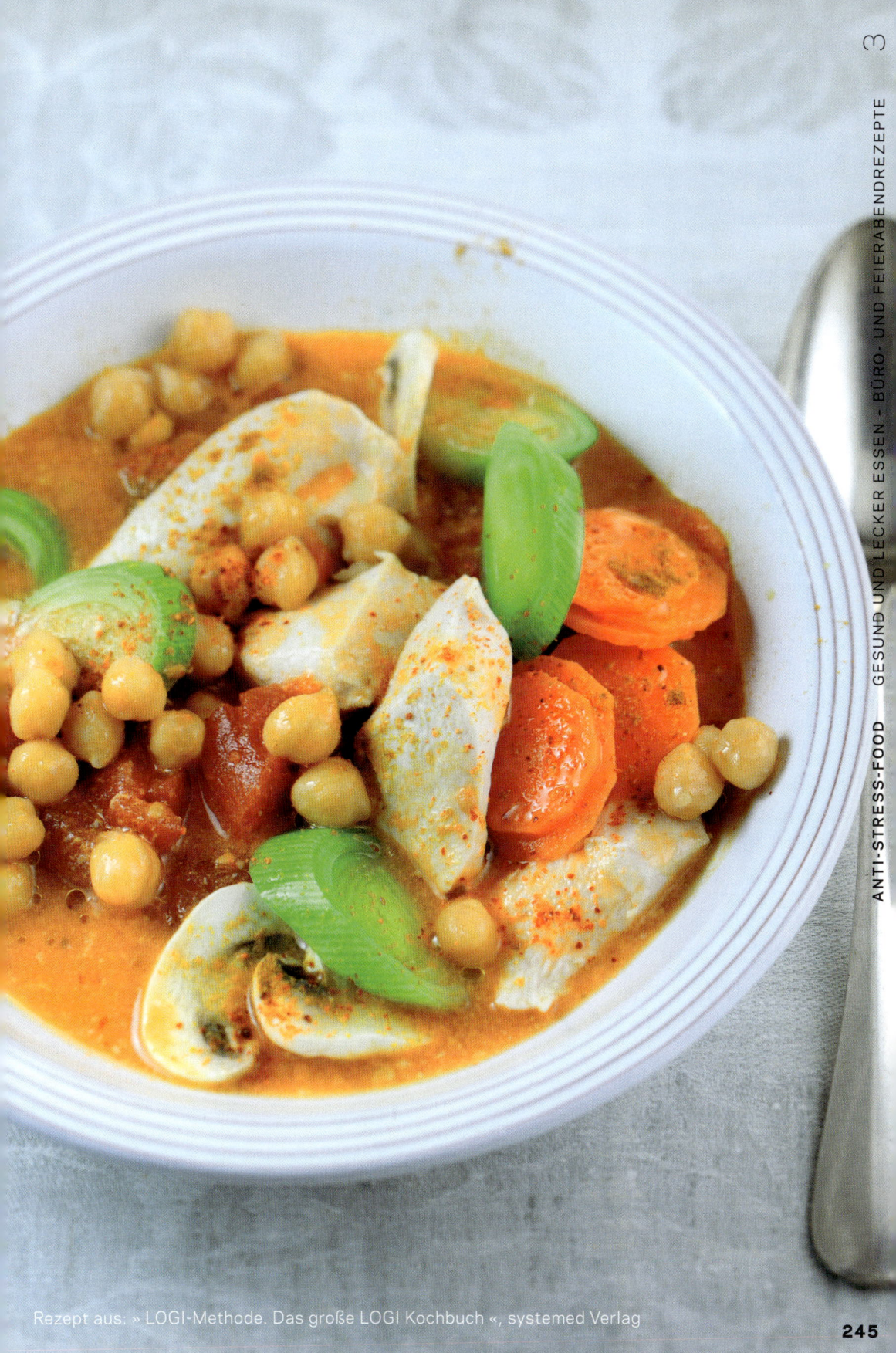

Rezept aus: » LOGI-Methode. Das große LOGI Kochbuch «, systemed Verlag

LACHSFILET MIT FRUCHTIGEM SPINATSALAT

2 Portionen

2 Scheiben Lachs (300 g)

1 TL Zitronensaft

1 Knoblauchzehe

4 TL Olivenöl

1½ TL Dijon-Senf

1 TL Thymianblättchen

125 g frischer Spinat

1 rote Zwiebel

1 Orange

½ rosa Grapefruit

2 EL Aceto Balsamico

1 EL Orangensaft

Nach Geschmack Salz und Pfeffer

1   Backofen auf 220° (Umluft 200°) vorheizen. Den Lachs kalt abbrausen, trocken tupfen und mit Zitronensaft beträufeln. Knoblauch abziehen, durchpressen. 1 TL Öl, 1 TL Senf, Knoblauch und Thymian verrühren und die Oberseite des Fischs damit bestreichen.

2   Eine feuerfeste Form mit Öl auspinseln und den Lachs hineinlegen. Im Backofen (oben) ca. 25 Minuten garen. Den Spinat verlesen, gut waschen und trocken schleudern. Die Zwiebel abziehen und in feine Ringe schneiden.

3   Die Orange und die Grapefruit samt der weißen Haut schälen und filetieren. Für das Dressing Essig, Orangensaft, ½ TL Senf und 3 TL Öl gut mixen. Den Salat kurz vor dem Servieren mit dem Dressing beträufeln und salzen. Den Fisch mit Meersalz und Pfeffer aus der Mühle würzen und mit dem Salat servieren.

Zubereitungszeit: ca. 30 Minuten

Pro Portion: 440 kcal - 14 g KH

Rezept aus: » LOGI-Methode. Das große LOGI Kochbuch «, systemed Verlag

NORDAFRIKANISCHE TAJINE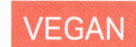

2 Portionen

½ TL gekörnte Gemüsebrühe (Instantprodukt)

40 g Sojaschnetzel (klein)

½ TL getrocknete Koriandersamen

½ TL Kreuzkümmel

1 kleine Chilischote

1 mittelgroße Zwiebel (100 g)

1 EL Sesamöl

1 TL Paprikapulver

600 g stückige Tomaten (aus der Dose)

200 ml Tomatensaft

2 Zimtstangen

20 g Korinthen oder Sultaninen

160 g Kichererbsen (Abtropfgewicht, aus der Dose)

Salz & Pfeffer

1 Die gekörnte Brühe mit 200 ml heißem Wasser verrühren. Die Sojaschnetzel darin 10 Minuten einweichen. Inzwischen Koriandersamen und Kreuzkümmel im Mörser zerstoßen. Die Chilischote waschen, längs aufschlitzen, die Kerne entfernen und die Schote in feine Ringe schneiden (mit Handschuhen arbeiten!). Die Zwiebel abziehen und fein würfeln. Die Sojaschnetzel in ein Sieb abgießen, die Gemüsebrühe auffangen.

2 Das Öl in einem Topf erhitzen. Die Zwiebel darin glasig dünsten. Koriander, Kreuzkümmel, Chili, Paprikapulver und die Sojaschnetzel zugeben und unter Rühren rundum anbraten. Mit der aufgefangenen Gemüsebrühe ablöschen. Die Tomaten, den Tomatensaft, die Zimtstangen und die Korinthen zugeben. Die Tajine bei schwacher Hitze und geschlossenem Deckel 40 Minuten schmoren lassen.

3 Die Zimtstangen herausnehmen, die Kichererbsen zugeben und das Schmorgericht weitere 15 Minuten bei schwacher Hitze und geschlossenem Deckel schmoren lassen. Mit Salz und Pfeffer abschmecken.

Zubereitungszeit: ca. 90 Minuten

Pro Portion: 315 kcal - 19 g E - 11 g F - 35 g KH

→ BÜROTIPP
Der Eintopf lässt sich prima aufwärmen. Bereiten Sie daher gleich die doppelte Menge zu – so sind Sie sowohl mittags als auch abends bestens versorgt.

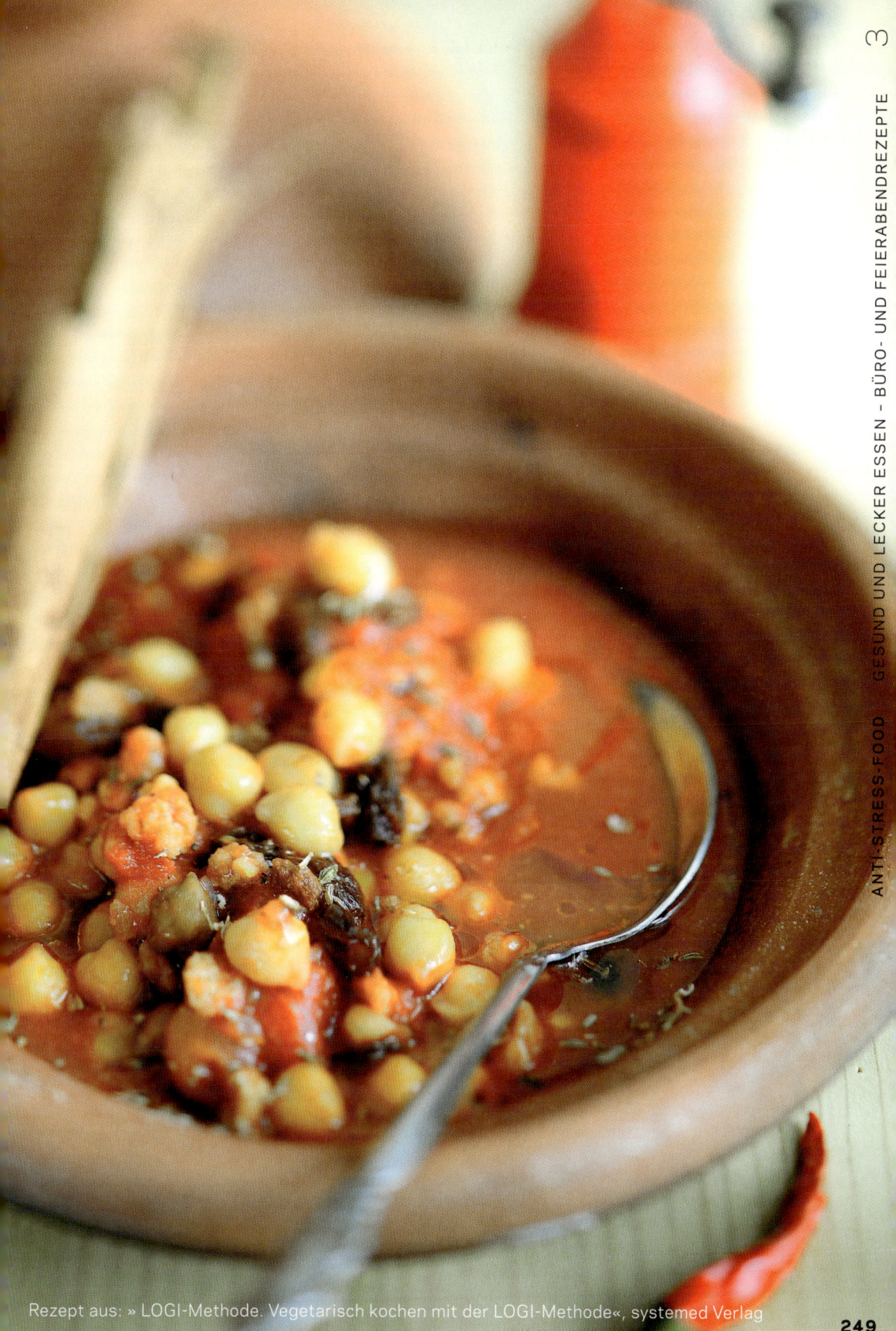

Rezept aus: » LOGI-Methode. Vegetarisch kochen mit der LOGI-Methode«, systemed Verlag

CHINAPFANNE MIT HÄHNCHEN

2 Portionen

100 g Lauch

200 g rote oder gelbe Paprikaschoten

150 g Möhren

125 g Staudensellerie

40 g Mungbohnensprossen

50 g Bambussprossen

250 g Hähnchenbrustfilet

2 EL Erdnussöl

50 ml Sojasauce

1 Knoblauchzehe

125 ml Hühnerbrühe

Nach Geschmack Salz,
Pfeffer und China-Gewürzmischung

1   Das Gemüse putzen und waschen. Den Lauch in sehr feine Ringe schneiden. Die Paprika in feine Streifen, die Möhren in feine Stifte und den Staudensellerie in feine Scheiben schneiden. Mungbohnen- und Bambussprossen in einem Sieb abtropfen lassen.

2   Das Hähnchenbrustfilet abbrausen, trocken tupfen und in kleine mundgerechte Streifen schneiden. Das Öl in einem Wok erhitzen, bis es raucht. Die Hähnchenstreifen darin kräftig anbraten. Die Sojasauce zugeben und 1–2 Minuten schmoren. Die Hähnchenstücke an den Rand des Wok schieben. Nacheinander den Knoblauch und das vorbereitete Gemüse unter Rühren im Wok anbraten. Mit Salz, Pfeffer und China-Gewürzmischung abschmecken. Die Hühnerbrühe zugeben. Mungbohnen- und Bambussprossen zufügen und erhitzen. Das Gemüse sollte noch schön knackig sein.

Zubereitungszeit: ca. 25 Minuten

Pro Portion: 354 kcal - 38 g E - 16 g F - 14 g KH

→ **TIPP FÜR VEGETARIER**
Statt Hähnchenbrustfilet schmeckt auch Halloumi-Käse. Dafür den Käse in mundgerechte Stücke schneiden, im Öl rundherum anbraten und wie im Rezept beschrieben fortfahren.

Rezept aus: » LOGI-Methode. Das große LOGI Kochbuch «, systemed Verlag

TOFUBÄLLCHEN AUF RAHMCHAMPIGNONS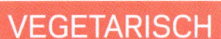

2 Portionen

Für die Tofubällchen:

200 g Räuchertofu

20 g Petersilie

1 Ei

2 EL Sojamehl

1 EL Sojasauce

Dämpfeinsatz

Für die Rahmchampignons:

800 g Champignons

1 mittelgroße Zwiebel (ca. 100 g)

1 EL Rapsöl

2 EL Sojamehl

120 ml Vollmilch (3,8 % Fett)

40 g Schmand (24-30 % Fett)

2 EL Sojasauce

1 Für die Tofubällchen den Räuchertofu so fein wie möglich zerkrümeln, eventuell mit dem Pürierstab. Die Petersilie waschen, trocken schütteln und klein hacken. In einem Topf mit Dämpfeinsatz – diesen aber noch nicht einhängen – 500 ml Wasser zum Kochen bringen. Den Tofu mit Ei, Petersilie und Sojamehl verrühren. Mit der Sojasauce abschmecken. Die Tofumasse mit den Händen gut durchkneten. Mit angefeuchteten Händen zu 6-8 tischtennisballgroßen Kugeln formen. Diese in den Dämpfeinsatz des Kochtopfs legen. Den Dämpfeinsatz in den Topf mit kochendem Wasser hängen. Die Hitzezufuhr reduzieren und die Tofubällchen bei geschlossenem Deckel 15 Minuten im Wasserdampf garen.

2 Inzwischen die Champignons trocken abreiben. Die unteren Stielenden abschneiden und die Champignons blättrig schneiden. Die Zwiebel abziehen und fein würfeln. Das Öl in einer großen beschichteten Pfanne erhitzen. Die Zwiebel darin glasig dünsten. Die Champignons zugeben und unter Rühren in 3-5 Minuten garen. Mit Sojamehl überstäuben und dieses unterrühren. Milch und Schmand ebenfalls unterrühren. Mit Sojasauce abschmecken. Falls die Sauce zu dickflüssig ist, bis zu 4 EL Wasser einrühren. Die Rahmchampignons auf zwei Tellern mit den Tofubällchen anrichten.

Zubereitungszeit: ca. 35 Minuten

Pro Portion: 470 kcal - 41 g E - 28 g F - 13 g KH

→ **MEIN TIPP** Alternativ zu den Champignons können Sie das Ragout auch mit Pfifferlingen oder Austernpilzen zubereiten. Wenn Sie nicht über einen Topf mit Dämpfeinsatz verfügen, können Sie ein Sieb über das kochende Wasser hängen.

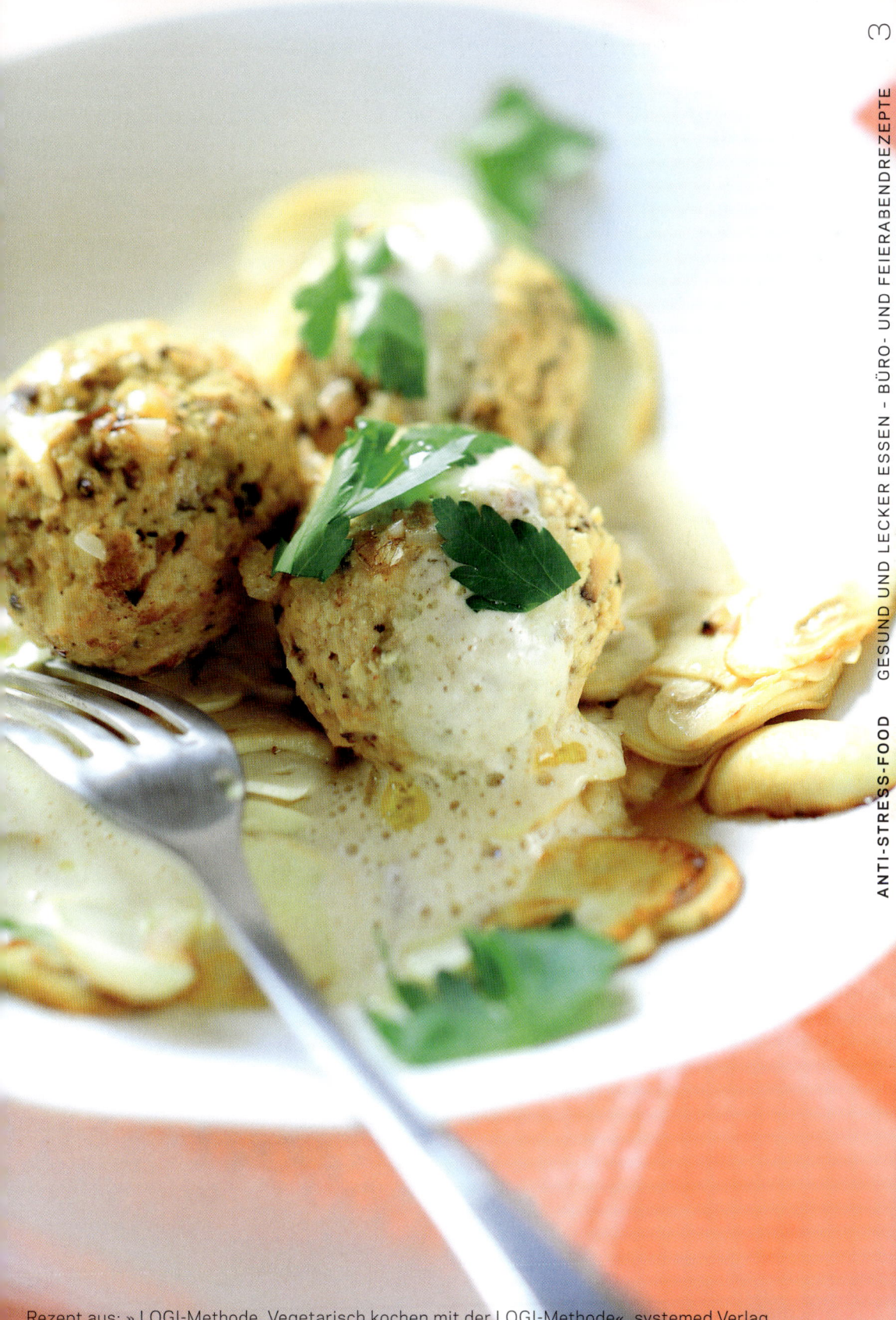

Rezept aus: » LOGI-Methode. Vegetarisch kochen mit der LOGI-Methode«, systemed Verlag

253

TOFU-GEMÜSE-PFANNE AUS DEM WOK `VEGAN`

2 Portionen

200 g Tofu natur

60 ml Sojasauce

1½ EL Rapsöl

20 ml trockener Sherry

1 sehr kleine Knoblauchzehe

450 g Gemüsemischung China (tiefgekühlt)

50 g Sprossen

40 g chinesische Glasnudeln (Rohgewicht)

20 g Mandelblättchen

Nach Geschmack Salz, Pfeffer und Chinagewürz

1   Den Tofu in 1 cm dicke Scheiben schneiden, mit der Sojasauce beträufeln und zugedeckt 3-4 Stunden, noch besser über Nacht, marinieren. Anschließend abtropfen lassen, die Sojasauce auffangen. Die Glasnudeln nach Packungsangaben etwa 10 Minuten in Wasser einweichen. Inzwischen den Knoblauch abziehen und fein hacken. Das Öl in einem Wok erhitzen, die Tofuscheiben darin kräftig anbraten. Den Sherry zugeben. Die Tofuscheiben an den Wokrand schieben.

2   In der Wokmitte den Knoblauch kurz braten, das gefrorene Chinagemüse und die Sprossen zugeben und unter Rühren braten. Die Sojasauce der Marinade zugeben und kurz mitbraten. Mit Salz, Pfeffer und dem Chinagewürz abschmecken. Die Glasnudeln abtropfen lassen und in den Wok geben. Gut unterrühren und noch so lange erhitzen, bis die Nudeln gar sind. Mit den Mandelblättchen bestreuen und servieren.

Zubereitungszeit: ca. 20 Minuten, ohne Wartezeit

Pro Portion: 489 kcal - 31 g E - 27 g F - 27 g KH

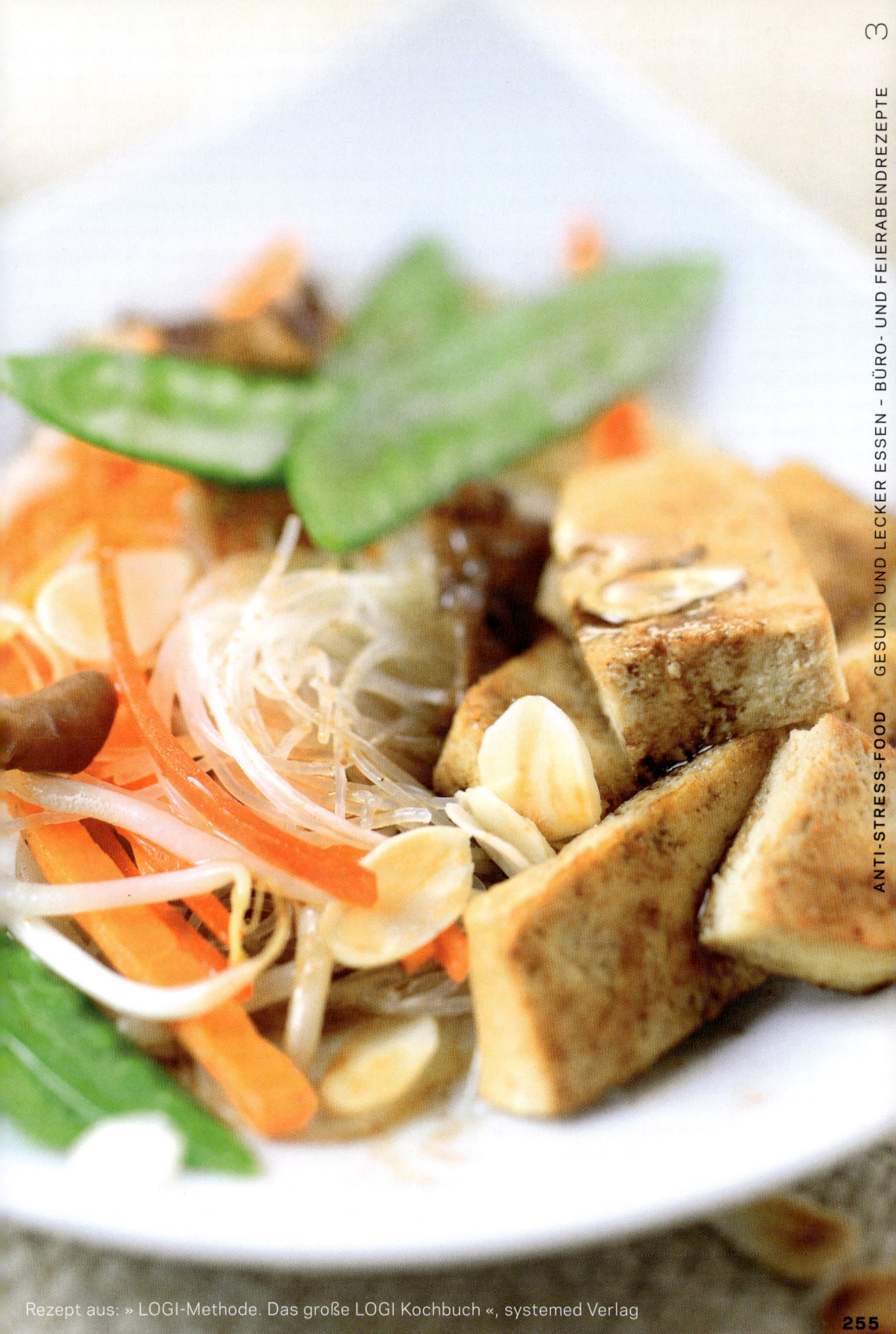

Rezept aus: » LOGI-Methode. Das große LOGI Kochbuch «, systemed Verlag

ERSTE-HILFE-REZEPTE

Sie stecken mitten in einem Tag, an dem nichts so klappt, wie Sie es sich vorgestellt haben - auch nicht mit den guten Ernährungsvorsätzen? Mittags gab es Fastfood und nachmittags dann auch noch ein dickes Stück Schokoladenkuchen. Kein Problem, so etwas kommt schon mal vor. Wichtig: Bleiben Sie gut gelaunt und leisten Sie »Erste Hilfe« mit den Rezepten »für danach«. So ist trotz kleiner oder größerer Esssünde die Welt schnell wieder in Ordnung.

ZUCCHINILINGUINE `VEGETARISCH`

2 Portionen

40 g Pinienkerne

1 große Zwiebel (ca. 150 g)

1 großer Radicchio (ca. 500 g)

60 g geriebener Parmesan

1 Knoblauchzehe

700 g kleine Zucchini

2 EL Olivenöl

Salz & Pfeffer

1 Die Pinienkerne in einer Pfanne ohne Fett zartbraun rösten. Die Zwiebel und den Knoblauch abziehen und fein würfeln. Die Zucchini waschen, die Enden abschneiden und die Zucchini in feine, lange - Linguine ähnliche - Streifen schneiden. Das gelingt am besten mit einem Julienneschneider. Die äußeren Blätter des Radicchios entfernen. Den Radicchio vierteln. Die Viertel behutsam waschen und abtropfen lassen. Den Strunk entfernen und den Radicchio in dünne Streifen schneiden.

2 Den Backofen auf 100° vorheizen. 1 EL Öl in einer großen beschichteten Pfanne erhitzen. Die Zwiebel und den Knoblauch darin glasig dünsten. Den Radicchio zugeben und 4-5 Minuten pfannenrühren. Salzen und pfeffern. In eine Auflaufform geben und im abgeschalteten Ofen warm halten.

3 Die Pfanne säubern. Erneut 1 EL Öl darin erhitzen. Die Zucchinilinguine darin unter Rühren 3-4 Minuten braten. Anschließend salzen und 20 g geriebenen Parmesan untermischen. Die Linguine mit dem Radicchio auf zwei Tellern anrichten. Mit den Pinienkernen und dem restlichen Parmesan bestreut servieren.

Zubereitungszeit: ca. 25 Minuten

Pro Portion: 429 kcal - 22 g E - 34 g F - 14 g KH

→ **MEIN TIPP**
Da die Zucchini im Inneren sehr weich sind, lassen sich aus ihrer Mitte keine Julienne hobeln. Es bleibt von jedem Zucchino ein wenig übrig! Aus diesen Zucchiniresten können Sie zum Beispiel wunderbar 1 Portion Suppe kochen: Die Zucchinireste in kleine Würfel schneiden. 1 Zwiebel abziehen und fein würfeln. Dann die Zwiebel in etwas heißem Öl glasig dünsten, die Zucchini zugeben und mit etwa 250 ml Gemüsebrühe 5 Minuten leise köcheln lassen. Die Suppe pürieren, 1-2 EL Sahne unterrühren und unter Rühren einmal kurz aufkochen lassen. Mit Salz und Pfeffer abschmecken.

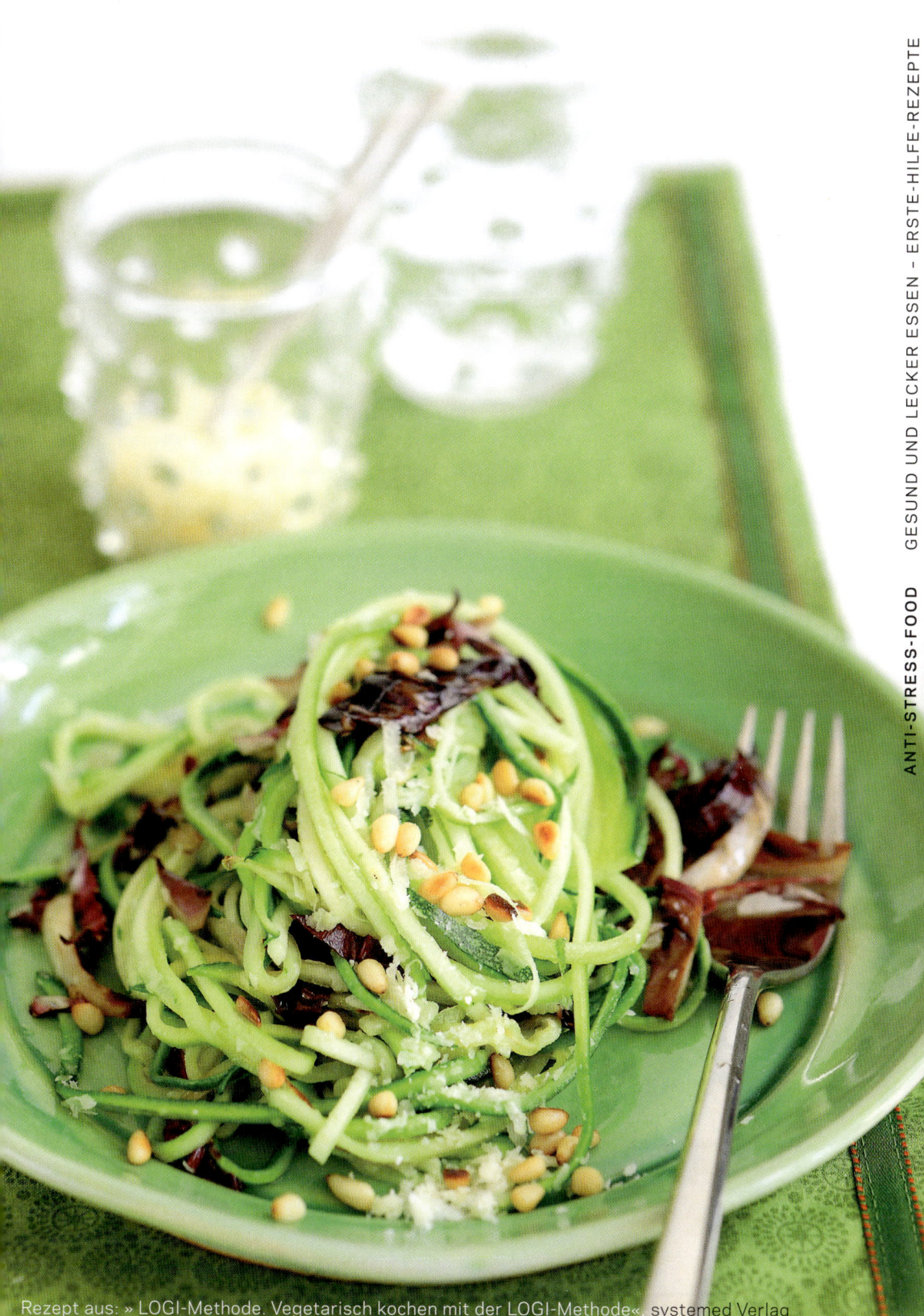

Rezept aus: » LOGI-Methode. Vegetarisch kochen mit der LOGI-Methode«, systemed Verlag

BLUMENKOHLSUPPE MIT NUSSPLÄTZCHEN `VEGETARISCH`

2 Portionen

Für die Nussplätzchen:

2 kleine Eier (S)

50 g gemahlene Mandeln

40 g geriebener Parmesan

15 g Haferkleie

Salz & Pfeffer

Für die Suppe:

850 g Blumenkohl (geputzt gewogen ca. 600 g)

½ TL gekörnte Gemüsebrühe (Instantprodukt)

150 ml Vollmilch (3,8 % Fett)

40 g Sahne

1   Den Backofen auf 180° (Umluft 160°) vorheizen. Ein Backblech mit Back-papier belegen. Für die Nussplätzchen die Eier mit den Schneebesen des Handrührgeräts schaumig schlagen. Die Mandeln, Parmesan und Haferkleie unterrühren. Mit Salz und Pfeffer abschmecken. Aus der Eiercreme mit angefeuchteten Händen vorsichtig walnussgroße Kugeln formen – die Masse dabei nicht zusammendrücken – und diese auf das Blech legen. Im Ofen (Mitte) 15-20 Minuten backen.

2   Inzwischen den Blumenkohl putzen, in Röschen teilen, waschen und in einem Sieb abtropfen lassen. In einem Suppentopf 300 ml Wasser zum Kochen bringen. Die gekörnte Brühe einrühren. Den Blumenkohl darin bei schwacher Hitze und geschlossenem Deckel rund 10 Minuten leise köcheln lassen.

3   Die Milch und die Sahne zugeben. Die Suppe cremig pürieren und noch einmal kurz aufkochen lassen. Mit Salz und Pfeffer abschmecken. Die Suppe auf zwei tiefe Teller verteilen und die Nussbällchen dazu servieren. Hinweis: Gehen Sie beim Formen der Nusskugeln behutsam vor. Wird die Eiercreme dabei zu stark zusammengedrückt, gelingen die Nussplätzchen nicht luftig leicht, sondern backen zu festen, kompakten Bratlingen.

Zubereitungszeit: ca. 35 Minuten

Pro Portion: 480 kcal - 28 g E - 35 g F - 14 g KH

➔ **TIPP BEI LAKTOSEINTOLERANZ**
Ersetzen Sie die Milch durch Sojamilch und die Sahne durch laktosefreie Sahne.

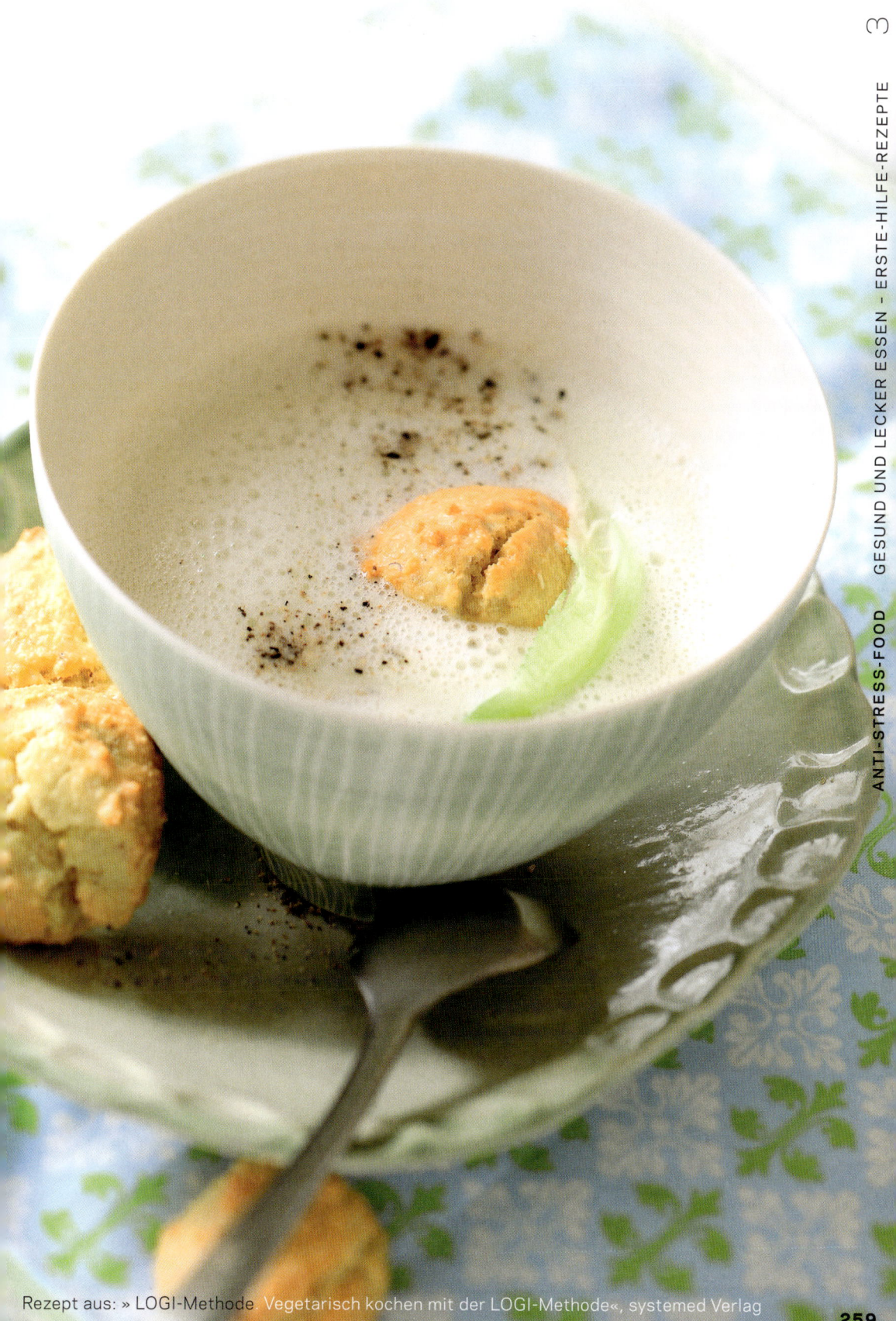

Rezept aus: » LOGI-Methode. Vegetarisch kochen mit der LOGI-Methode«, systemed Verlag

ASIATISCHER TOFUSALAT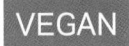

2 Portionen

240 g Tofu natur

½ Stange Zitronengras

10-12 Stängel frischer Koriander

8-10 Stängel frische Pfefferminze

1 Bund Frühlingszwiebeln (geputzt gewogen ca. 100 g)

2 mittelgroße Landgurken (ca. 150 g)

3 Limetten

1 kleine, getrocknete rote Chilischote

1 EL Agavendicksaft

1 EL Sesamöl

30 g Sesamsaat

Salz & Pfeffer

1   Den Tofu in sehr kleine Würfel schneiden. Das Zitronengras waschen, längs vierteln, mit dem Messer etwas quetschen und in ganz dünne Scheibchen schneiden. Koriander und Pfefferminze waschen und trocken tupfen. Die Blättchen abzupfen und zusammen fein hacken. Die Frühlingszwiebeln putzen und waschen. Die weißen und hellgrünen Teile in Ringe schneiden. Die Gurken dünn schälen, längs vierteln und in dünne Scheibchen schneiden. Den Tofu mit dem Zitronengras, Koriander, Minze, Frühlingszwiebeln und Gurken mischen.

2   Die Limetten auspressen. Die Chilischote mithilfe eines Teelöffels oder im Mörser fein zerdrücken. Für das Salatdressing den Limettensaft mit Chili, Agavendicksaft, Salz, Pfeffer und schließlich dem Öl gut verrühren. Das Dressing über den Salat gießen und unterziehen. Die Sesamsaat in einer beschichteten Pfanne ohne Fett rösten, bis sie duftet. Dann sofort unter den Salat mischen.

3   Den Tofusalat vor dem Verzehr mindestens 2 Stunden – besser länger– durchziehen lassen.

Zubereitungszeit: ca. 20 Minuten – ohne Wartezeit

Pro Portion: 345 kcal - 20 g E - 23 g F - 14 g KH

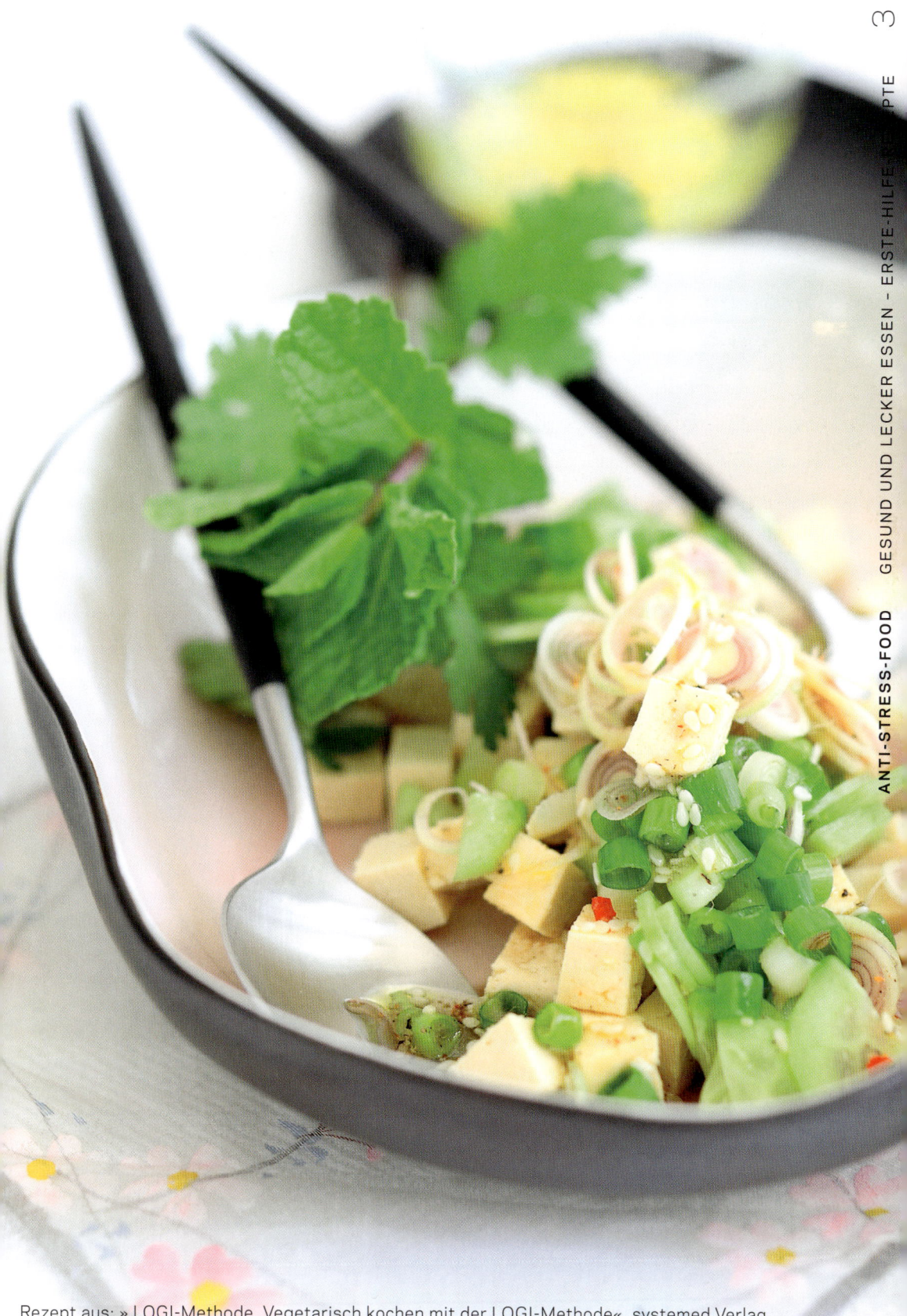

Rezept aus: » LOGI-Methode. Vegetarisch kochen mit der LOGI-Methode«, systemed Verlag

FEURIGES GEMÜSE MIT ROTEN LINSEN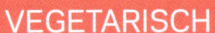

2 Portionen

220 g grüne Brechbohnen	1 kleine getrocknete Chilischote
300 g Brokkoli	40 g Erdnüsse (ungesalzen und ungeröstet)
1 mittelgroße rote Zwiebel (ca. 100 g)	60 g rote Linsen
250 g grüne Paprikaschoten	2 EL Sesamöl
½ TL getrockneter Koriander	160 g Vollmilchjoghurt (3,8 % Fett)
½ TL Kreuzkümmel	Salz & Pfeffer

1 Die Bohnen waschen, putzen und trocken tupfen. Den Brokkoli in kleine Röschen teilen und waschen. Die Brokkoliröschen mit einem Messer halbieren und trocken tupfen. Die Zwiebel abziehen, halbieren und in dünne Spalten schneiden. Die Paprikaschoten waschen, putzen und in mundgerechte Rauten schneiden. Koriander, Kreuzkümmel und Chilischote im Mörser zerstoßen. Die Erdnüsse klein hacken.

2 Die roten Linsen mit 150 ml Wasser in einem Topf zum Kochen bringen. Bei schwacher Hitze in rund 15 Minuten weich, aber noch leicht bissfest garen.

3 Inzwischen das Öl in einer beschichteten Pfanne erhitzen. Darin die Bohnen bei schwacher Hitze 4 Minuten garen. Dabei gelegentlich wenden. Den Brokkoli zugeben und weitere 4 Minuten garen und gelegentlich umrühren. Dann die Zwiebeln 2 Minuten mitgaren. Schließlich die Paprika zugeben und das Gemüse unter Rühren noch 2 Minuten bei mittlerer Hitze braten.

4 Die gegarten roten Linsen und die zerstoßenen Gewürze unterziehen. Das Gemüse mit Salz und Pfeffer abschmecken. Auf zwei Teller verteilen, den Joghurt darübergeben oder danebenklecksen.

Zubereitungszeit: ca. 35 Minuten

Pro Portion: 430 kcal - 22 g E - 26 g F - 27 g KH

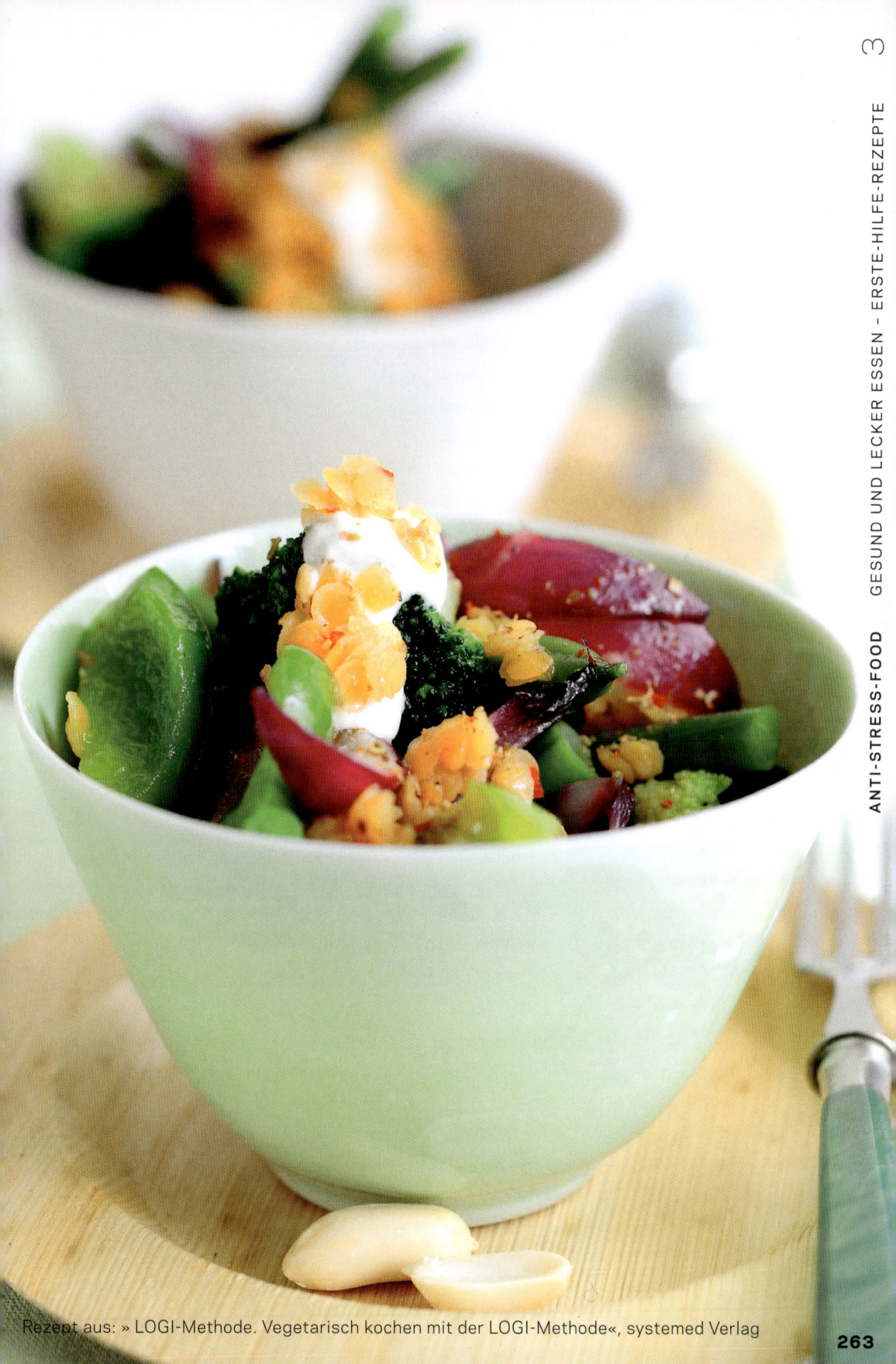

Rezept aus: » LOGI-Methode. Vegetarisch kochen mit der LOGI-Methode«, systemed Verlag

SELLERIESALAT NACH WALDORF VEGETARISCH

2 Portionen

2 Zitronen

80 g saure Sahne

1 EL Agavendicksaft

120 g Ziegenfrischkäse

40 g Walnusskerne

400 g Knollensellerie

1 großer säuerlicher Apfel (z. B. Boskop, etwa 180 g)

40 g getrocknete Cranberrys (möglichst ungezuckert)

Salz & Pfeffer

1   Die Zitronen auspressen. Für das Salatdressing den Zitronensaft mit der sauren Sahne, Agavendicksaft, Salz und Pfeffer verrühren.

2   Die Walnusskerne fein hacken oder im Mörser zerstoßen. Den Ziegenfrischkäse zu 6 Kugeln gleicher Größe formen. Diese in den Walnüssen wälzen, bis sie rundum gleichmäßig damit bedeckt sind.

3   Den Knollensellerie schälen und waschen. Den Apfel waschen, das Kerngehäuse herausschneiden. Den Sellerie fein und den Apfel grob raspeln. Sellerie, Apfel und das Salatdressing gut mischen. Die Cranberrys klein schneiden und unterheben. Den Selleriesalat auf zwei Tellern anrichten. Mit je 3 Ziegenkäsebällchen krönen.

Zubereitungszeit: ca. 25 Minuten

Pro Portion: 415 kcal - 15 g E - 24 g F - 35 g KH

Rezept aus: » LOGI-Methode. Vegetarisch kochen mit der LOGI-Methode«, systemed Verlag

SCHMORGURKEN MIT HALLOUMISPIESSEN

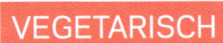 VEGETARISCH

2 Portionen

900 g Land- oder Minigurken

1 mittelgroße Zwiebel (ca. 100 g)

16 Cocktailtomaten (ca. 230 g)

120 g Halloumi (Grillkäse, gibt's im Supermarkt)

2 EL Rapsöl

1 Bund frischer Dill

40 g saure Sahne (10 % Fett)

Salz & Pfeffer

4 Schaschlikspieße

1   Die Gurken schälen, längs vierteln und in mundgerechte Stücke schneiden. Die Zwiebel abziehen und fein würfeln. Die Cocktailtomaten waschen und trocken tupfen. Den Halloumi in 12 Würfel gleicher Größe schneiden. Den Dill waschen, trocken schütteln und fein hacken. Zugedeckt beiseitestellen.

2   Auf jeden der vier Spieße abwechselnd 4 Cocktailtomaten und 3 Käsewürfel stecken. 1 EL Öl in einem Topf erhitzen. Die Zwiebel darin glasig dünsten. Die Gurken zugeben und unter Rühren braten. Mit 3-4 EL Wasser ablöschen. Bei schwacher Hitze und geschlossenem Deckel 10-15 Minuten schmoren. Dabei gelegentlich umrühren.

3   Währenddessen 1 EL Öl in einer großen beschichteten Pfanne erhitzen. Die Tomaten-Halloumi-Spieße darin von allen vier Seiten je 2-4 Minuten braten.

4   Die geschmorten Gurken von der heißen Platte nehmen. Die saure Sahne und den Dill unterrühren. Mit Salz und Pfeffer abschmecken. Das Gurkengemüse mit den Spießen auf zwei Tellern anrichten.

Zubereitungszeit: ca. 30 Minuten

Pro Portion: 395 kcal - 18 g E - 29 g F - 26 g KH

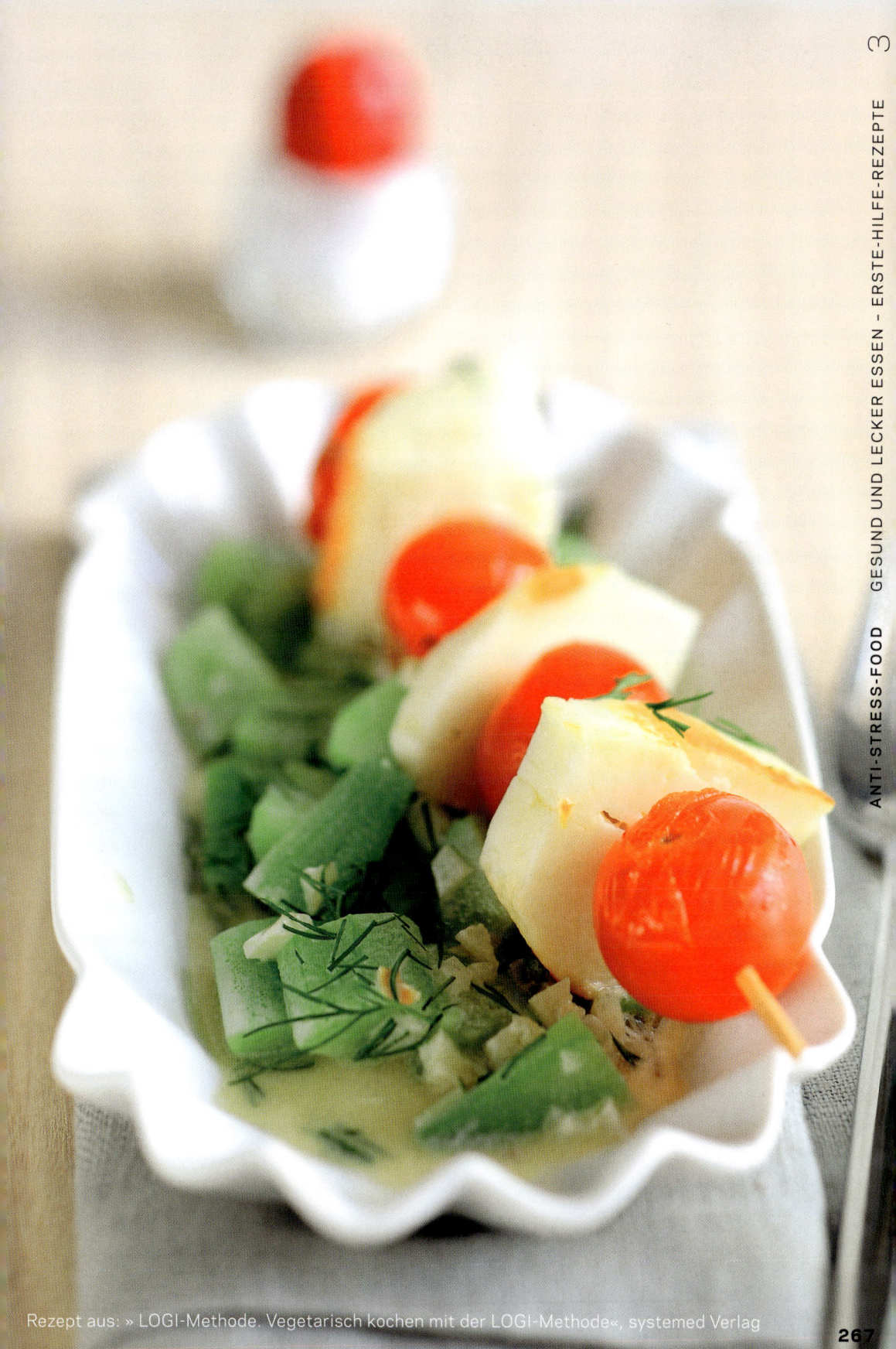

Rezept aus: » LOGI-Methode. Vegetarisch kochen mit der LOGI-Methode«, systemed Verlag

NASCHEN-ERLAUBT-REZEPTE

Sie wollen nie wieder Süßigkeiten essen? Das ist sicher gut gemeint, aber kaum umzusetzen. Geben Sie lieber Ihrer Lust auf Süßes hin und wieder ganz bewusst nach. Und zwar nicht zwischendurch oder in üppigen Mengen, sondern in genussvollen Momenten – denn um nebenbei runtergeschlungen zu werden, sind diese feinen Naschereien doch viel zu schade.

HIMBEERCAPPUCCINO

2 Portionen

60 ml frisch gekochter Espresso	1 Eiweiß,
1-2 Süßstofftabletten oder	75 g Sahne
1 Stevia-Tab	1 TL Schokoladenraspel (zartbitter)
200 g TK-Himbeeren	2 Whiskeygläser
1 TL Honig	Küchenhelfer: Handrührgerät, Pürierstab
Salz	

1   Den Espresso kochen, mit Süßstoff süßen und erkalten lassen.

2   Die gefrorenen Himbeeren mit dem Honig in einem hohen Rührbecher pürieren. Die Hälfte des Himbeerpürees auf 2 Whiskeygläser verteilen und ins Gefrierfach stellen. Das restliche Himbeerpüree mit 1 EL heißem Wasser verrühren und auftauen lassen.

3   Das Eiweiß mit 1 Prise Salz steif schlagen. Die Sahne steif schlagen. Das Himbeerpüree unter die Sahne rühren. Das Eiweiß unterheben. Den kalten Espresso auf das gefrorene Himbeerpüree in den Gläsern gießen. Den Himbeerschaum darauf verteilen und mit Schokoladenraspeln bestreuen.

Zubereitungszeit: ca. 20 Minuten

Pro Portion: 175 kcal - 5 g E - 12 g F - 10 g KH

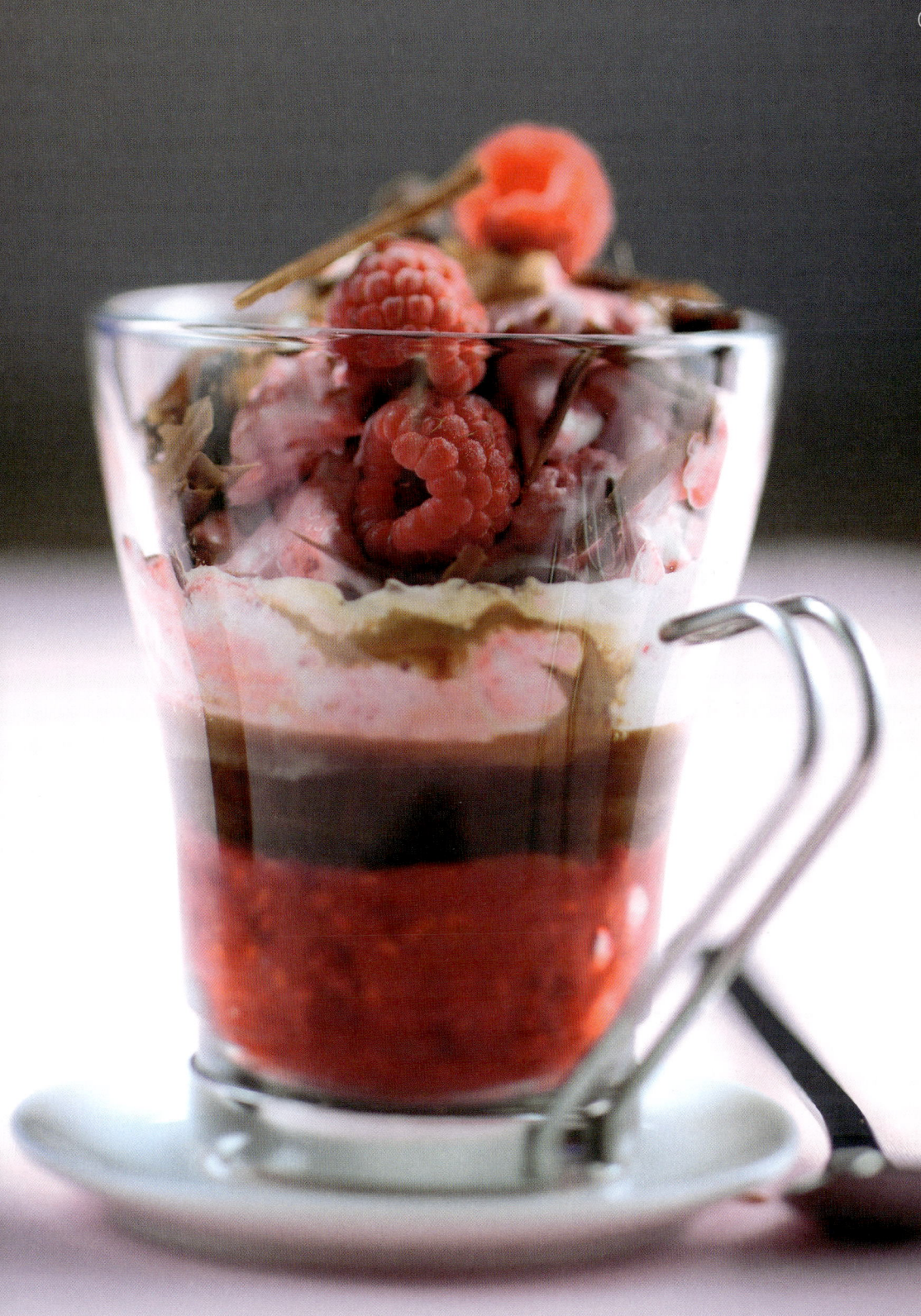

Rezept aus: » LOGI-Methode. Das große LOGI Back- und Dessertbuch «, systemed Verlag

NASHI-BIRNEN-TIRAMISU

2 Portionen

150 ml starker Espresso

1 EL Amaretto

1 ½ Nashi-Birnen (ersatzweise Birnen)

1 Ei

1 gestrichener EL Zucker

100 g Mascarpone

75 g Sahne

½ Päckchen Sahnesteif

1 TL dunkles Kakaopulver

2 Dessertschalen (ø 10 cm)

1   Den Espresso kochen und abkühlen lassen. Inzwischen die Nashi-Birnen schälen, vierteln, entkernen und in dünne Spalten schneiden. In einer flachen Form ausbreiten.

2   Den Amaretto unter den kalten Espresso rühren. Die Nashi-Birnen damit übergießen und 15 Minuten marinieren. Währenddessen das Ei mit dem Zucker cremig rühren. Mit dem Mascarpone verrühren. Die Sahne mit Sahnesteif steif schlagen und unterheben.

3   Die Nashi-Birnen in ein Sieb geben und gut abtropfen lassen. Den Boden der Dessertschalen jeweils mit etwa ein Viertel der Nashi-Birnen bedecken. Darauf jeweils ein Viertel der Mascarponecreme geben. Diese wiederum mit Nashi-Birnen belegen und darauf die restliche Mascarponecreme schichten.

4   Das Nashi-Birnen-Tiramisu hauchdünn mit Kakaopulver bestäuben und mindestens 1 Stunde kühlen.

Zubereitungszeit: ca. 25 Minuten - ohne Wartezeit

Pro Portion: 420 kcal - 8 g E - 36 g F - 15 g KH

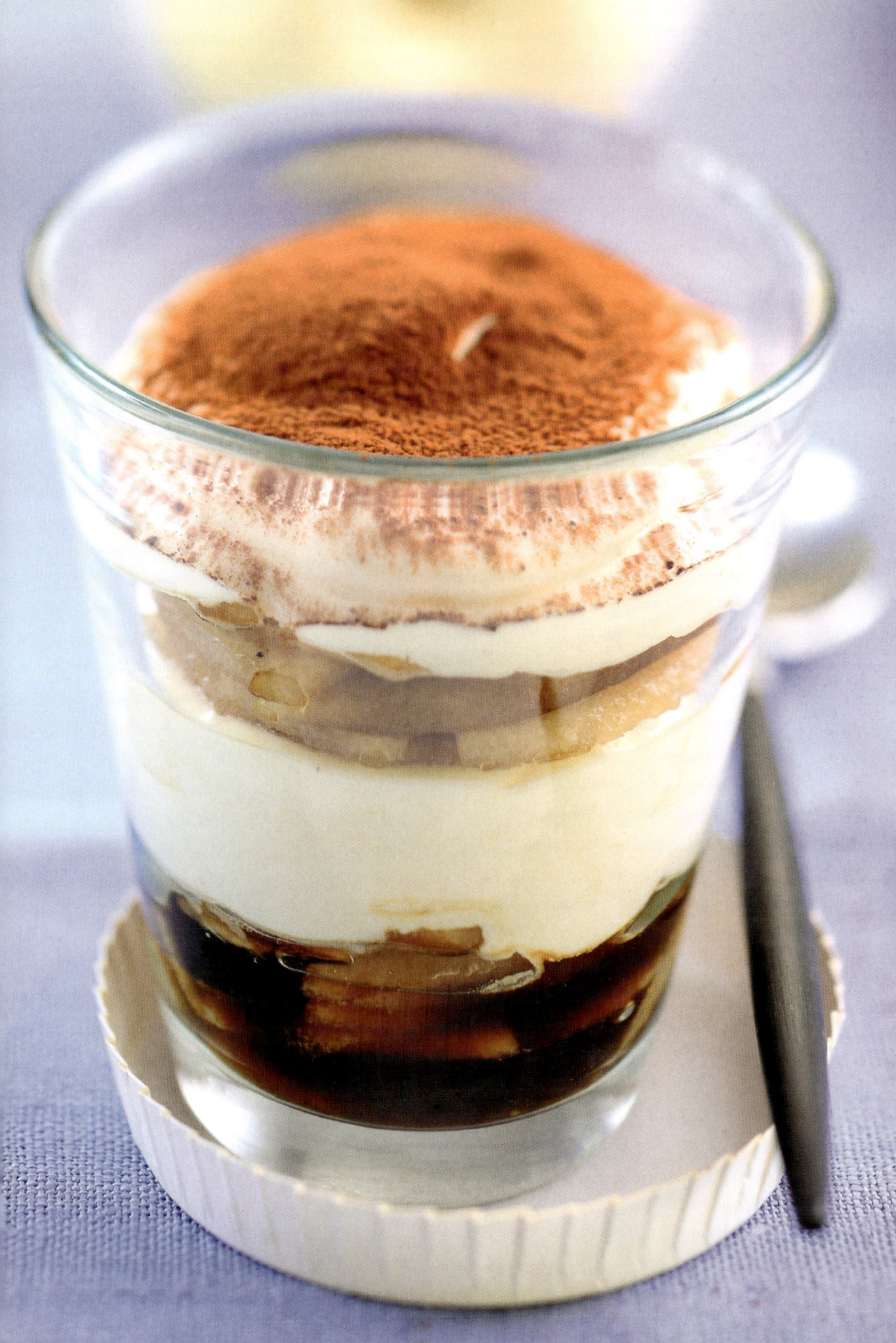

Rezept aus: » LOGI-Methode. Das große LOGI Back- und Dessertbuch «, systemed Verlag

MIRABELLEN-CLAFOUTIS

2 Portionen

150 g Mirabellen (ersatzweise aus dem Glas)

1 großes Ei + 1 Eiweiß

Salz

Zitronensaft

1 TL Vanillezucker

2 EL gemahlene, blanchierte Mandeln

1 EL Ricotta (ersatzweise Sahnequark)

100 ml fettarme Milch (1,5 % Fett)

½ TL Johannisbrotkernmehl

Butter für die Form

2 feuerfeste Förmchen (ø 9 cm)

1 Den Backofen auf 180° (Umluft 160°) vorheizen. Die Förmchen mit Butter einfetten. Die Mirabellen waschen, trocken tupfen, entsteinen und gleichmäßig in die Förmchen verteilen.

2 Das Eiweiß mit 1 Prise Salz und 1 Spritzer Zitronensaft steif schlagen. Beiseitestellen. Das Ei mit dem Vanillezucker cremig rühren. Zunächst die Mandeln, dann den Ricotta unterrühren. Nach und nach die Milch zugeben. Das Johannisbrotkernmehl gut unterrühren.

3 Den Eischnee vorsichtig unter den Teig ziehen. Den Teig gleichmäßig über die Mirabellen gießen. Die Clafoutis im Ofen (Mitte) 30–35 Minuten backen.

Variante Kirschclafoutis: Verwenden Sie statt der Mirabellen 125 g Schattenmorellen und zusätzlich 1 TL dunkles Kakaopulver. Das Kakaopulver mit dem Ei und dem Vanillezucker verrühren. Fortfahren wie beschrieben.

Zubereitungszeit: ca. 20 Minuten - ohne Backzeit

Pro Portion: 215 kcal - 11 g E - 12 g F - 17 g KH

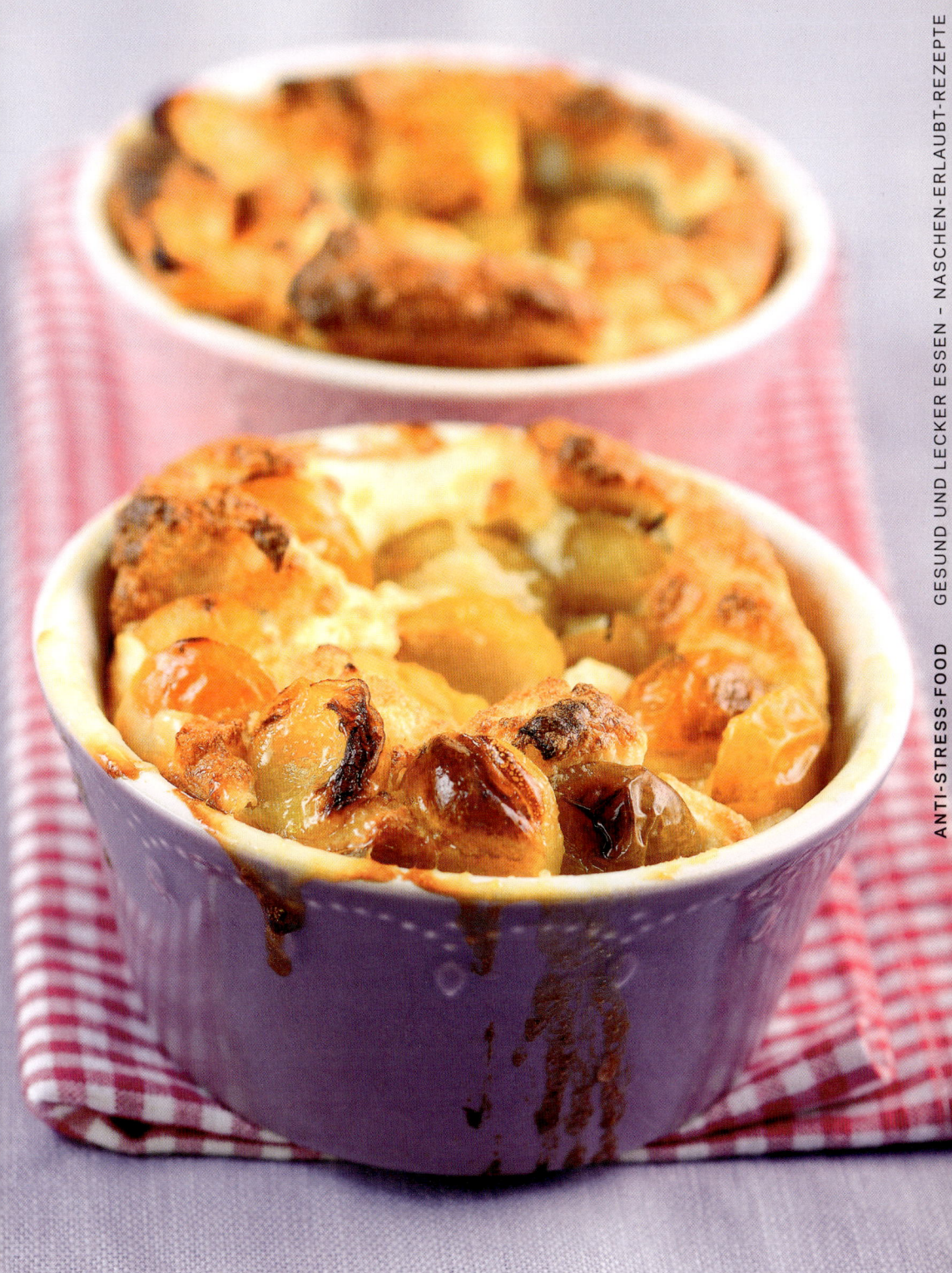

Rezept aus: » LOGI-Methode. Das große LOGI Back- und Dessertbuch «, systemed Verlag

273

RICOTTA-BLAUBEER-KRAPFEN

4 Portionen

100 g Ricotta

25 g Magerquark

70 g frische Blaubeeren

1 Ei

10 g Puderzucker

10 g Weizenmehl

10 g gemahlene, blanchierte Mandeln

1 schwach gehäufter TL Johannisbrotkernmehl

¼ TL gemahlene Vanille

150 g Frittierfett

Puderzucker zum Bestäuben

Salz

1   Ricotta und Quark auf ein sauberes Geschirrtuch geben und in einem Sieb 30 Minuten abtropfen lassen.

2   Inzwischen die Blaubeeren waschen und größere Beeren halbieren. Das Ei trennen, das Eiweiß mit 1 Prise Salz steif schlagen. Den Ricottaquark mit dem Tuch fest umwickeln und die Flüssigkeit auspressen.

3   Den Ricottaquark mit dem Eigelb, Puderzucker, Mehl, Mandeln, der gemahlenen Vanille und dem Johannisbrotkernmehl gut verrühren. Zunächst den Eischnee, dann die Blaubeeren unterheben.

4   Das Frittierfett in einem hohen Topf erhitzen. Mit einem Esslöffel 8–10 Bällchen aus dem Ricottateig abstechen und im Frittierfett goldbraun ausbacken. Mit einem Schaumlöffel herausheben und auf Küchenkrepp etwas entfetten.

5   Die Ricotta-Blaubeer-Krapfen hauchdünn mit Puderzucker bestäuben.

Zubereitungszeit: ca. 25 Minuten - ohne Wartezeit

Pro Portion: 230 kcal - 6 g E - 21 g F - 6 g KH

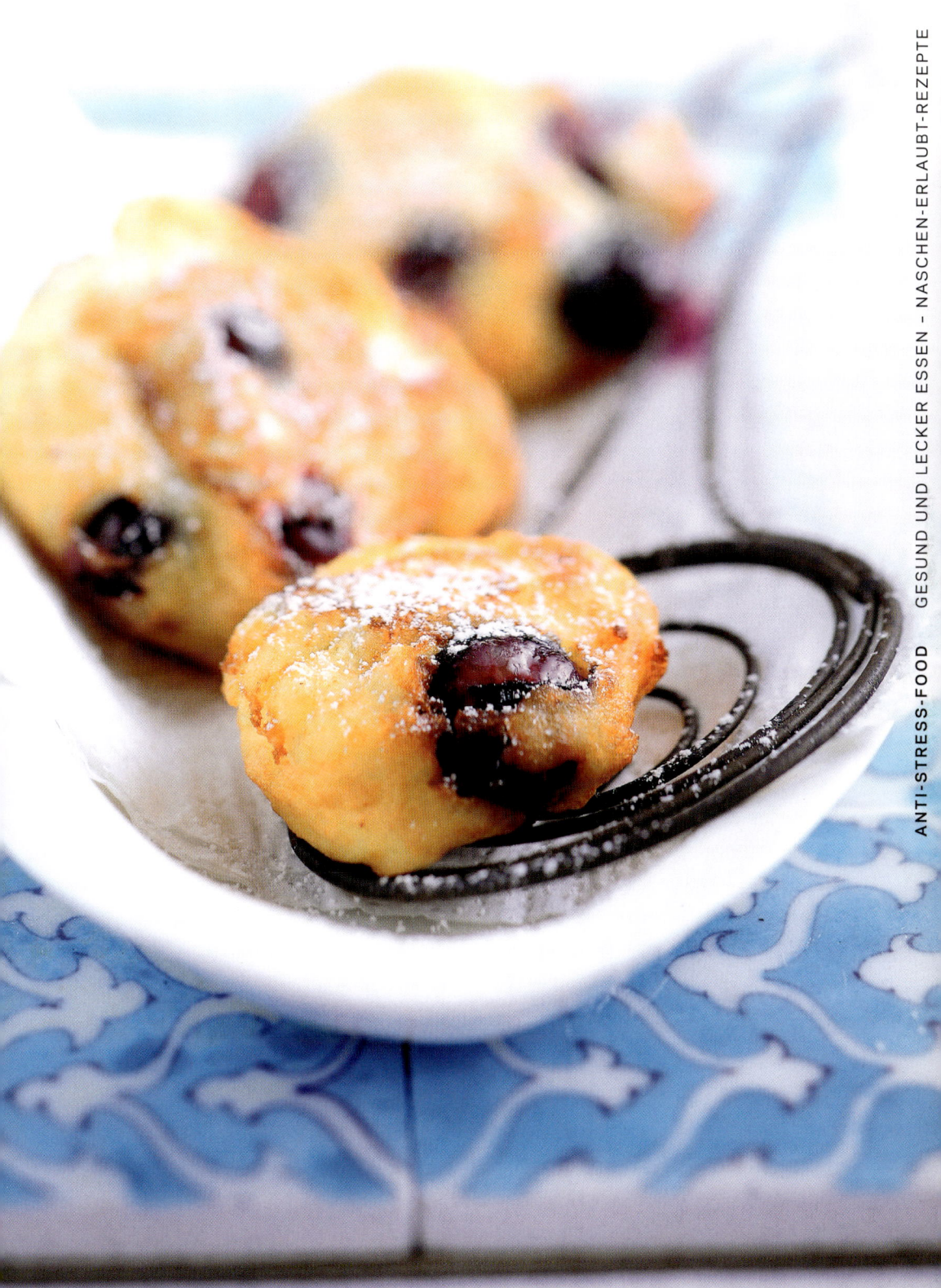

Rezept aus: » LOGI-Methode. Das große LOGI Back- und Dessertbuch «, systemed Verlag

RICOTTA-KAFFEE-KUCHEN MIT NUSSHAUBE

Ergibt 8 Stücke

250 g Ricotta

150 g Magerquark

75 g Schattenmorellen (ungezuckert aus dem Glas)

2 TL Espresso Instantpulver

1 EL Weizenmehl

1 TL Johannisbrotkernmehl

2 Eier + 1 Eiweiß

Salz

1 Päckchen Vanillezucker

flüssiges Vanillearoma

2 TL Kaffeelikör

Zitronensaft

2 EL gemahlene Haselnüsse

Butter und Mehl für die Form

kleine Springform (ø 18 cm)

1   Ein Sieb mit einem frischen Geschirrtuch auslegen und in eine Schüssel hängen. Ricotta und Quark hineingeben und 30 Minuten abtropfen lassen. Dabei kühl stellen. Anschließend die Flüssigkeit durch Eindrehen des Geschirrtuchs herausdrücken, dabei aber nicht zu fest pressen. Die Mischung noch 10 Minuten abtropfen lassen.

2   Dann den Backofen auf 180° (Umluft 160°) vorheizen. Die Kirschen abtropfen lassen. Eine kleine Springform mit Butter einfetten und mit wenig Mehl bestäuben. Espressopulver, Mehl und Johannisbrotkernmehl mischen.

3   2 Eier mit 1 Prise Salz, Vanillezucker und wenige Tropfen Vanillearoma cremig rühren. Den Kaffeelikör einrühren. Den Ricottaquark unterschlagen. Mit der Mehlmischung zu einem glatten Teig verrühren. Gleichmäßig in der Form verstreichen.

4   Das Eiweiß mit 1 Prise Salz und 1 Spritzer Zitronensaft steif schlagen. Die Haselnüsse unterrühren. Die abgetropften Kirschen auf dem Teig verteilen und alles mit Nussschaum bedecken.

5   Im Ofen (unten) 35–40 Minuten backen. 20 Minuten abkühlen lassen. Aus der Form lösen und auskühlen lassen.

Zubereitungszeit: ca. 25 Minuten – ohne Backzeit

Pro Stück: 100 kcal – 7 g E – 5 g F – 6 g KH

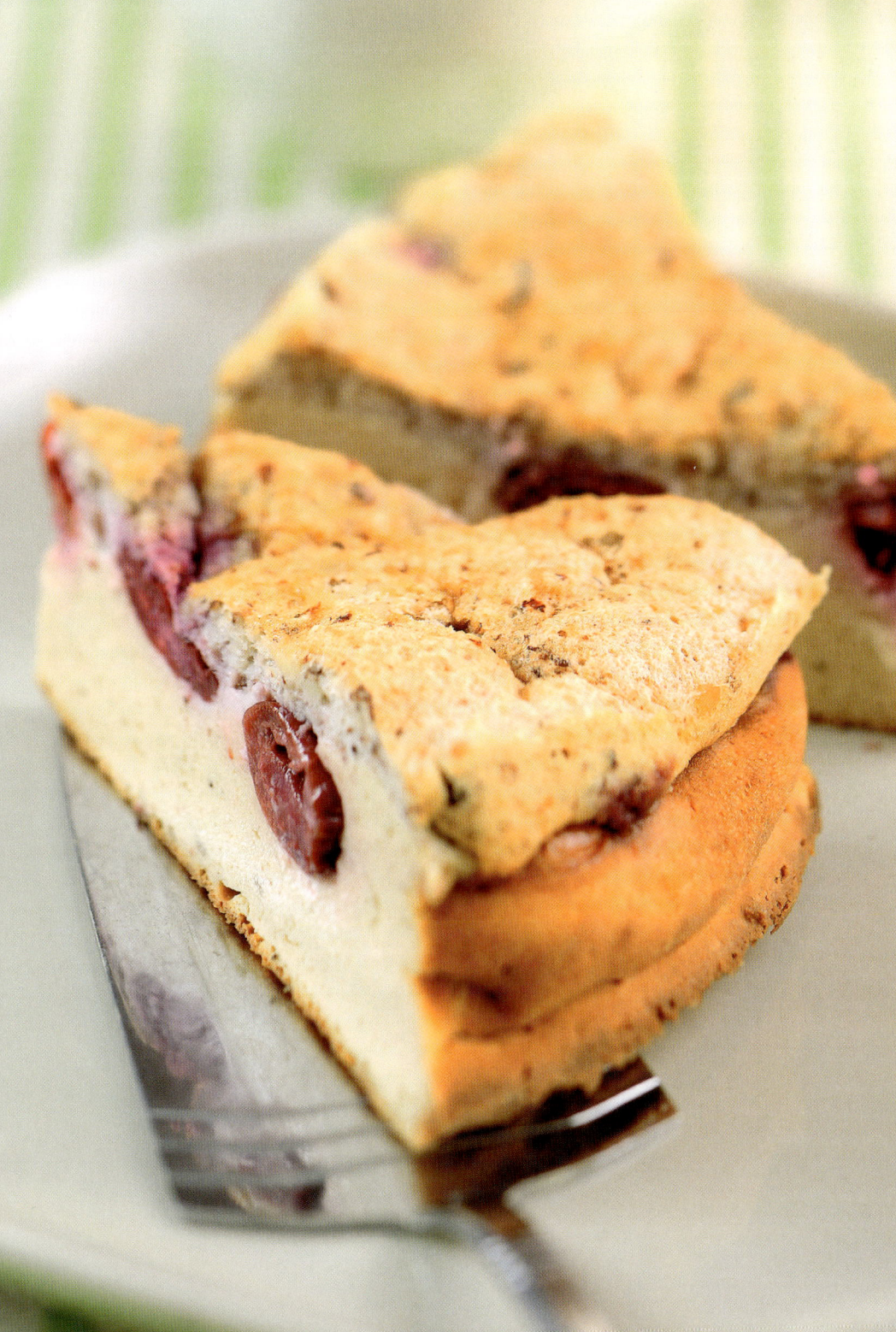

Rezept aus: » LOGI-Methode. Das große LOGI Back- und Dessertbuch «, systemed Verlag

EIERLIKÖRTORTE

Ergibt 8 Stücke

135 g gemahlene Haselnüsse

15 g gehackte Haselnüsse

1 schwach gehäufter TL Backpulver

3 Eier

Salz

1 Päckchen Vanillezucker

1 TL Zucker

3 EL Eierlikör

1 TL dunkles Kakaopulver

50 g weiche Butter

200 g Sahne

1 Päckchen Sahnesteif

10 g Schokoladenraspel

Butter und Kokosraspel für die Form

Mini-Springform (ø 18-20 cm), Tortenring

1 Den Backofen auf 180° (160° Umluft) vorheizen. Die Kuchenform mit Butter einfetten und mit Kokosraspeln ausstreuen. Die gemahlenen und gehackten Nüsse in einer Schüssel mit dem Backpulver mischen.

2 Die Eier trennen. Das Eiweiß mit 1 Prise Salz steif schlagen, kühl stellen. Die Eigelbe mit dem Vanillezucker und dem Zucker cremig rühren. 1 EL Eierlikör, Kakaopulver und Butter unterrühren. Unter Rühren nach und nach die Nussmischung zugeben.

3 Das Eiweiß unterziehen. Den Teig in die Form geben. Im Ofen (Mitte) 25-30 Minuten backen. Anschließend herausnehmen, nach 5 Minuten aus der Form lösen und abkühlen lassen.

4 Die Sahne mit dem Sahnesteif steif schlagen. Die Torte mit einem Tortenring umschließen und den Boden gleichmäßig mit der Sahne bestreichen. 2 EL Eierlikör in feinen Linien dekorativ vom Löffel auf die Torte träufeln. Mit Schokoraspeln bestreuen.

Zubereitungszeit: ca. 20 Minuten – ohne Backzeit

Pro Stück: 285 kcal – 6 g E – 27 g F – 6 g KH

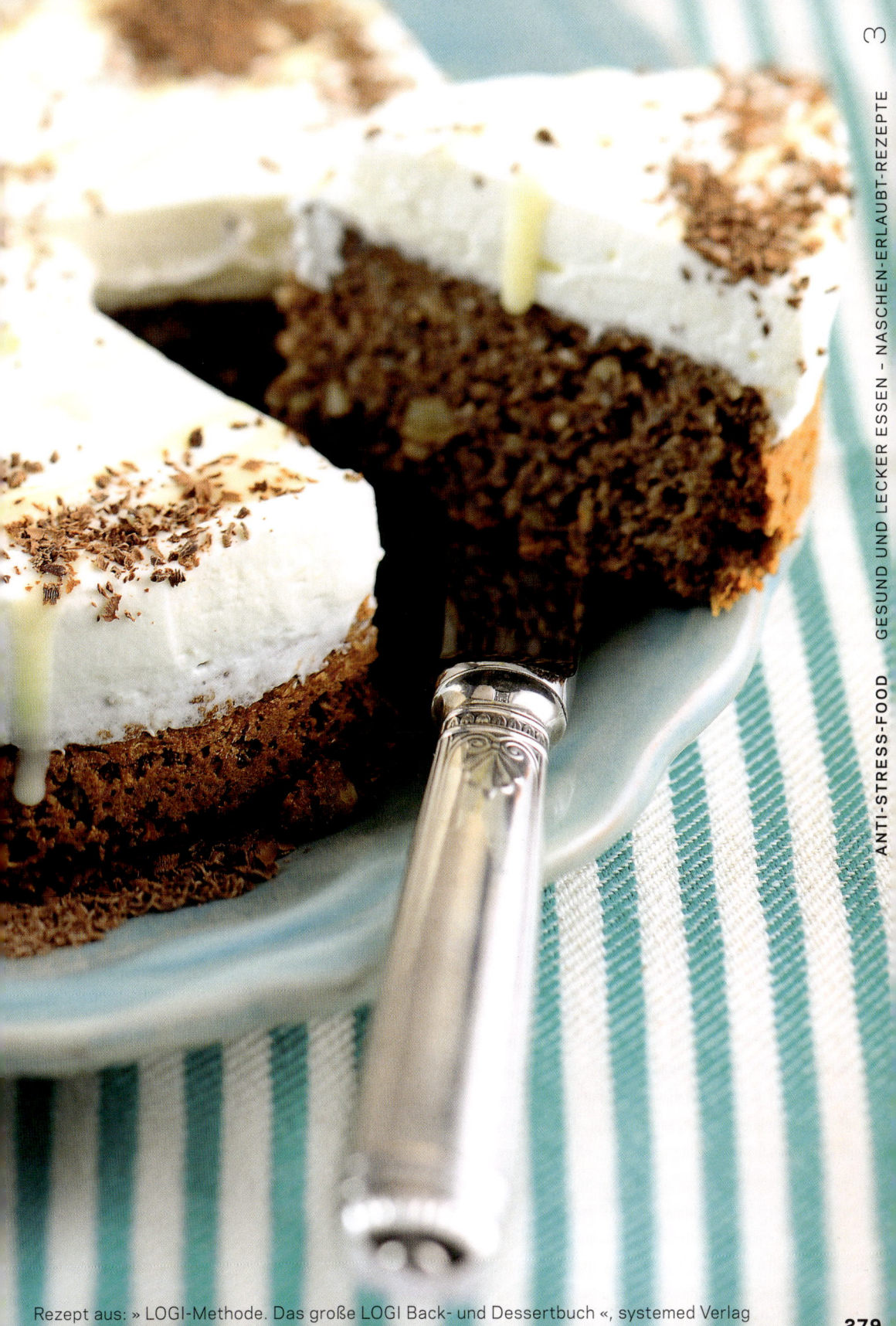

Rezept aus: » LOGI-Methode. Das große LOGI Back- und Dessertbuch «, systemed Verlag

SERVICE

BÜCHER, DIE WEITERHELFEN

Duhigg, Charles **»Die Macht der Gewohnheit: Warum wir tun, was wir tun«** Berlin Verlag

Eßwein, Jan **»Achtsamkeitstraining (mit CD)«** Gräfe und Unzer Verlag

Hüther, Gerald **»Was wir sind und was wir sein könnten«** S. Fischer Verlag

Kabat-Zinn, Jon **»Gesund durch Meditation: Das große Buch der Selbstheilung«** Knaur TB

Kraske, Eva-Maria **»Säure-Basen-Balance«** Gräfe und Unzer Verlag

Larsen/Wolff/Hager-Forstenlechner **»Medical Yoga: Anatomisch richtig üben«** Trias Verlag

Lehrhaupt/Meibert **»Stress bewältigen mit Achtsamkeit«** Kösel Verlag

Lieb/von Pein **»Der kranke Gesunde: Psychosomatische Beschwerden verstehen«** Trias Verlag

Orzech, Petra **»Slim Yoga – Schlank mit Yoga und gesunder Ernährung (mit DVD)«** Gräfe und Unzer Verlag

Robbins, Anthony **»Grenzenlose Energie: Das Power Prinzip«** Ullstein Verlag

Schweppe, Ronald Pierre **»Achtsam abnehmen«** systemed Verlag

Spork, Peter **»Der zweite Code«** rororo Verlag

Shan, Han **»Achtsamkeit – die höchste Form des Selbstmanagements«** Trinity Verlag

Trökes, Anna **»Das große Yogabuch«** Gräfe und Unzer Verlag

Weill, Pierre **»Schwer verdaulich: Wie uns die Ernährungsindustrie mästet und krank macht«** systemed Verlag

ONLINE-ADRESSEN, DIE WEITERHELFEN

Informationen & Tipps der Autorin

www.petra-orzech.com	News, Konzepte und Events rund um die Themen Stress, Abnehmen, gesunde Ernährung und Yoga.
www.blog.petra-orzech.com	Blog, in dem Petra Orzech über ihre Lieblingsthemen schreibt: Gesundheits- und Yogatrends.
www.youtube.com/user/PetraOrzech	Kleine Yoga- und Food-Filme mit der Autorin zum Anschauen, Mitmachen und Nachkochen.

INFORMATIONEN & HILFE

www.dge.de Deutsche Gesellschaft für Ernährung (DGE)

www.sge-ssn.ch Schweizer Gesellschaft für Ernährung

www.oege.at Österreichische Gesellschaft für Ernährung

www.lebensmittelklarheit.de Informationen für Verbraucher rund um
das Thema gesunde, sichere Lebensmittel.

www.foodwatch.de Gemeinnütziger Verein, der sich mit den Rechten
der Verbraucher beschäftigt.

www.slowfood.de Weltweite Vereinigung, die u. a. die Kultur
des Essens und Trinkens pflegt.

www.vdoe.de Verband der Oecotrophologen e. V.
mit Suchfunktion nach Ernährungsberater/innen.

www.yoga.de Berufsverband der Yogalehrenden in Deutschland e. V.
(BDY) – mit Suchfunktion nach Yogalehrer/innen.

YOGA & MEHR

www.yogaeasy.de Neuste Trends und Videos für alle Freunde des Yoga.

www.oekokiste.de Verband bäuerlicher Lieferbetriebe, die frisches Obst und
Gemüse direkt nach Hause liefern.

www.yogistar.com

www.mycalm.com Versandadressen für Yogamatten, Blöcke, Bolster, Gurte,
Yogakleidung und vieles mehr.

www.lindathiele.de

www.yoga-artikel.ch

SACH-, YOGA- UND REZEPTREGISTER

LOGI-Methode

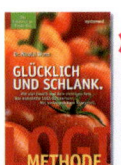

Glücklich und schlank.
Mit viel Eiweiß und dem richtigen Fett.
Das komplette LOGI-Basiswissen.
Mit umfangreichem Rezeptteil.
Dr. Nicolai Worm
978-3-927372-26-9   **19,90 €**

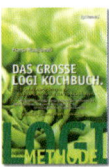

Das große LOGI-Kochbuch.
120 raffinierte Rezepte zur Ernährungs-
revolution von Dr. Nicolai Worm.
Mit exklusiven LOGI-Kompositionen
der Spitzenköche Alfons Schuhbeck,
Vincent Klink, Ralf Zacherl, Christian
Henze und Andreas Gerlach.
Franca Mangiameli
978-3-927372-29-0   **19,95 €**

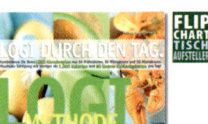

LOGI durch den Tag.
Kombinieren Sie Ihren LOGI-Abnehmplan
aus 50 Frühstücken, 50 Mittagessen
und 50 Abendessen. Maximale Sättigung
mit weniger als 1.600 Kalorien
und 80 Gramm Kohlenhydraten pro Tag!
Franca Mangiameli
978-3-927372-79-5   **29,95 €**

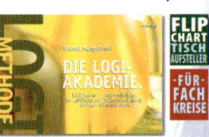

Die LOGI-Akademie.
LOGI lehren – LOGI verstehen.
Ein Leitfaden zur Patientenschulung
und zum Selbststudium.
Franca Mangiameli
978-3-927372-59-7   **48,00 €**

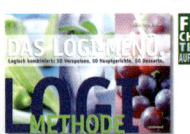

Das LOGI-Menü.
Logisch kombiniert: 50 Vorspeisen,
50 Hauptgerichte, 50 Desserts.
Franca Mangiameli
978-3-927372-60-3   **29,95 €**

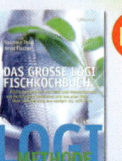

Das große LOGI-Fischkochbuch.
Köstliche Gerichte mit Fisch und Meeres-
früchten aus heimischen Gewässern und
aus aller Welt.
Susanne Thiel | Anna Fischer
978-3-942772-07-5   **19,99 €**

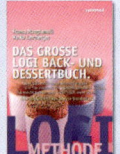

**Das große LOGI-Back- und
Dessertbuch.**
Über 100 raffinierte Dessertrezepte,
die Sie niemals für möglich gehalten
hätten. So macht Leben nach LOGI
noch mehr Spaß!
Mit ausführlichem Stevia-Extrakapitel.
Franca Mangiameli | Heike Lemberger
978-3-927372-66-5   **19,95 €**

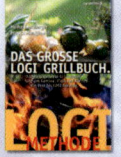

Das große LOGI-Grillbuch.
120 heiß geliebte Grillrezepte
rund um Gemüse, Fisch und Fleisch.
Ein Fest für LOGI-Freunde.
Heike Lemberger | Franca Mangiameli
978-3-942772-12-9   **19,99 €**

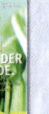

**Vegetarisch kochen mit
der LOGI-Methode.**
LOGI ohne Fisch und Fleisch?
Na klar! 80 innovative und kreative
LOGI-Veggie-Rezepte.
Wenige Kohlenhydrate – glutenfrei!
Susanne Thiel | Dr. Nicolai Worm
978-3-927372-80-1   **19,95 €**

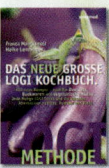

Das neue große LOGI-Kochbuch.
120 neue Rezepte – auch für Desserts,
Backwaren und vegetarische Küche.
Jede Menge LOGI-Tricks und die klügsten
Alternativen zu Pizza, Pommes und Pasta.
Franca Mangiameli | Heike Lemberger
978-3-927372-44-3   **19,95 €**

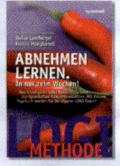

**Abnehmen lernen.
In nur zehn Wochen!**
Das intelligente LOGI-Power-Programm
zur dauerhaften Gewichtsreduktion.
Mit diesem Tagebuch werden Sie Ihr
eigener LOGI-Coach!
Heike Lemberger | Franca Mangiameli
978-3-927372-46-7   **18,95 €**

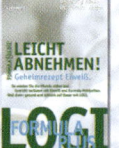

**Leicht abnehmen!
Geheimrezept Eiweiß.**
Gewicht verlieren mit Eiweiß und
Formula-Mahlzeiten. Und dann:
gesund und schlank auf Dauer mit LOGI.
Dr. Hardy Walle | Dr. Nicolai Worm
978-3-927372-39-9   **19,95 €**

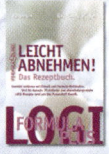

**Leicht abnehmen!
Das Rezeptbuch.**
Gewicht verlieren mit Eiweiß und Formula-
Mahlzeiten. Und für danach: 70 einfache
und abwechslungsreiche LOGI-Rezepte.
Dr. Hardy Walle
978-3-927372-40-5   **12,95 €**

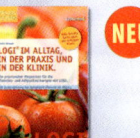

**LOGI im Alltag, in der Praxis
und in der Klinik.**
Andra Knauer
978-3-942772-31-0   **8,99 €**

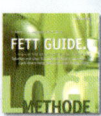

Fett Guide.
Wie viel Fett ist gesund? Welches
Fett wofür? Tabellen mit über 500
Lebensmitteln, bewertet nach ihrem
Fettgehalt und ihrer Fettqualität.
Heike Lemberger
Ulrike Gonder | Dr. Nicolai Worm
978-3-942772-09-9   **9,99 €**

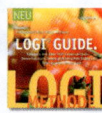

LOGI-Guide.
Tabellen mit über 500 Lebensmitteln,
bewertet nach ihrem glykämischen Index
und ihrer glykämischen Last.
Franca Mangiameli
Dr. Nicolai Worm | Andra Knauer
978-3-942772-02-0   **6,99 €**

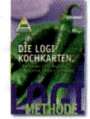

Die LOGI-Kochkarten.
Die besten LOGI-Rezepte.
Einfallsreich, einfach, preiswert.
978-3-927372-45-0   **17,95 €**

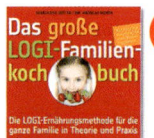

**Das große LOGI-Familien-
kochbuch.**
Die LOGI-Ernährungsmethode für die
ganze Familie in Theorie und Praxis.
Mit 100 tollen Rezepten, die auch Kindern
schmecken.
Marianne Botta | Dr. Nicolai Worm
978-3-927372-96-2   **19,99 €**

LOGI/Gesundheit

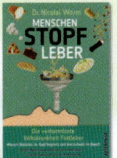

ERSCHEINT JUNI 2013
VORBESTELLBAR AB SOFORT!

Menschenstopfleber.
Die verharmloste Volkskrankheit Fettleber.
Dr. Nicolai Worm
978-3-927372-78-8 **19,99 €**

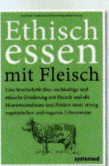

ERSCHEINT MAI 2013
VORBESTELLBAR AB SOFORT!

Ethisch Essen mit Fleisch.
Eine Streitschrift über nachhaltige und ethische Ernährung mit Fleisch und die Missverständnisse und Risiken einer streng vegetarischen und veganen Lebensweise.
Lierre Keith | Ulrike Gonder
978-3-927372-87-0 **14,99 €**

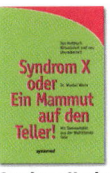

Syndrom X oder Ein Mammut auf den Teller!
Mit Steinzeitdiät aus der Wohlstandsfalle.
Dr. Nicolai Worm
978-3-927372-23-8 **19,90 €**

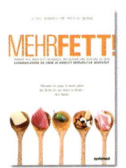

Mehr Fett!
Warum wir mehr Fett brauchen, um gesund und schlank zu sein.
Ulrike Gonder | Dr. Nicolai Worm
978-3-927372-54-2 **19,95 €**

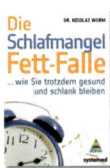

Die Schlafmangel-Fett-Falle.
Schlechter Schlaf macht dick und krank. Wie Sie trotzdem gesund und schlank bleiben.
Dr. Nicolai Worm
978-3-927372-94-8 **14,95 €**

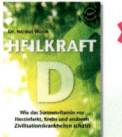

BESTSELLER

Heilkraft D.
Wie das Sonnenvitamin vor Herzinfarkt, Krebs und anderen Zivilisationskrankheiten schützt.
Dr. Nicolai Worm
978-3-927372-47-4 **15,95 €**

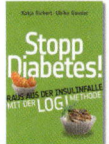

Stopp Diabetes!
Raus aus der Insulinfalle dank der LOGI-Methode.
Katja Richert | Ulrike Gonder
978-3-927372-56-6 **16,95 €**

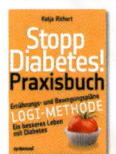

NEU

Stopp Diabetes! Praxisbuch.
Ernährungs- und Bewegungspläne. LOGI-Methode.
Ein besseres Leben mit Diabetes.
Katja Richert
978-3-942772-08-2 **16,99 €**

ERSCHEINT MAI 2013
VORBESTELLBAR AB SOFORT!

Iss einfach gut.
Das Prinzip Nahrungskette – einfach und pragmatisch erklärt vom Koch der deutschen Fußballnationalmannschaft.
Holger Stromberg
978-3-942772-28-0 **18,99 €**

auch erhältlich in Luxusausführung (mit Poster, mit Moleskine Gummi und Kalender als Poster)
978-3-942772-50-1 **24,99 €**

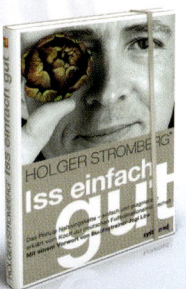

Das angesagte, neue Ernährungsthema im systemed Verlag: Gezielt essen bei Krebserkrankungen, Alzheimer und Demenz mit ketogener Ernährung.

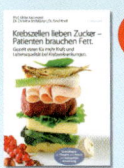

NEU

Krebszellen lieben Zucker – Patienten brauchen Fett.
Gezielt essen für mehr Kraft und Lebensqualität bei Krebserkrankungen.
Prof. Ulrike Kämmerer
Dr. Christina Schlatterer | Dr. Gerd Knoll
978-3-927372-90-0 **24,99 €**

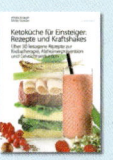 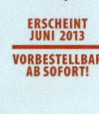

ERSCHEINT JUNI 2013
VORBESTELLBAR AB SOFORT!

Ketoküche für Einsteiger: Rezepte und Kraftshakes.
Über 50 ketogene Rezepte zur Krebstherapie, Alzheimerprävention und Gewichtsreduktion.
Ulrike Gonder | Andra Knauer
978-3-942772-42-6 **12,99 €**

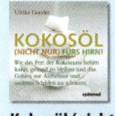

NEU

Kokosöl (nicht nur) fürs Hirn!
Wie das Fett der Kokosnuss helfen kann, gesund zu bleiben und das Gehirn vor Alzheimer und anderen Schäden zu schützen.
Ulrike Gonder
978-3-942772-38-9 **5,99 €**

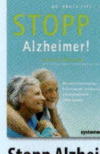

NEU

Stopp Alzheimer!
Wie Demenz vermieden und behandelt werden kann.
Dr. Bruce Fife
978-3-942772-26-6 **24,99 €**

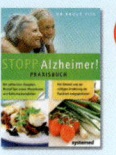 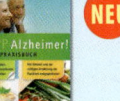

NEU

Stopp Alzheimer! Praxisbuch.
Wie Demenz vermieden und behandelt werden kann.
Dr. Bruce Fife
978-3-942772-27-3 **12,99 €**

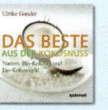

NEU

Das Beste aus der Kokosnuss.
Natives Bio-Kokosöl und Bio-Kokosmehl.
Ulrike Gonder
978-3-942772-56-3 **4,99 €**

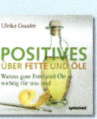

NEU

Positives über Fette und Öle.
Warum gute Fette und Öle so wichtig für uns sind.
Ulrike Gonder
978-3-942772-57-0 **4,99 €**

Alle 3 Broschüren im Paket
978-3-942772-55-6 **12,00 €**

www.systemed.de

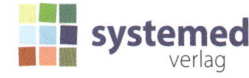
systemed verlag

Yoga/Achtsamkeit

Brahmadev Marcel Anders-Hoepgen ist eine der einflussreichsten Persönlichkeiten im Sampoorna Yoga. Bei systemed erscheinen seine Lehrmaterialien in Buchform, auf DVD und auf CD.

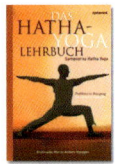

Das Hatha Yoga Lehrbuch.
Sampoorna Hatha Yoga, Perfektion in Bewegung. Die 150 schönsten Übungen.
Marcel Anders-Hoepgen
978-3-927372-53-5   **29,95 €**

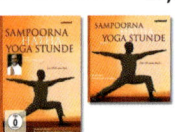

- **Sampoorna Hatha Yoga Stunde** (DVD)
  978-3-927372-64-1   **17,95 €**
- **Sampoorna Hatha Yoga Stunde** (CD)
  978-3-927372-65-8   **14,95 €**

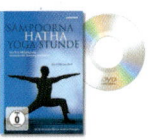

- **Sampoorna Hatha Yoga Stunde Stufe 2** (DVD)
  978-3-942772-04-4   **17,95 €**

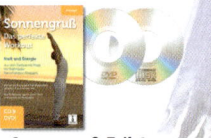

- **Sonnengruß, Teil 1** (DVD + CD)
  Das perfekte Workout
  978-3-927372-77-1   **16,95 €**

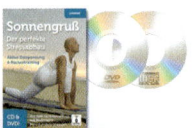

- **Sonnengruß, Teil 2** (DVD + CD)
  Der perfekte Stressabbau
  978-3-927372-97-9   **16,95 €**

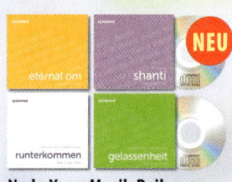

NEU

Nada-Yoga-Musik-Reihe
- **Shanti** (CD)
  978-3-942772-29-7   **12,99 €**
- **Gelassenheit** (CD)
  978-3-942772-15-0   **12,99 €**
- **Eternal OM** (CD)
  978-3-942772-16-7   **12,99 €**
- **Runterkommen** (CD)
  978-3-942772-17-4   **12,99 €**

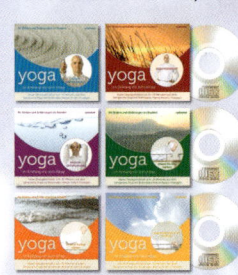

- **Augenentspannung** (CD)
  978-3-927372-71-9   **8,95 €**
- **Gleichgewicht** (CD)
  978-3-927372-72-6   **8,95 €**
- **Nackenentspannung** (CD)
  978-3-927372-70-2   **8,95 €**
- **Oberen Rücken stärken** (CD)
  978-3-927372-73-3   **8,95 €**
- **Unteren Rücken stärken** (CD)
  978-3-927372-74-0   **8,95 €**
- **Bauchmuskulatur stärken** (CD)
  978-3-927372-75-7   **8,95 €**

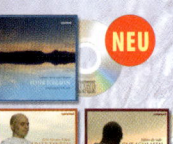

NEU

- **Besser schlafen.** (CD)
  Entspannung für die Nacht.
  978-3-942772-25-9   **12,99 €**
- **Gut schlafen.** (CD)
  Entspannung für die Nacht.
  978-3-927372-62-7   **9,95 €**
- **Kraft tanken.** (CD)
  Entspannung für den Tag.
  978-3-927372-61-0   **9,95 €**

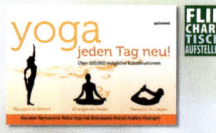

FLIP CHART TISCH AUFSTELLER

Yoga: Jeden Tag neu!
Über 100.000 mögliche Kombinationen für Übungseinheiten à 5 bis 10 Minuten.
Marcel Anders-Hoepgen
978-3-927372-69-6   **28,00 €**

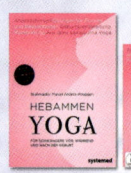

Hebammen Yoga
Übungen zur Geburtsvorbereitung und Rückbildung. **Inkl. Mantra-Audio-CD.**
Marcel Anders-Hoepgen
978-3-927372-99-3   **19,99 €**

- **Hebammen Yoga** (Doppel-DVD)
  Übungen zur Geburtsvorbereitung und Rückbildung.
  978-3-942772-03-7   **16,95 €**

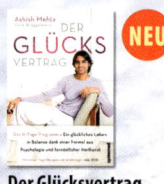

NEU

Der Glücksvertrag
Das 21-Tage-Programm. Ein glückliches Leben in Balance dank einer Formel aus Psychologie und fernöstlicher Heilkunst. *Inklusive DVD.*
Ashish Mehta | Gela Brüggemann
978-3-942772-14-3   **19,99 €**

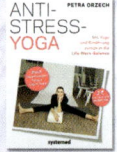

ERSCHEINT MAI 2013
VORBESTELLBAR AB SOFORT!

Anti-Stress-Yoga.
Mit Yoga und Ernährung zurück in die Life-Work-Balance.
Petra Orzech
978-3-942772-46-4   **19,99 €**

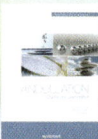

Andullation Quelle der Gesundheit
Einfache Wege gesund zu werden und zu bleiben
Birgit Frohn | Prof. Dr. Roland Stutz
978-3-942772-20-4   **18,99 €**

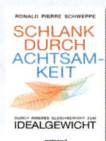

Schlank durch Achtsamkeit.
Durch inneres Gleichgewicht zum Idealgewicht
Ronald Pierre Schweppe
978-3-942772-00-6   **14,95 €**

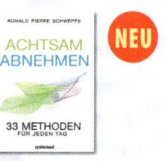

NEU

Achtsam abnehmen – 33 Methoden für jeden Tag.
Ronald Pierre Schweppe
978-3-942772-30-3   **12,99 €**

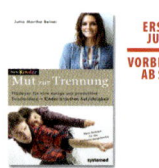

ERSCHEINT JULI 2013
VORBESTELLBAR AB SOFORT!

Mut zur Trennung.
Plädoyer für eine mutige und produktive Entscheidung – Kinder brauchen Aufrichtigkeit.
Jutta Martha Beiner
978-3-942772-47-1   **15,99 €**

Mehr Infos zum Programm, zu den Autoren und zu weiteren Neuerscheinungen finden Sie im Internet auf www.systemed.de.